总主编简介

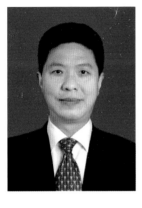

　　吴绪平，男，三级教授、主任医师，硕士研究生导师。现任中国针灸学会微创针刀专业委员会秘书长、世界中医药学会联合会针刀专业委员会学术顾问、湖北省针灸学会常务理事、湖北省针灸学会针刀专业委员会主任委员、湖北中医药大学针刀医学教研室主任、湖北中医药大学《针刀医学》重点学科带头人、国家自然科学基金评审专家。已收录《针刀医学传承家谱》中华针刀传承脉络第一代传承人。先后指导海内外硕士研究生 60 余名，2002 年 12 月赴韩国讲学，分别于 2003 年 3 月和 2011 年 5 月赴香港讲学。2013 年 11 月赴澳大利亚参加第八届世界针灸学术大会，并做学术报告。

　　40 年来，一直在湖北中医药大学从事针灸与针刀教学、临床及科研工作。主讲《经络腧穴学》《针刀医学》及《针刀医学临床研究》。研究方向：①针刀治疗脊柱相关疾病的临床研究；②针灸治疗心、脑血管疾病的临床与实验研究。先后发表学术论文 80 余篇，主编针灸、针刀专著 60 余部。获省级以上科研成果奖 6 项。主持的教学课题"针灸专业大学生最佳能力培养的探讨"，于 1993 年获湖北省人民政府颁发优秀教学成果三等奖。参加国家自然科学基金项目"电针对家兔缺血心肌细胞动作电位的影响及其机理探讨"，其成果达到国际先进水平，于 1998 年荣获湖北省人民政府颁发科学技术进步三等奖。参加的国家自然科学基金课题"电针对家兔缺血心肌细胞动作电位影响的中枢通路研究"达到国际先进水平，2007 年获湖北省科学技术进步三等奖。2005 年 10 月荣获湖北中医药大学"教书育人，十佳教师"的光荣称号。先后主编新世纪全国高等中医药院校规划教材《针刀治疗学》和《针刀医学护理学》，全国中医药行业高等教育"十二五"规划教材《针刀医学》《针刀影像诊断学》和《针刀治疗学》，新世纪全国高等中医药院校研究生教材《针刀医学临床研究》，全国高等中医药院校"十三五"规划教材《针刀医学》；主编《针刀临床治疗学》《分部疾病针刀治疗丛书》（1 套 9 部）及《专科专病针刀治疗与康复丛书》（1 套 16 部）、《针刀医学临床诊疗与操作规范》《中华内热针临床诊断与治疗》《中华内热针大型系列临床教学视听教材（12 集）》；总主编《分部疾病针刀临床诊断与治疗丛书》（1 套 10 部）；编著大型系列视听教材《中国针刀医学（20 集）》；独著出版《中国针刀治疗学》；主持研制的行业标准《针刀基本技术操作规范》于 2014 年 5 月 31 日由中国针灸学会发布，2014 年 12 月 31 日实施。

　　主要临床专长：擅长运用针刀整体松解术治疗各种类型颈椎病、肩周炎、肱骨外上髁炎、腰椎间盘突出症、腰椎管狭窄症、强直性脊柱炎、类风湿关节炎、膝关节骨性关节炎、神经卡压综合征、腱鞘炎、跟骨骨刺及各种软组织损伤疼痛等症。

作 者 简 介

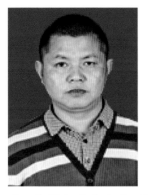

秦保和，男，1973 年 1 月生，副主任医师；中国民族医药学会针刀分会常务理事；中国骨伤学会水针刀微创专业委员会常务委员；中华中医药学会针刀专业委员会委员；湖北中医药大学客座副教授；湖北中医药大学黄家湖医院针刀科副主任；北京天民针刀医学研究院副院长；"医用电针刀"国家新型实用技术专利拥有者。参与编写《针刀医学临床 100 问》《针刀治疗腰椎间盘突出症》《脊柱相关病水针刀微创针法》等多部专著。在国内核心杂志上发表论文十余篇。

擅长运用针刀治疗四肢关节各种顽固性软组织损伤、颈椎病、腰椎间盘突出症、腰椎管狭窄症、股骨头缺血性坏死、膝关节骨性关节炎、神经卡压综合征、腱鞘炎、跟骨骨刺及各种软组织损伤疼痛等病症。擅长运用针刀治疗久治不愈的内科、妇科等疑难杂症。

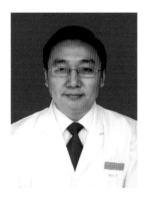

曾令奉，男，1967 年 10 月生，副主任医师；现任宜昌市中心人民医院三峡坝区分院工会主席、科主任。湖北省针灸学会穴位注射专业委员会委员，宜昌市针灸学会常务委员、康复医学会常务委员。

从医近 30 年，擅长应用针灸、针刀等方法治疗中风、痹证、运动损伤及神经科部分疑难病症，先后发表论文 10 余篇。宜昌市首届百名"人民满意的好医生"之一，宜昌市卫生局第三批专业技术拔尖人才。

专科专病针刀整体松解治疗与康复丛书

总主编 吴绪平

常见运动损伤性疾病针刀整体松解治疗与康复

主编 秦保和 曾令奉

中国医药科技出版社

内 容 提 要

本书共分八章，第一章介绍骨与软组织的力学系统——人体弓弦力学系统；第二章介绍常见运动损伤性疾病病因病理学理论；第三章介绍针刀操作技术；第四章介绍常见运动损伤性疾病体格检查方法；第五章介绍常见运动损伤性疾病针刀整体松解治疗与康复；第六章介绍常见运动损伤性疾病临证医案精选；第七章介绍常见运动损伤性疾病针刀临床研究进展；第八章介绍常见运动损伤性疾病针刀术后康复保健操。

全书内容丰富，资料详实，图文并茂，言简意赅，实用性强。适用于广大针刀临床医师，全国高等中医药院校针灸、骨伤、针刀及中医学专业大学生、研究生阅读参考。

图书在版编目（CIP）数据

常见运动损伤性疾病针刀整体松解治疗与康复 / 秦保和，曾令奉主编. —北京：中国医药科技出版社，2018.6
（专科专病针刀整体松解治疗与康复丛书）
ISBN 978-7-5214-0221-6

Ⅰ. ①常… Ⅱ. ①秦… ②曾… Ⅲ. ①运动性疾病–损伤–针刀疗法 Ⅳ. ①R274

中国版本图书馆 CIP 数据核字（2018）第 084495 号

美术编辑 陈君杞
版式设计 张 璐

出版 中国医药科技出版社
地址 北京市海淀区文慧园北路甲 22 号
邮编 100082
电话 发行：010-62227427 邮购：010-62236938
网址 www.cmstp.com
规格 787×1092mm ¹⁄₁₆
印张 17½
字数 384 千字
版次 2018 年 6 月第 1 版
印次 2018 年 6 月第 1 次印刷
印刷 三河市国英印务有限公司
经销 全国各地新华书店
书号 ISBN 978-7-5214-0221-6
定价 **49.00 元**

《常见运动损伤性疾病针刀整体松解治疗与康复》
编 委 会

序

    针刀医学发展至今，已具备较完整的理论体系，治疗范围也已由慢性软组织损伤和骨质增生类疾病扩展到内、妇、儿、五官、皮肤、美容与整形等临床各科疾病。针刀医学事业要不断发展壮大，需确立个人的研究方向，做到专科、专家、专病、专技。把针刀治疗的优势病种分化为多个专病或专科。从事针刀医学的各位中青年人才，应该走先"专而精"，后"博而广"的道路，这样才能为针刀医学的繁荣发展打下坚实的基础，才能为针刀医学走出国门、面向世界，"让针刀医学为全世界珍爱健康的人民服务"成为现实。

    得阅由湖北中医药大学吴绪平教授总主编的《专科专病针刀整体松解治疗与康复丛书》，甚感欣慰。该套丛书提出了人体弓弦力学系统和慢性软组织损伤病理构架——网眼理论的新概念，进一步阐明了慢性软组织损伤和骨质增生类疾病的病因病理过程及针刀治疗的作用机理，将针刀的诊疗思路发展到综合运用立体解剖学、人体生物力学等知识来指导操作的高度上来，将针刀治疗从"以痛为腧"的病变点松解提升到对疾病病理构架进行整体松解的高度上来，发展和完善了针刀医学的基础理论，从不同的角度诠释了针刀医学的创新，这将极大地提高针刀治疗的愈显率，让简、便、廉、验的针刀医学更加深入人心。

    该套丛书按专病和专科分为 16 个分册，每分册详细地介绍了相关疾病的病因、临床表现以及针刀整体松解治疗的全过程，将每一种疾病每一支针刀的具体操作方法淋漓尽致地展现给读者，做到理论与实践紧密结合，提高临床医师学习效率。该丛书是一套不可多得的针刀临床与教学专著，将对针刀医学的推广应用起到重要作用。故乐为之序。

中国工程院院士
天津中医药大学教授
国 医 大 师
2017 年 3 月 10 日

前　言

《专科专病针刀治疗与康复丛书》（一套 16 本）由中国医药科技出版社于 2010 年出版以来，深受广大针刀临床医师和全国高等中医药院校本专科大学生的青睐，该套丛书发行量大，社会反响强烈。在 7 年多的临床实践中，针刀治疗的理念不断更新、诊断技术不断完善、治疗方法不断改进，有必要将上述优秀成果吸收到本套丛书中来。应广大读者的要求，我们组织全国针刀临床专家编写了《专科专病针刀整体松解治疗与康复丛书》。本套丛书是在《专科专病针刀治疗与康复丛书》的基础上，对针刀基础理论、针刀治疗方法进行了修改与补充，增加了针刀影像诊断、针刀术后康复及针刀临床研究进展的内容，以适应针刀医学的快速发展和广大读者的需求。

《专科专病针刀整体松解治疗与康复丛书》包括《颈椎病针刀整体松解治疗与康复》《腰椎间盘突出症针刀整体松解治疗与康复》《强直性脊柱炎针刀整体松解治疗与康复》《脊柱侧弯针刀整体松解治疗与康复》《痉挛性脑瘫针刀整体松解治疗与康复》《股骨头坏死针刀整体松解治疗与康复》《肩关节疾病针刀整体松解治疗与康复》《膝关节疾病针刀整体松解治疗与康复》《类风湿关节炎针刀整体松解治疗与康复》《关节强直针刀整体松解治疗与康复》《常见运动损伤疾病针刀整体松解治疗与康复》《神经卡压综合征针刀整体松解治疗与康复》《常见内科疾病针刀整体松解治疗与康复》《常见妇儿科疾病针刀整体松解治疗与康复》《常见五官科疾病针刀整体松解治疗与康复》《常见美容减肥与整形科疾病针刀整体松解治疗与康复》。各分册分别介绍了针刀临床应用解剖、生物力学、骨与软组织的力学系统——人体弓弦力学系统、慢性软组织损伤的病因病理学理论及骨质增生的病理构架、疾病的诊断与分型、针刀操作技术、针刀整体松解治疗、针刀术后康复治疗与护理、针刀临证医案精选、针刀治疗的临床研究进展及针刀术后康复保健操等内容。

本套丛书以人体弓弦力学系统和慢性软组织损伤的病理构架理论为基础，从点、线、面的立体病理构架分析疾病的发生发展规律。介绍临床常见病的针刀基础术式，如"T"形针刀整体松解术治疗颈椎病，"C"形针刀整体松解术治疗肩周炎，"回"字形针刀整体松解术治疗腰椎间盘突出症及"五指定位法"治疗膝关节骨性关节炎等。将针刀治疗从"以痛为腧"病变点的治疗提升到对疾病的病理构架进行整体治疗的高度上来，提高了针刀治疗的临床疗效。同时，以人体解剖结构的力学改变为依据，着重介绍了针刀闭合性手术的术式设计、体位、针刀定位、麻醉方法、针刀具体操作方法及其疗程，并按照局部解剖学层次，描述每一支针刀操作的全过程，将针刀医学精细解剖学和立体解剖学的相关知识充分应用到针刀的临床实践中，提出了针刀术后整体康复的重要性和必要性，制定了针刀术后的康复措施及具体操作方法。

本套《专科专病针刀整体松解治疗与康复丛书》共计 300 余万字，插图约 3000 余幅，图文并茂，可操作性强。成稿后，经丛书编委会及各分册主编多次修改审定后召开编委会定稿，突出了影像诊断在针刀治疗中的指导作用，达到了针刀基础理论与针刀治疗相联系、针刀治疗原理与针刀术式相结合、针刀操作过程与局部解剖相结合的目的，强调了针刀术后护理及康复治疗的重要性，反映了本时期针刀临床研究的成果。由于书中针刀治疗原则、术式设计及操作步骤全过程均来源于作者第一手临床资料，可使读者直接受益。本丛书适用于广大针刀临床医师，全国高等中医药院校的针灸推拿学、针刀、骨伤及中医学专业大学生和研究生阅读参考。

丛书编委会非常荣幸地邀请到中国工程院院士、国医大师、天津中医药大学石学敏教授为本套丛书作序，在此表示诚挚的谢意！

尽管我们做出了很大努力，力求本套丛书全面、新颖、实用，但由于针刀医学是一门新兴的医学学科，我们的认识和实践水平有限，疏漏之处在所难免，希望广大中西医同仁及针刀界有识之士多提宝贵意见。

丛书编委会
2017 年 6 月

编写说明

　　《常见运动损伤性疾病针刀治疗与康复》第一版于 2010 年 5 月出版发行以来，至今已经 8 年了，该书指导针刀医师治疗常见运动损伤性疾病，对提高针刀诊疗技术与术后康复起到重要作用，深受广大读者的青睐。随着社会的飞速发展，临床诊疗技术日新月异，针刀整体松解治疗疾病的思路不断拓展。经本书编委会反复酝酿、讨论，对该书进行了认真修订，进一步明确了针刀整体松解术治疗常见运动损伤性疾病的新理念和具体操作方法，有助于提高临床疗效；强化了现代康复治疗，重视针刀治疗与术后康复相结合。故将书名改为《常见运动损伤性疾病针刀整体松解治疗与康复》。

　　本书共分八章，第一章介绍骨与软组织的力学系统——人体弓弦力学系统；第二章介绍常见运动损伤性疾病病因病理学理论；第三章介绍针刀操作技术；第四章介绍常见运动损伤性疾病体格检查方法；第五章介绍常见运动损伤性疾病针刀整体松解治疗与康复；第六章介绍常见运动损伤性疾病临证医案精选；第七章介绍常见运动损伤性疾病针刀临床研究进展；第八章介绍常见运动损伤性疾病针刀术后康复保健操。

　　本书的特色在于以骨与软组织的力学系统为主线，详细阐述了常见运动损伤性疾病的力学病因、发病机制，论述了常见运动损伤性疾病立体网络状病理构架与临床表现之间的联系，并根据骨与软组织的力学系统平衡失调，设计了针刀整体松解术式。本书的另一个特色在于重视针刀术后的整体康复治疗对针刀疗效的影响，设计了多种针刀术后康复方法供针刀医师在临床上使用。

　　全书内容丰富，资料翔实，图文并茂，言简意赅，实用性强。适用于广大针刀临床医师，全国高等中医药院校针灸骨伤、针刀及中医专业大学生、研究生阅读参考。

本书编委会

2018 年 3 月

目　　录

第一章　骨与软组织的力学系统——人体弓弦力学系统 …………………………… 1

　　一、人体与力的关系 ……………………………………………………………… 1

　　二、骨杠杆力学系统 ……………………………………………………………… 3

　　三、人体弓弦力学系统 …………………………………………………………… 4

第二章　常见运动损伤性疾病病因病理学理论 ……………………………………… 10

　第一节　运动损伤局部慢性软组织损伤病因病理学理论 ………………………… 10

　　一、运动损伤局部慢性软组织损伤的概述 ……………………………………… 10

　　二、运动损伤局部慢性软组织损伤的范围 ……………………………………… 11

　　三、软组织损伤的各种形式 ……………………………………………………… 11

　　四、运动损伤局部慢性软组织损伤的病因 ……………………………………… 12

　　五、运动损伤局部慢性软组织损伤的病理机制——网眼理论 ………………… 15

　　六、运动损伤局部慢性软组织损伤病因病理学理论对针刀治疗的指导作用 …… 18

　第二节　运动损伤局部骨质增生病因病理学理论 ………………………………… 20

　　一、骨质增生概述 ………………………………………………………………… 20

　　二、人体对运动损伤局部异常力学状态的调节和适应 ………………………… 22

　　三、运动损伤局部骨质增生的病因 ……………………………………………… 24

　　四、骨质增生的病理机制 ………………………………………………………… 26

　　五、运动损伤局部骨质增生病因病理学理论对针刀治疗的指导作用 ………… 27

　第三节　运动损伤局部针刀治疗理论与经筋理论的关系 ………………………… 28

　　一、经筋理论概述 ………………………………………………………………… 28

　　二、针刀治疗理论与经筋理论的关系 …………………………………………… 29

　　三、针刀松解部位的选择与"以痛为腧"的关系 ……………………………… 29

　　四、针刀治疗与经筋刺法的关系 ………………………………………………… 29

第三章　针刀操作技术 ………………………………………………………………… 31

　第一节　针刀手术室的设置 ………………………………………………………… 31

　　一、空间消毒法 …………………………………………………………………… 31

　　二、手术管理制度 ………………………………………………………………… 32

　第二节　针刀手术的无菌操作 ……………………………………………………… 32

　第三节　患者的体位选择与术前麻醉 ……………………………………………… 33

　　一、患者的体位选择 ……………………………………………………………… 33

　　二、患者的术前麻醉 ……………………………………………………………… 35

　第四节　常用针刀刀法 ……………………………………………………………… 35

　　一、持针刀姿势 …………………………………………………………………… 35

二、进针刀方法 ……………………………………………… 36

三、常用针刀刀法 ………………………………………… 36

第五节　针刀术后处理 ……………………………………… 38

一、针刀术后常规处理 …………………………………… 38

二、针刀意外情况的处理 ………………………………… 38

第四章　常见运动损伤性疾病体格检查方法 …………………… 44

第五章　常见运动损伤性疾病针刀整体松解治疗与康复 ……… 47

第一节　帽状腱膜挛缩 ……………………………………… 47

第二节　胸锁乳突肌肌腱炎 ………………………………… 51

第三节　肩胛提肌损伤 ……………………………………… 55

第四节　头夹肌损伤 ………………………………………… 61

第五节　头半棘肌损伤 ……………………………………… 64

第六节　斜方肌损伤 ………………………………………… 69

第七节　菱形肌损伤 ………………………………………… 73

第八节　棘上韧带损伤 ……………………………………… 79

第九节　棘间韧带损伤 ……………………………………… 82

第十节　第三腰椎横突综合征 ……………………………… 85

第十一节　竖脊肌下段损伤 ………………………………… 88

第十二节　髂腰韧带损伤 …………………………………… 96

第十三节　冈上肌损伤 ……………………………………… 99

第十四节　冈下肌损伤 ……………………………………… 103

第十五节　肱二头肌短头肌腱炎 …………………………… 107

第十六节　肱二头肌长头肌腱炎 …………………………… 111

第十七节　肱骨外上髁炎 …………………………………… 115

第十八节　肱骨内上髁炎 …………………………………… 119

第十九节　桡骨茎突部狭窄性腱鞘炎 ……………………… 123

第二十节　屈指肌腱鞘炎 …………………………………… 126

第二十一节　臀中肌损伤 …………………………………… 130

第二十二节　膝关节内侧副韧带损伤 ……………………… 134

第二十三节　膝关节外侧副韧带损伤 ……………………… 140

第二十四节　髌下脂肪垫损伤 ……………………………… 144

第二十五节　髌韧带损伤 …………………………………… 147

第二十六节　踝关节陈旧性损伤 …………………………… 151

第二十七节　慢性跟腱炎 …………………………………… 158

第二十八节　跟痛症 ………………………………………… 164

第六章　常见运动损伤性疾病临证医案精选 …………………… 168

第一节　菱形肌损伤临证医案精选 ………………………… 168

第二节　髂腰韧带损伤临证医案精选 ……………………… 169

第三节　臀中肌损伤临证医案精选 ………………………… 170

　　第四节　肱骨外上髁炎临证医案精选 ……………………………………… 170

　　第五节　肱骨内上髁炎临证医案精选 ……………………………………… 171

　　第六节　屈指肌腱鞘炎临证医案精选 ……………………………………… 172

　　第七节　膝关节内侧副韧带损伤临证医案精选 …………………………… 173

　　第八节　膝关节外侧副韧带损伤临证医案精选 …………………………… 173

　　第九节　髌下脂肪垫损伤临证医案精选 …………………………………… 174

　　第十节　踝关节陈旧性损伤临证医案精选 ………………………………… 175

　　第十一节　慢性跟腱炎临证医案精选 ……………………………………… 176

第七章　常见运动损伤性疾病针刀临床研究进展 ……………………………… 178

　　第一节　肩胛提肌损伤针刀临床研究进展 ………………………………… 178

　　第二节　头夹肌损伤针刀临床研究进展 …………………………………… 181

　　第三节　菱形肌损伤针刀临床研究进展 …………………………………… 181

　　第四节　棘上韧带损伤针刀临床研究进展 ………………………………… 185

　　第五节　棘间韧带损伤针刀临床研究进展 ………………………………… 188

　　第六节　第三腰椎横突综合征针刀临床研究进展 ………………………… 193

　　第七节　竖脊肌下段损伤针刀临床研究进展 ……………………………… 197

　　第八节　髂腰韧带损伤针刀临床研究进展 ………………………………… 198

　　第九节　冈下肌损伤针刀临床研究进展 …………………………………… 200

　　第十节　肱二头肌长头肌腱炎针刀临床研究进展 ………………………… 202

　　第十一节　肱骨外上髁炎针刀临床研究进展 ……………………………… 203

　　第十二节　肱骨内上髁炎针刀临床研究进展 ……………………………… 221

　　第十三节　桡骨茎突部狭窄性腱鞘炎针刀临床研究进展 ………………… 222

　　第十四节　屈指肌腱鞘炎针刀临床研究进展 ……………………………… 224

　　第十五节　臀中肌损伤针刀临床研究进展 ………………………………… 232

　　第十六节　膝关节内侧副韧带损伤针刀临床研究进展 …………………… 234

　　第十七节　髌下脂肪垫损伤针刀临床研究进展 …………………………… 237

　　第十八节　踝关节陈旧性损伤针刀临床研究进展 ………………………… 241

　　第十九节　慢性跟腱炎针刀临床研究进展 ………………………………… 244

　　第二十节　跟痛症针刀临床研究进展 ……………………………………… 244

第八章　常见运动损伤性疾病针刀术后康复保健操 …………………………… 261

第一章

骨与软组织的力学系统
——人体弓弦力学系统

一、人体与力的关系

1. 人类的基本属性与力的关系

（1）人类有两大属性。第一是人的自然属性，第二是人的社会属性。人的自然属性告诉我们，人为了生存，必须进行物质索取（比如衣食住行），人类为了延续必须自我再生产（性欲）；人的社会属性告诉我们，人的一切行为不可避免地要与周围所有的人发生各种各样的关系，比如生产关系、亲属关系、同事关系等等。现实社会中的人，必然是一个生活在一定社会关系中的人。这种复杂的社会关系就决定了人的本质，形成了人的社会属性。人类的这两大基本属性中离不开一个共同点，就是人的运动性。运动是物质的固有性质和存在方式，是物质的根本属性，世界上没有不运动的物质，也没有离开物质的运动。同时运动具有守恒性，即运动既不能被创造又不能被消灭，人类的一切行为都离不开运动。

（2）力是运动中不可缺少的最重要的元素。力是一个物体对另一个物体的作用，物体间力的作用是相互的，力可以改变物体的运动状态，也可以改变物体的物理状态。人生活在地球上，首先会受到地心引力的影响。要维持人体的正常姿势，包括卧姿、坐姿、站姿，就必须形成与重力相适应的解剖结构，其次，人体为了生存要劳动、运动，会受到各种力的影响。

（3）人体内部的解剖结构分为两大类即固体物质和流体物质。固体物质包括各种软组织（如肌肉、韧带、血管、淋巴管、神经、腱鞘、滑囊、关节囊、筋膜、大脑、脊髓和各种内脏器官）和骨骼；流体物质包括血液和各种组织液。因此，人体内的力学系统就包括固体力学系统和流体力学系统。这两大系统所表现的力学形式是多种多样的，但是概括起来说，只有 3 种基本的力学形式，即拉力、压力、张力。

2. 人体内的三种基本力学形式

力的反作用力，又称为应力。各种力作用于人体时，都有一个反作用力，所以在研究力对人体影响时，都采用应力这个概念，这样人体内的 3 种基本的力学形式称之为拉应力、压应力、张应力。

（1）拉应力　拉应力是方向沿一条线向两端方向相反的离心作用力（图 1-1）。

（2）压应力　压应力是方向沿一条线方向相对的向心作用力（图1-2）。

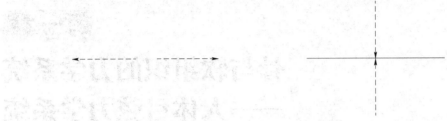

图1-1　拉力与拉应力　　　　　　　　图1-2　压力与压应力

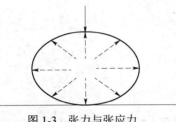

图1-3　张力与张应力

（3）张应力　张应力是方向从一个圆的中心或一个球的中心向周围扩散的作用力（图1-3）。

组成人体的各种物质从外部物理性质来分类，可分为刚体、柔体和流体。骨组织属于刚体，各种软组织，包括大脑、脊髓、各内脏器官、肌肉、韧带、筋膜、腱鞘、神经、滑囊、关节囊等都属于柔体，各种体液（包括血液）都属于流体。压应力主要作用于刚体。它是沿一条线方向的相对向心作用力，不管是刚体、柔体，还是流体都可能受到压力的影响，但主要是刚体；拉应力主要作用于柔体，它是沿一条线方向的离心作用力；张应力主要作用于流体，它是当流体在流动时，管腔容量小而流体的流量大而产生的张力或流体被堵塞、滞留而产生的作用力。人体的所有关节都是由骨性组织（刚体）构成它的主要部分，故关节大多受到压应力的影响；大脑、脊髓和内脏器官（柔体）在人体内都呈现悬挂式的，因受到地球引力的作用，它自身的重量就形成了对抗性的拉力，所以都受到拉应力的影响，其他的软组织（柔体）的两端或周边都附着在其他的组织结构上，因此也都受到拉应力的影响；而体液（包括血液）容易产生张力，在组织器官内都易受到张应力的影响。

3. 人体对异常应力的三种自我调节方式

（1）当异常力学状态影响和破坏组织结构和生理功能时，人体通过自我调节进行纠正，恢复正常，这是最佳的结果。

（2）当异常力学状态影响和破坏骨关节时，人体通过对抗性的调节进行自我修复，即通过软组织的增生、硬化、钙化、骨化来对抗这种异常力学状态，阻止力的继续影响和破坏作用，但这种调节造成新的病理因素，形成新的疾病。如肌肉增生和各种软组织硬化、钙化、骨化最终形成骨质增生，引发临床表现。

（3）当异常的力学状态对人体的组织结构和生理功能产生较大强度的破坏时，以上两种调节方法已经无效，人体则被迫采取第三种调节方法，即适应性调节方法。这种调节只能保持一部分组织结构和生理功能不被破坏，而另一部分被破坏。比如，小儿髋关节半脱位长期得不到正确治疗和纠正，直至长大成人，人体就通过适应性的调节功能使髋臼变形，股骨头变形，股骨头外侧肌肉硬化和钙化，来保持髋关节的部分伸屈功能。

4. 人体是一个复杂的力学结构生命体

根据人类的自然属性、社会属性及运动属性得知，人体是一个复杂的力学结构生命体，比如，人体为了生存和自我保护，人体的形体结构形成了类似于圆形外形，这种近似圆形的形体结构最大限度地保护了人体免受外界的损伤。同时，人体将重要的结构均置于身体的内部或者内侧，比如，人体将神经系统置于颅腔和椎管内，将心血管系统置于胸腔内，将四肢的重要神经血管置于肢体的内侧深层，以保证人体重要器官组织不受外界干扰和损伤。

二、骨杠杆力学系统

从物理学的知识得知，一个直的或者曲的刚体，在力的作用下，能围绕一固定点或者固定轴（支点）作转动，并克服阻力而做功。这个刚体在力学上称为杠杆。

人体的骨骼是支架，连接骨骼的软组织是维持这个支架保持正常位置和完成运动功能的纽带。骨骼本身不能产生运动功能，只有在软组织的牵拉作用下，才会完成运动功能。为了完成运动功能，人体根据其自身的特点形成了骨杠杆力学系统。所谓骨杠杆力学系统，是指骨相当于一硬棒（刚体），它在肌肉拉力（动力）作用下，围绕关节轴（支点）作用，并克服阻力而做功。为了完成不同的生理功能，人体形成了不同类型的关节连结，如单轴关节、双轴关节和多轴关节（图1-4），以保证关节能够沿冠状轴面进行屈伸运动，沿矢状轴面进行内收外展运动、沿垂直轴面进行内旋外旋以及环转运动。

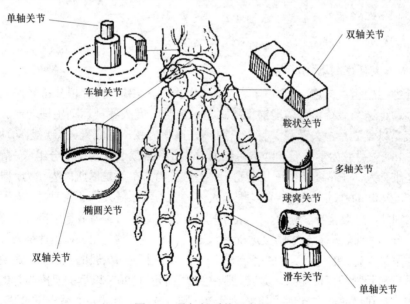

图1-4 骨杠杆系统示意图

综上所述，运动是人体的根本属性之一，力是人体运动的基本元素。所以，人体的力学结构就成为我们研究人体的生理病理时一个重要部分。那么，人体运动系统的力学结构是什么？这些力学结构的组成成分有哪些？它们之间的关系如何？力学结构如何影响疾病的发生、发展和转归？针刀治疗的原理是什么？不搞清楚这些问题，就不可能从学术的高度来认识针刀神奇的疗效，不可能解释针刀治疗众多临床疑难杂症的机理，不可能将针刀医学作为一门新兴的医学学科进行推广应用。经过上万例的针刀临床实践，作者发现了人类运动的力学解剖结构是人体弓弦力学系统，并根据弓弦力学系统提出了慢性软组织损伤的病理构架理论——网眼理论。现分述如下。

三、人体弓弦力学系统

（一）一副完整的弓箭由弓、弦和箭三部分组成

弓与弦的连结处称之为弓弦结合部，一副完整弓弦的力学构架是在弦的牵拉条件下，使弓按照弦的拉力形成一个闭合的静态力学系统。弦相当于物理学的柔体物质，主要承受拉力的影响；弓相当于物理学的刚体物质，主要承受压力的影响。射箭时的力学构架是在弦的拉力作用下，使弓随弦的拉力方向产生形变，最后将箭射出（图1-5）。

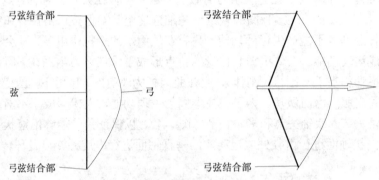

图1-5 弓弦组成示意图

（二）人类在逐渐进化过程中

各骨骼与软组织的连结方式类似弓箭形状的力学系统，作者将其命名为人体弓弦力学系统。通过这个系统，人体能够保持正常的姿势，完成各种运动生理功能。人体弓弦力学系统是以骨为弓，关节囊、韧带、肌肉、筋膜为弦，完成人体特定运动功能的力学系统。它由动态弓弦力学单元和静态弓弦力学单元和辅助装置3个部分组成。静态弓弦力学单元是维持人体正常姿势的固定装置；动态弓弦力学单元是以肌肉为动力，是人体骨关节产生主动运动的基础；辅助装置是维持人体弓弦力学系统发挥正常功能的辅助结构，包括籽骨、副骨、滑液囊等，籽骨、副骨的作用是在人体运动应力最集中部位，将一个弓弦力学单元分为两个，从而最大限度地保持该部位的运动功能。比如，髌骨是人体最大的籽骨，它将膝关节前面的弓弦力学系统一分为二，减少了股四头肌的拉应力，避免了股四头肌腱与股骨和胫骨的直接磨擦，尤其是膝关节屈曲超过90°以后的肌肉与骨的磨擦。滑液囊的作用是在弓弦结合部周围分泌润滑液，减少软组织起止点与骨骼的磨擦。

（三）弓弦力学系统

人体弓弦力学系统分为3类，即四肢弓弦力学系统、脊柱弓弦力学系统和脊-肢弓弦力学系统。这3个弓弦力学系统相互联系，相互补充，形成了人体完整的力学构架。每个系统由多个单关节弓弦力学系统组成。由此可见，要理解人体弓弦力学系统，首先要掌握单关节弓弦力学系统（图1-6），因为它是人体弓弦力学系统的基础。

1. 单关节弓弦力学系统

（1）静态弓弦力学单元 骨与骨之间以致密结缔组织形成的关节囊及韧带连接

方式称为关节连接。关节连接是人体保持姿势及运动功能的基本单位，是一个典型的静态弓弦力学系统。一个静态弓弦力学单元由弓和弦两部分组成，弓为连续关节两端的骨骼；弦为附着在关节周围的关节囊、韧带或/和筋膜，关节囊、韧带或/和筋膜在骨骼的附着处称为弓弦结合部（图1-7）。

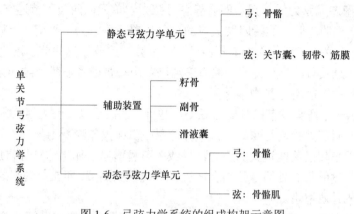

图1-6　弓弦力学系统的组成构架示意图

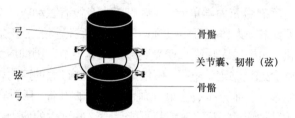

图1-7　静态弓弦力学单元示意图

由于关节囊、韧带及筋膜本身没有主动收缩功能，它们的作用是保持关节正常的对合面，同时又维持关节稳定性，所以，静态弓弦力学单元的作用是维持人体正常姿势的固定装置。

（2）动态弓弦力学单元　人体进化为直立行走，其关节连接的形状和关节受力方式也发生了变化。骨骼本身不能产生运动，关节是将骨骼连接起来的一种高度进化模式，只有骨骼肌收缩，才能带动关节的运动，从而完成关节运动，也就是说，正常的关节是运动的基础，肌肉收缩是运动的动力。我们的骨骼肌都是跨关节附着，即肌肉的两个附着点之间至少有一个以上的关节，肌肉收缩会使这些关节产生位移，完成特定的运动功能。一个动态弓弦力学单元包括一个以上的关节（静态弓弦力学系统）和跨关节附着的骨骼肌，骨骼肌在骨面的附着处称为弓弦结合部（图1-8）。

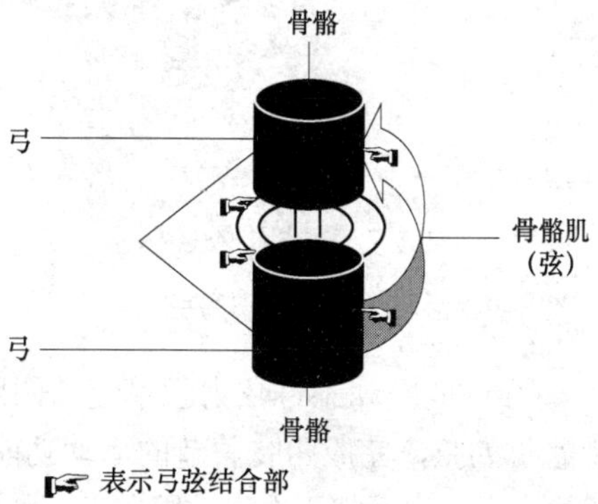

由于动态弓弦力学单元以肌肉为动力，以骨骼为杠杆，是骨杠杆系统的力学解剖结构。骨骼肌有主动收缩功能，所以，动态弓弦力学单元是骨关节产生主动运动的力学解剖学基础。

骨骼

弓

骨骼肌（弦）

弓

骨骼

☞ 表示弓弦结合部

图1-8　动态弓弦力学单元示意图

2. 四肢弓弦力学系统

人体的四肢以单关节弓弦力学系统为基础，构成了众多的形状不同、功能不同的弓弦力学系统。这些弓弦力学系统的作用是维持四肢关节的正常位置，完成四肢的运动功能。

（1）四肢静态弓弦力学单元 四肢静态弓弦力学单元以四肢关节连结的骨为弓，以关节囊、韧带、筋膜为弦，维持四肢关节的正常位置及静态力学平衡。上肢的关节如肩关节、肘关节、腕关节、掌指关节、指间关节，下肢的关节如髋关节、膝关节、踝关节、跗骨间关节、跖趾关节、趾间关节等关节连结以及由韧带或者筋膜连结起来的多关节解剖结构都属于单关节静态弓弦力学单元。

图 1-9 显示一个滑膜关节的静态弓弦力学单元，它们是以骨骼为弓，以关节囊为弦，关节囊在骨骼的附着处称为弓弦结合部。各种原因引起关节囊受力异常，人体会通过粘连、瘢痕、挛缩来代偿这些过大的应力，导致关节囊增厚。如果这种异常应力不解除，人体就会在关节囊的附着处即弓弦结合部进行对抗性的调节，即在此处形成硬化、钙化、骨化，最终形成骨质增生。

图 1-10 显示以跟距关节、距舟关节、舟楔关节、楔骰关节直到趾间关节的骨骼为弓，以足底腱膜为弦所形成的足纵弓静态弓弦力学单元。足底腱膜本身没有主动收缩功能，但它是维持足纵弓正式形状的重要结构。人体在行走过程中，通过足底腱膜的形变来改变足弓的形状来适应行走的力学变化。如果足底腱膜长期受到超过人体调节范围的应力，在足底腱膜的起止点即弓弦结合部就会通过粘连、瘢痕、挛缩来代偿这些过大的应力，又由于足底腱膜只有一个起点即跟骨结节，向前分裂成五束分别止于 5 个脚趾骨，所以在跟骨结节处所受的应力最大，当人体通过粘连、瘢痕、挛缩都不能代偿这些过大的应力，就会在跟骨结节处对抗性的调节，即形成硬化、钙化、骨化，最终形成跟骨骨刺。

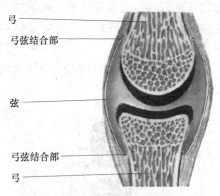

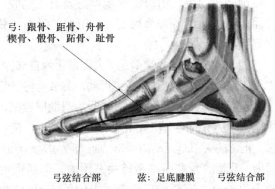

图 1-9　滑膜关节的静态弓弦力学单元　　　图 1-10　足纵弓静态弓弦力学单元

（2）四肢动态弓弦力学单元 四肢动态弓弦力学单元以四肢关节连结的骨为弓，以骨骼肌为弦，完成四肢关节的运动功能及动态力学平衡。上肢的关节如肩关节、肘关节、尺桡上关节、尺桡下关节、腕关节、掌指关节、指间关节，下肢的关节如髋关节、膝关节、踝关节、跗骨间关节、跖趾关节、趾间关节等关节的运动都属于单关节动态弓弦力学单元。

图 1-11 显示旋前方肌所形成的单关节动态弓弦力学单元。旋前方肌起于尺骨远端前面，止于桡骨远端前面。它所形成的动态弓弦力学单元是以尺桡下段前面为弓，以旋

前方肌为弦，完成前臂主动旋前功能。

3. 脊柱弓弦力学系统

脊柱是人体的中轴线，人体为了生存的需要，在脊柱的矢状面上逐渐形成了一个曲线形状，这就是脊柱弓弦力学系统，也就是我们常说的脊柱的生理曲度。脊柱弓弦力学系统由多个单关节弓弦力学系统组成，由颈段、胸段、腰段、骶尾段的弓弦力学系统组成（图1-12）。

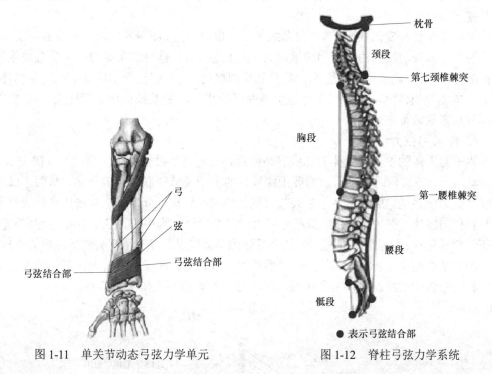

图 1-11 单关节动态弓弦力学单元　　　　图 1-12 脊柱弓弦力学系统

（1）颈段弓弦力学系统　以枕骨、颈椎为弓，连结颈椎的软组织如椎间关节的关节突关节韧带、颈椎间盘、项韧带、黄韧带、椎枕肌、前斜角肌、中斜角肌、后斜角肌、骶棘肌颈段等软组织为弦所形成的一个弓弦力学系统，颈段弓弦力学系统的功能是维持颈椎的生理曲度，完成颈部的部分运动功能，另一部分颈部的运动功能由脊肢弓弦力学系统完成。

（2）胸段弓弦力学系统　以胸椎及肋骨、胸骨为弓，连结这些骨骼的软组织如椎间关节的关节突关节韧带、肋横突韧带、黄韧带、前后纵韧带、胸段、胸椎间盘等软组织为弦所形成的一个弓弦力学系统，胸段弓弦力学系统的功能主要是维持胸椎的生理曲度，并参与胸椎在矢状面的运动功能。

（3）腰段弓弦力学系统　以腰椎为弓，连结腰椎的软组织如椎间关节的关节突关节韧带、腰椎间盘、前后纵韧带、黄韧带、髂腰韧带、骶棘肌腰段等软组织为弦所形成的一个弓弦力学系统，腰段弓弦力学系统的功能是维持腰椎的生理曲度，完成腰部的部分运动功能，另一部分腰部的运动功能由脊-肢弓弦力学系统完成。

（4）骶尾段弓弦力学系统　以骶尾椎为弓，连结骶尾椎的软组织如骶棘韧带、骶结节韧带、骶棘肌腰段等软组织为弦所形成的一个弓弦力学系统，骶尾段弓弦力学系统的功能是维持骨盆平衡。

颈段、胸段、腰段、骶尾段的弓弦力学系统共同组成脊柱矢状面的整体弓弦力学系统，骶棘肌、项韧带、斜方肌等软组织在枕骨的附着处及第七颈椎的附着处为颈段的弓弦结合部，前纵韧带在第一胸椎、第十二胸椎前面的附着处为胸段的弓弦结合部，骶棘肌、棘上韧带、背阔肌等软组织在第一腰椎、第五胸椎后面的附着处为腰段的弓弦结合部，骶棘韧带、骶结节韧带等软组织在骶椎侧面、坐骨结节、坐骨棘的附着处为骶尾段的弓弦结合部。

根据数学曲线变化规律，当一段曲线弧长一定时，这段曲线其中的一部分曲率变小，剩下的那一部分曲线的曲率会相应地增大。由于这些弓弦结合部都是脊柱矢状轴发生转曲的部位，所以，此部位的软组织尤其容易受到损伤。当弓弦结合部的软组织发生粘连、瘢痕、挛缩等损伤时，就会引起脊柱生理曲度的变化，引发颈椎病、腰椎病、颈-腰综合征等众多临床疑难病症。

4. 脊-肢弓弦力学系统

躯干是人体的主干，人体要完成复杂的运动功能，如肢带关节（肩关节、髋关节）的运动，上、下肢同时运动，就需要围绕脊柱的多个关节的联合协调运动。从而形成了脊肢弓弦力学系统。后者由多个单关节弓弦力学系统组成，分为胸廓与肢体弓弦力学系统及脊柱与肢体弓弦力学系统。脊肢弓弦力学系统以脊柱为中心，相互协调，相互补充，保证了脊动肢动、肢动脊动的统一。这个弓弦力学系统从形状上看，类似斜拉桥的结构，斜拉桥的桥塔相当于脊柱，斜拉桥的桥面相当于肢带骨，连续斜拉桥的拉索相当于连结脊柱和肢带骨的软组织。桥塔和桥面相当于弓，拉索相当于弦（图1-13）。

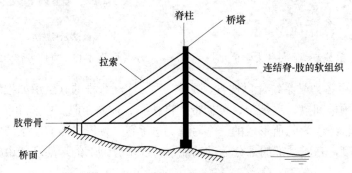

图 1-13　脊肢弓弦力学系统示意图

根据斜拉桥的原理，我们得知，斜拉桥由桥塔、拉索和桥面组成。我们以一个索塔来分析。桥塔两侧是对称的斜拉索，通过斜拉索将桥塔和桥面连接在一起。假设索塔两侧只有两根斜拉索，左右对称各一条，这两根斜拉索受到主梁的重力作用，对桥塔产生两个对称的沿着斜拉索方向的拉力，根据受力分析，左边的力可以分解为水平向向左的一个力和竖直向下的一个力；同样的右边的力可以分解为水平向右的一个力和竖直向下的一个力；由于这两个力是对称的，所以水平向左和水平向右的两个力互相抵消了，最终主梁的重力成为对桥塔的竖直向下的两个力，这样，力又传给索塔下面的桥墩了。斜拉索数量越多，分散主梁给斜拉索的力就越多。

脊柱与肢带骨的连结类似于斜拉桥的力学原理，脊柱两侧肌肉、韧带、筋膜等软组织的正常应力是维持脊柱和肢带骨的正常力学传导的必要元素。如果这些软组织受到异常的拉应力，就会造成脊柱的移位。换言之，脊柱的错位不是脊柱本身引起的，而是由于脊柱两侧软组织的应力异常导致的。当脊柱一侧的软组织的拉应力异常，脊柱就会向拉力侧倾斜，在影像学上就会发现脊柱在矢状面、冠状面、垂直面出现单一的或者多方向的移位表现。而且一侧的软组织的拉应力异常引起了脊柱的移位，必然引起对侧的软组织的拉应力异常。

与颈椎病有关的脊柱与肢体的弓弦力学系统：一是以颈椎、肩胛骨为弓，肩胛提肌为弦的动态弓弦力学单元，二是以脊柱、肱骨、肩胛骨为弓，斜方肌、背阔肌为弦的动态弓弦力学单元，三是以颈椎横突、肋骨为弓，前、中、后斜角肌为弦的动态弓弦力学系统。以斜方肌、背阔肌的动态弓弦力学单元为例，当斜方肌、背阔肌慢性劳损，人体在修复过程中在肌肉的起止点形成粘连、瘢痕，造成局部的应力异常，根据斜拉桥的力学原理，必然引起颈椎在冠状面的受力异常，最终引起颈椎侧弯，引起颈椎病的临床表现；同时，由于斜方肌与背阔肌有部分相同的起点，斜方肌的损伤后期会引起背阔肌慢性劳损，背阔肌又是腰部的脊-肢弓弦力学系统，当背阔肌损伤应力异常以后，必然引起腰椎弓弦力学系统的代偿，严重者引起腰椎错位，引发腰神经根的卡压，引起下肢神经压迫的临床表现。这就是颈腰综合征的病理机制。

综上所述，我们可以得出以下结论：

（1）人体的弓弦力学系统是物理学的力学成分在人体骨关节与软组织之间的具体表现形式，是人体运动系统的力学解剖结构，它的基本单位是关节，一个关节的弓弦力学系统包括静态弓弦力学单元和动态弓弦力学单元及其辅助结构。

（2）由于人体骨关节周围软组织起止点的不同，在同一部位的骨骼上可以有一个或者多个肌肉、韧带的起止点。起于同一部位的肌肉、韧带可止于不同的骨骼，起于不同骨骼的多条肌肉、韧带等软组织也可止于同一骨骼。各部分的弓弦力学单元相互交叉，形成人体整体弓弦力学系统。

（3）脊柱弓弦力学系统对维持脊柱的生理曲度具有重要意义，脊柱前、后面软组织损伤是引起脊柱生理曲度变化的始发原因。

（4）脊-肢弓弦力学系统找到了脊柱与四肢的力学传导的路径，从力学层面实现了脊柱与四肢的统一。动、静态弓弦力学单元的关系可归纳为四句话，即动中有静，静中有动，动静结合，平衡功能。

（5）弓弦力学系统组成部分的慢性损伤，必然引起弓弦组成部的受力异常。在弓弦力学系统中，应力集中的部位首先是弓弦结合部即软组织的起止点，其次是弦，即软组织的行经路线，最后是弓，即骨关节。这就是为什么骨关节周围的软组织损伤在临床上最为多见，其次才是软组织行经路线的损伤，最后是骨关节本身的损伤如骨质增生、创伤性关节炎、骨性关节炎等。

（6）弓弦力学系统的创立，阐明了慢性软组织损伤及骨质增生等临床疑难杂症的病理机制和疾病的病理构架，完善和补充了针刀医学基础理论，将针刀治疗从"以痛为腧"的病变点治疗提升到对疾病的病理构架治疗的高度上来。解决了针刀治疗有效率高、治愈率低的现状，为针刀治愈困扰全人类健康的慢性软组织损伤性疾病，骨质增生症提供了解剖力学基础。

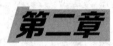

常见运动损伤性疾病病因病理学理论

第一节 运动损伤局部慢性软组织损伤病因病理学理论

一、运动损伤局部慢性软组织损伤的概述

（一）针刀医学对人体的分类（综合分类法）

针刀医学根据人体组织的物理性能及外部物理形态，将人体分为刚体（骨组织）、柔体（软组织）和流体（人体的各种体液）。硬组织指骨组织。软组织包括肌肉、韧带、筋膜、关节囊、滑囊、腱鞘等运动系统的软组织、内脏器官以及神经、血管、大脑、小脑、延髓、脊髓等，体液包括血液、淋巴液、各种组织液。根据人体各部位的软组织和硬组织的形态结构和功能不同，将人体软组织和硬组织分为：脊柱弓弦力学系统，四肢弓弦力学系统，脊-肢弓弦力学系统和内脏弓弦力学系统。这四个系统相互制约、相互联系、共同完成人体的力学功能，维持人体的力学平衡。

（二）针刀医学对慢性软组织损伤的认识

针刀医学认为慢性软组织损伤这一概念的内涵是各系统软组织急性损伤后，在人体自我修复和自我调节过程中所出现的失代偿现象，即慢性软组织损伤。它的外延是一种迁延难愈的慢性疾病。所以要研究慢性软组织损伤疾病的病因病理，首先要研究软组织损伤后，人体的自我修复和自我调节过程及其结果，才有可能找到所有慢性软组织损伤的真正病因。

（三）运动损伤局部慢性软组织损伤疾病的概念

针刀医学将除硬组织（骨组织）之外的一切组织损伤称软组织损伤。软组织损伤后，在人体自我修复和自我调节过程中所出现的失代偿现象，即慢性软组织损伤。包括脊柱弓弦力学系统损伤，四肢弓弦力学系统损伤，脊-肢弓弦力学系统损伤和内脏弓弦力学系统损伤。常见运动损伤性疾病包括脊柱弓弦力学系统损伤，四肢弓弦力学系统损伤，脊-肢弓弦力学系统损伤。运动致局部慢性软组织损伤即由局部软组织损伤后，在人体自我修复和自我调节过程中所出现的失代偿现象，即为局部慢性软组织损伤。并最终可导致常见运动损伤性疾病。

二、运动损伤局部慢性软组织损伤的范围

过去对慢性软组织损伤疾病的范围认识不足，认为慢性软组织损伤就是运动系统组织器官的损伤。其实这种认识是极不完整的，运动损伤局部慢性软组织损伤疾病不仅是指以上这些组织器官受到损害而导致的疾病，还包括运动损伤部位的神经、血管、韧带、筋膜、大脑、小脑、延髓、脊髓等。这些组织既然是软组织，那么它们的损伤性疾病就应该是软组织损伤疾病，由此导致的慢性疾病，就属于慢性软组织损伤的范围。比如众所周知的慢性支气管炎、中风后遗症等，是不是慢性软组织损伤范围的疾病？回答应该是肯定的。

不是要把原来认为不是软组织损伤范围的疾病，一定说成是慢性软组织损伤的疾病，而是因为上述组织均属于软组织，当它们受到各种损伤以后，导致的一些严重慢性病与通常所说的慢性软组织损伤疾病的病因病理完全一致。正因为过去不认识这一点，才使一些顽固损伤性疾病的病因病理难以认识，从而也就找不到有力而有效的治疗方法。这一观点的改变至关重要，它会使我们重新认识这类疾病的本质，而不会被临床错综复杂的现象所迷惑，因而也就能够找到针对性极强的治疗措施，使绝大部分顽固的慢性病得到根治，为成千上万的患者解除痛苦。

三、软组织损伤的各种形式

损伤就是指人体组织受到程度不同的破坏，如破裂、断裂、变形、坏死、循环通道堵塞、缺损等。造成软组织损伤的形式大约有如下八种：

1. 暴力损伤

指局部受到外来的跌、打、碰、撞、挤、压、拉等所造成的损伤。

2. 积累性损伤

指局部受到的一种较轻微的持续性的反复的牵拉、挤压而造成的损伤，这种损伤通过长时间的积累，超过人体的自我恢复代偿能力，就成为一种积累性损伤疾病。

3. 情绪性损伤

由于情绪过分激动造成局部血管膨胀、肌肉强烈收缩或痉挛，导致血管壁损伤、肌纤维断裂；或者情绪过分抑制，造成局部血液循环减慢，使之在某部位梗塞，导致的损伤。

4. 隐蔽性损伤

这种损伤大部分不为患者所察觉，比如在一些娱乐性活动中或偶然的、较轻微的跌、打、碰、撞所造成的损伤。当时有疼痛感受，但并没在意，过了一段时间后发觉疼痛，患者往往忽略损伤史，而容易被误诊为其他疾病。

5. 疲劳性损伤

指人长时间超负荷工作所造成的损伤。如长期伏案工作造成颈椎有关部位的损伤就属于疲劳性损伤。

6. 手术性损伤

指局部外科手术的开展所造成的损伤。外科手术是为了治病的，但它所造成的损伤也是不可避免的，外科手术必须破坏切开正常的组织结构才能达到病变部位，手术切口

也要通过瘢痕组织才能愈合。所以，外科手术除了治病的意义之外，手术同样对人体造成一种新的损伤。

7. 病损性损伤后遗症

指由某种疾病造成软组织损伤的结果。如类风湿关节炎引起关节周围的软组织炎性反应，渗出、水肿、最终导致软组织粘连、瘢痕和挛缩，骨关节变形。

8. 环境性损伤

指天气高温、严寒、超高温作业、火热灼伤等所造成的损伤。高温可以引起血管暴涨、破裂；严寒可引起软组织痉挛、挛缩（都可以造成牵拉性损伤）并会引起血液、体液潴留、堵塞；火热灼伤造成组织坏死、大量渗出、阻塞循环通道。

四、运动损伤局部慢性软组织损伤的病因

（一）中、西医学对慢性软组织损伤病因学的认识

关于慢性软组织损伤病因的各种学说颇多，在国内外影响较大的有以下几种：

1. 无菌性炎症学说

任何刺激作用于机体，只要有适当的强度和时间，并超越了机体的防御能力都可引起炎症。一般致炎因子有如下四类：①生物性因子：致病微生物，如细菌、病毒、立克次体、真菌、螺旋体、寄生虫等。②物理性因子：高温、低温、放射线，以及各种机械损伤。③化学性因子：包括酸、碱等腐蚀性化学物质和战争毒气。④过敏性因子：如花粉、皮毛、鱼、虾及其他粉尘可作为过敏原引起变态反应性炎症。此外，某些感染后，抗原抗体复合物亦可引起炎症。

慢性软组织损伤的炎症反应，致炎因子当然主要是非生物因子，亦即由非细菌之类的致炎因子所致，故称为无菌性炎症。

慢性软组织损伤所引起的无菌性炎症多为慢性的，一般在急性发作期才有局部疼痛加剧现象。其炎症的局部症状，在体表表现不突出，也不易看到，因为血管充血、氧合血红蛋白增多而呈现的红色，只在表皮下的慢性软组织损伤疾病的急性发作期才可偶尔见到，轻度者病灶处皮肤可见红晕，只有在触诊时才可触知块状、条索状肿物；热也是在触诊时才偶可触知。最主要的局部症状为痛（或麻、酸、胀），功能障碍也表现最为明显。

炎症的转归，有愈复、转变为慢性、扩散三种情况。慢性软组织损伤都是损伤后没有完全愈复，变为不完全愈复，成为经久不愈的慢性疾病。也就是说慢性软组织损伤主要病理病机是慢性无菌性炎症。无菌性炎症学说给治疗该疾病提供的理论依据就是要努力使这种无菌性炎症得以消除，即可治愈该类疾病。

2. 闸门学说

即闸门控制学说，这是 1965 年 Melzack 和 Wall 在特异学说和型式学说的基础上，为疼痛控制所提出的，其基本论点是：粗纤维和细纤维的传导都能激活脊髓后角上行的脑传递细胞（T 细胞），但又同时与后角的胶质细胞（SG 细胞）形成突触联系，当粗纤维传导时，兴奋 SG 细胞，使该细胞释放抑制递质，以突触前方式抑制 T 细胞的传导，形成闸门关闭效应。而细纤维传导则抑制 SG 细胞，使其失去 T 细胞的突触前抑制，形成闸门开放效应。另外粗纤维传导之初，疼痛信号在进入闸门以前先经背索向高位中枢

投射（快痛），中枢的调控机制在通过下行的控制系统作用于脊髓的闸门系统，也形成关闭效应。细纤维的传导使闸门开放，形成慢性钝通并持续增强。

3. 激发中心学说

激发中心学说是近 20 年来，国外在研究慢性软组织损伤疾病的病理机制中提出的一种学说。该学说认为慢性软组织损伤疾病的一些顽固性痛点处有一个疼痛的激发中心，这个激发中心是该种疼痛的根源，如果设法把这个激发中心破坏，疼痛就可消失。那么这个激发中心的内在原因是什么?它的组织学、形态学、生物化学和生理学基础是什么?目前只是借助于现代仪器测知，疼痛部位有一个激发疼痛的疼痛源。

4. 筋膜间室综合征学说

筋膜间室综合征（osteofascial compartment syndrome）是一个外来语，"compartment"的英文原意为"隔室"，"隔间"，如译成间隔综合征，则易于和解剖学上的"间隔"相混淆，（因为解剖学上一般将肢体内分隔肌肉群的筋膜板称为"间隔"）而造成误解，所以在我国统一命名为"筋膜间室综合征"，以表明病变发生在筋膜内的组织上。此理论认为在肢体中，在骨和筋膜形成的间室内，因各种原因造成组织压升高，由于间室容量受筋膜的限制，压力不能扩散而不断升高，致使血管受压损伤，血液循环受阻，供应肌肉、神经组织的血流量减少，严重者发展为缺血坏死，最终导致这些组织功能损害，由此而产生一系列证候群，统称为"筋膜间室综合征"。各种致病因素，急性损伤（如骨折、严重软组织撕裂和挫伤、血管损伤或手术误伤等）和慢性损伤（如软组织劳损、肌肉疲劳，某些出血性、神经性疾病，药物刺激，肾性或医源性原因等）均可导致本病的发生。但其病理变化产生了一个共同的结果，即筋膜包围的间室内组织压不断增高，以致压迫血管，妨碍血液循环，肌肉和神经因此而缺血，甚至坏死。

5. 骨性纤维管卡压综合征学说

对慢性软组织损伤病理的研究发现，四肢许多骨性纤维管的狭窄卡压，可以引起错综复杂的临床症状。如骨间掌侧神经卡压综合征、肘管综合征、腕管综合征、踝管综合征、跗骨窦综合征等，都属骨性纤维管综合征范围。这一发现使我们认识到，途经这些纤维管的神经、血管、肌肉循行部位出现错综复杂的临床症状，其根源在于这些骨性纤维管受伤后变得狭窄，卡压了经过的神经、血管、肌肉。但对狭窄的由来及其在动态下的病理变化，还需进一步研究。

6. 痹症学说

慢性软组织损伤性疾病属于中医痹症范围。《灵枢·贼风》云："若有所堕坠，恶血在内而不去，卒然自怒不节……寒温不时，腠理闭而不通，其开而遇风寒，则血气凝结，与故邪相袭，则为寒痹。"

痹者，闭也，闭塞不通之义。外伤日久，再"寒温不时"，则"气血凝结，与故邪相袭"，闭而不通而为痹，这是讲暴力外伤后遗的软组织损伤疾病。对于劳损引起者，经文也有阐述，《素问·宣明五气篇》云："五劳所伤，久视伤血，久卧伤气，久坐伤肉，久立伤骨，久行伤筋，是谓五劳所伤。"所谓血、肉、筋都指软组织，所谓"久"就是时间长久，时间久而伤，即现代所说之劳损，亦即慢性软组织损伤。

关于痹症的临床症状，《素问·痹论》中说："痹，或痛，或不痛，或不仁。"又说："痛者寒气多也，有寒故痛也；其不通不仁者，病久入深，荣卫之行痹，经络时疏，故不通，皮肤不营故为不仁。"不仁，就是知觉不灵、麻木之意，与慢性软组织损伤的痛、麻症状完全一致。

当然，中医学所言之"痹"不是单指目前常说的慢性软组织损伤疾病，包括范围较广，有筋痹、骨痹、皮痹、脉痹、肌痹等多种疾病。

"痹"是不通的意思，是气血运行郁滞而导致功能紊乱的病理概念；也是气血郁滞后产生局部疼痛和感觉迟钝、麻木不仁、运动障碍、无力、挛缩等症状的总称。清代医家沈金鳌在《杂病源流犀烛》一书中，对"痹"的说明更加清楚："痹者，闭也，三气杂至，壅蔽经络，血气不行，不能随时祛散，故久而为痹。或遍身或四肢挛急而痛者，病久入深也。"

对于慢性软组织损伤这一类疾病，在中医学"痹"证病理学的理论指导下，千百年来用"温通辛散、活血化瘀"等方法进行治疗，均取得了一定的效果。

7. 筋出槽学说

皮肤、皮下组织、肌肉、肌腱、筋膜、韧带、关节囊、滑液囊以及神经、血管等在中医学中统称为筋，西医学中称为软组织。筋出槽，就是说这些软组织在损伤后离开原来的正常位置，故中医学有筋转、筋歪、筋走、筋翻等具体名称。软组织损伤的各种疾病，中医学统称为"伤筋"，筋出槽为其重要的病理变化。

筋出槽学说，是中医学在软组织损伤疾病病理方面的一大独特贡献，对临床治疗具有积极而有效的指导作用，对急性软组织损伤疾病的完全性愈复具有重要作用，有一些急性软组织损伤未能完全性愈复，变为慢性软组织损伤疾病，一部分就是由于在治疗急性软组织损伤时，未能将筋转、筋歪、筋走、筋翻等病理变化纠正而造成的。当然急性软组织损伤不是都有筋转、筋歪、筋走、筋翻这一筋出槽问题，还有其他如筋断、筋柔、筋粗等问题。

8. 气滞血瘀学说

中医学对慢性软组织损伤所表现的疼痛，认为主要是由于"气滞血瘀"所引起，即所谓"不通则痛"。因为慢性软组织损伤疾病，显著的肿胀都不明显，皮肤颜色大都正常。不像急性损伤那样，伤肿严重，病情严峻急迫，疼痛剧烈，而是慢性隐痛，亦有的时发时止，休息后减轻，劳作后加重，此即为气血凝滞、流通不畅使然。

这种对慢性软组织损伤的病理认识是有一定道理的。中医所讲的"气"，即现代所说的能量动力之类和呼吸之气。"血"，即血液，血流。损伤日久，局部和整体能量均受损耗，且加疼痛，动力无从发挥；损伤时络破血溢，日久不能恢复，局部组织变性，甚至有无菌性炎症反应，局部血液被阻，病变部位缺氧缺血，当然就是气滞血瘀了。

9. 肌筋紧张学说

近年来，中国学者通过对慢性软组织损伤的病理作深入的观察和研究，根据中医学的有关理论，提出了可与气滞血瘀理论相媲美的肌筋紧张学说，并提出和"不通则痛"相对应的"不松则痛"的论断。这一病理观点，无疑更加接近慢性软组织损伤病理的本质，所以带给临床更多的启迪和指导。损伤日久，在局部发生一连串生物物理学和生物化学变化，在自我修复过程中，局部缺氧缺血，软组织挛缩。中医学就有"大筋变短，小筋变粗"的说法。

这一学说的提出，对慢性软组织损伤的病理研究来说确是一大进步，它揭示了慢性软组织损伤疾病中一个重要的病理变化。

（二）针刀医学对慢性软组织损伤病因学的认识

慢性软组织损伤是人体对软组织损伤的自我修复和自我代偿的结果。当人体某一软组织受到异常应力的作用后，首先在病变部位造成局部的出血、渗出，人体会通过自身的调节系统，利用粘连、瘢痕对损伤部位进行修复。如果这种修复在人体的代偿范围内，人体的力学平衡状态未被打破，则不会引起相关的临床表现。如果这种修复超过人体代偿所能承受的最大代偿范围，就会导致人体的力学平衡失调，从而引起相应的临床症状。

因此，针刀医学认为各种原因引起人体相关弓弦力学系统解剖结构的形态变化，导致弓弦力学系统的力平衡失调是导致慢性软组织损伤性疾病根本原因。

五、运动损伤局部慢性软组织损伤的病理机制——网眼理论

（一）网眼理论的定义

慢性软组织损伤不是一个点的病变，而是以人体弓弦力学系统为基础，形成以点成线、以线成面、以面成体的立体网络状的一个病理构架。我们可以将它形象地比喻为一张鱼网，鱼网的各个结点就是弓弦结合部，是软组织在骨骼的附着点，是粘连、瘢痕和挛缩最集中、病变最重的部位，是慢性软组织损伤病变的关键部位；连结各个结点网线就是弦（软组织）的行径路线。

由于软组织的附着部位不同，同一个骨骼又有多个软组织附着，而这些软组织的行经路线也是各不相同，所以就形成了以软组织在骨骼的附着点为结点，以软组织的路线为网线的立体网络状病理构架。

慢性软组织损伤是人体对软组织损伤的自我修复和自我代偿的结果。当人体某一软组织受到异常应力的作用后，首先在病变部位造成局部的出血、渗出，人体会通过自身的调节系统，利用粘连、瘢痕对损伤部位进行修复。如果这种修复在人体所能承受的代偿范围内，人体就恢复正常的力学平衡状态，不引发临床表现。如果人体不能通过粘连、瘢痕和挛缩对抗异常应力，就会引起软组织挛缩，导致这个软组织的力平衡失调。由于同一骨平面有多个软组织的附着，一个软组织损伤后，就会引起周围软组织的粘连和瘢痕，导致周围软组织的受力与异常。而同一骨平面所附着的软组织的行经路线各不相同，又会引起这些多个软组织的粘连、瘢痕和挛缩，从而形成一个以点成线、以线成面、以面成体的网络状病理构架。

慢性软组织损伤病理构架的网眼理论为研究慢性软组织损伤提供了形态病理学论据，为提出针刀治愈率、降低复发率提供了形态解剖学基础。理解和掌握慢性软组织损伤的病理构架理论——网眼理论，首先要弄清创伤的修复愈合方式，粘连、瘢痕、挛缩和堵塞，才能理解慢性软组织损伤的本质及其病理构架。

（二）现代创伤愈合的方式

1. 炎症反应期

软组织损伤后，局部迅速发生炎症反应，可持续 3～5 日。此过程中最主要的病理反应是凝血和免疫反应。凝血过程中，引发血小板被激活、聚集，并释出多种生物因子，

如促进细胞增殖的血小板源性生长因子、转化生长因子，这些因子和血小板释放的花生四烯酸、血小板激活的补体 C5 片段等共同具有诱导吞噬细胞的趋化作用，血小板源性内皮细胞生长因子在炎症反应期后参与肉芽毛细血管的形成，增加血管通透性，使中性粒细胞、单核细胞游离出血管，并在趋化物的作用下到达损伤部位。免疫反应首先是中性粒细胞、单核/巨噬细胞的作用，中性粒细胞首先进入损伤组织，并分泌血小板活化因子和一些趋化物质，在各种生长因子和趋化物的联合作用下，随之单核细胞到达损伤部位，并转化为巨噬细胞。上述中性粒细胞和单核/巨噬细胞均具有很强的清除坏死组织、病原体的功能。单核巨噬细胞是炎症阶段的主要分泌细胞，它可以分泌许多生长因子和刺激因子。这些因子为炎症后期的细胞增殖分化期打好了坚实的基础。同时，巨噬细胞还可影响生长因子和细胞间的相互作用，没有巨噬细胞，它们将不易发挥作用。淋巴细胞和肥大细胞也参与炎症反应期，它们对血管反应、组织再生修复能力等均有影响。

2. 细胞增殖分化期

此期的特征性表现是通过修复细胞的增殖分化活动来修复组织缺损。对表浅损伤的修复主要是通过上皮细胞的增殖、迁移并覆盖创面完成；对于深部其他软组织损伤则需要通过肉芽组织形成的方式来进行修复。肉芽组织的主要成分是成纤维细胞、巨噬细胞、丰富的毛细血管和丰富的细胞间基质。在普通软组织中，成纤维细胞是主要的修复细胞。肉芽组织内的血供来源于内皮细胞的增殖分化和毛细血管的形成，先是内皮细胞在多肽生长因子的趋化下迁移至伤处，迁移至伤处的内皮细胞在一些生物因子的刺激下开始细胞增殖，当内皮细胞增殖到一定数目时，在血管生成素等血管活性物质的作用下，分化成血管内皮细胞，并彼此相连形成贯通的血管。

3. 组织的修复重建期

肉芽组织形成后，伤口将收缩。而后，体表损伤由再生上皮覆盖或瘢痕形成；深部损伤则形成肉芽组织达到损伤的暂时愈合。在普通的软组织损伤中，再经过组织重建，即肉芽组织转变为正常的结缔组织，成纤维细胞转变为纤维细胞，从而实现损伤组织的最终愈合。

（三）慢性软组织损伤的本质

慢性软组织损伤后，人体通过自我修复、自我调节过程对受损软组织进行修复和重建，其修复重建方式有 3 种：一是损伤组织完全修复，即组织的形态、功能完全恢复正常，与原来组织无任何区别；二是损伤组织大部分修复，维持其基本形态，但有粘连或瘢痕或者挛缩形成，其功能可能正常或有所减弱；三是损伤组织自身无修复能力，必须通过纤维组织的粘连、瘢痕和挛缩进行修复，其形态和功能都与原组织不同或完全不同，成为一种无功能或为有碍正常功能的组织。了解创伤愈合和过程，正确认识粘连、瘢痕和挛缩及堵塞的本质，对针刀治疗此类疾病具有重要临床指导作用。

1. 粘连的本质

粘连是部分软组织损伤或手术后组织愈合时必然经过的修复过程，它是人体自我修复的一种生理功能。但是，任何事物都有两面性，当急、慢性损伤后，组织的修复不能达到完全再生、复原，而在受伤害的组织中形成粘连、瘢痕或（和）挛缩，且这种粘连和瘢痕影响了组织、器官的功能，压迫神经、血管等，就会产生相关组织、器官的功能障碍，从而引发一系列临床症状。此时，粘连就超过了人体本身修复的生理功能，而成为慢性软组织损伤中的病理因素。粘连的表现形式有以下几种：

（1）肌束膜间的粘连　正常状态下，每块肌肉收缩时并非所有的肌纤维全部同时参与活动，而是部分舒张，部分收缩，这样交替运动才能保持肌张力。如果肌内部损伤，肌束间发生粘连，肌束间便会产生感觉或运动障碍，在肌内可产生条索或结节之类的病变，这种情况多发生在单一的肌肉组织肌腹部损伤。

（2）肌外膜之间的粘连　即相邻的肌肉外膜之间的粘连。如果是两块肌肉的肌纤维方向相同，而且是协同肌之间的粘连，可能不产生明显的运动障碍，也就不会引起较重症状；如果两块肌肉的肌纤维走行方向不同，当一块肌肉收缩时，这种粘连影响到收缩肌肉本身及相邻肌肉的运动，妨碍其正常功能，临床上可检查到压痛、条索、结节等改变，如肱二头肌短头与喙肱肌之间的粘连。

（3）肌腱之间的粘连　如桡骨茎突部肌腱炎引起拇长展肌与拇短伸肌之间的粘连。

（4）腱周结构之间的粘连　腱周结构包括腱周围疏松结缔组织、滑液囊、脂肪垫或软骨垫等组织，它是保护腱末端的组织结构，当肌腱末端受到损伤时，因出血、渗出、水肿等无菌性炎症而产生腱末端与腱周结构的紧密粘连，这种粘连可发生在腱与自身的腱周结构之间，也可发生于两个相邻的腱周围结构之间。

（5）韧带与关节囊的粘连　关节囊周围，有许多韧带相连，有的与关节囊呈愈着状态，密不可分，成为一体，而另一部分则多是相对独立、层次分明的。它们各自有独立的运动轨迹，当它们损伤之后，关节囊与韧带之间、韧带与韧带之间，会产生粘连。如踝关节创伤性关节炎，就是由于外伤引起踝关节囊与三角韧带及腓跟韧带的粘连等。

（6）肌腱、韧带与附着骨之间的粘连　肌腱和韧带均附着于骨面上，有的肌腱行于骨纤维管道中，在肌腱、韧带的游离部损伤时，肌腱和韧带的起止点及骨纤维管会产生粘连，影响关节运动，造成关节运动障碍，产生一系列症状，如肩周炎，就是肩关节周围的肱二头肌短头起点、肱二头肌长头通过结节间沟部，以及肩袖周围起止点之间的粘连，引起肩关节功能障碍。

（7）骨间的粘连　即骨与骨之间连接的筋膜、韧带和纤维组织之间的粘连，如胫腓骨间膜的粘连，尺桡骨间膜的粘连，腕关节内部韧带连接处的粘连等。

（8）神经与周围软组织的粘连　神经与周围软组织发生粘连或神经行经线路周围的软组织因为粘连对神经产生卡压，如神经卡压综合征、颈椎病、腰椎间盘突出症、腰椎管狭窄症、梨状肌综合征等疾病的症状、体征就是由此而引起的。

2. 瘢痕的本质

通过西医病理学的知识，知道损伤后组织的自我修复要经过炎症反应期、细胞增殖分化期和组织修复重建期才能完成。在急性炎症反应期和细胞增殖分化期后，损伤处会产生肉芽组织，其成分为大量的纤维母细胞，这些细胞分泌原胶原蛋白，在局部形成胶原纤维，最终，纤维母细胞转变为纤维细胞。随着胶原纤维大量增加，毛细血管和纤维细胞则减少，随之，肉芽组织变为致密的瘢痕组织。3周后胶原纤维分解作用逐渐增强，3个月后则分解、吸收作用明显增生，可使瘢痕在一定程度上缩小变软。在软组织（肌肉、肌腱、韧带、关节囊、腱周结构、神经、血管等）损伤的自我修复过程中，肌肉、肌腱纤维及关节囊等组织往往再生不全，代之以结缔组织修复占主导的地位。于是，出现的瘢痕也不能完全吸收。从病理学的角度看，瘢痕大都是结缔组织玻璃样变性。病变处呈半透明、灰白色、质坚韧，纤维细胞明显减少，胶原纤维组织增粗，甚至形成均匀一致的玻璃样物。当这种瘢痕没有影响到损伤组织本身或者损伤周围的组织、器官的功能时，它是人体的一种自我修复的过程。然而，如果瘢痕过大、过多，造成了组织器官的功能障碍时，使相关弓弦力学系统力平衡失调，从而成为一种病理因素，这时，就需要针刀治疗了。

3. 挛缩的本质

挛缩是软组织损伤后的另一种自我修复形式，软组织损伤以后，引起粘连和瘢痕，以代偿组织、器官的部分功能，如果损伤较重，粘连和瘢痕不足以代偿受损组织的功能时，特别是骨关节周围的慢性软组织损伤，由于关节周围应力集中，受损组织就会变厚、变硬、变短，以弥补骨关节的运动功能需要，这就是挛缩。瘢痕是挛缩的基础，挛缩是粘连、瘢痕的结果。他们都因为使相关弓弦力学系统力平衡失调，从而成为一种病理因素。

4. 堵塞的本质

针刀医学对堵塞的解释是软组织损伤后，正常组织代谢紊乱，微循环障碍，局部缺血缺氧，在损伤的修复过程中所形成的粘连、瘢痕、挛缩，使血管数量进一步减少，血流量锐减，导致局部血供明显减少，代谢产物堆积，影响组织器官的修复，使相关弓弦力学系统力平衡失调，从而成为一种病理因素。

综上所述，通过对慢性软组织损伤的病理构架分析，我们可以得出以下结论：

第一，慢性软组织损伤是一种人体自我代偿性疾病，是人体在修复损伤软组织过程中所形成的病理变化。人体的自我修复、自我代偿是内因，损伤是外因，外因必须通过内因才能起作用，针刀的作用只是一种帮助人体进行自我修复、自我代偿，针刀治疗是一种恢复了人体弓弦力学系统的力平衡的治疗。

第二，粘连、瘢痕和挛缩的组织学基础有一个共同的特点，它们的结构都是纤维结缔组织，这是为什么呢？这是因为纤维结缔组织是软组织中力学性能最强的组织。由此可以看出，人体对外部损伤的修复和调节方式是一种力学的调节方式，意在加强人体对异常应力损害的对抗能力。如果纤维结缔组织都不能代偿异常的力学损害，人体就会通过硬化、钙化、骨化来代偿，这就是骨质增生的机制。

第三，慢性软组织损伤的病理过程是以点—线—面—体的形式所形成的立体网络状病理构架。它的病理构架形成的形态学基础是人体弓弦力学系统。慢性软组织损伤后，该软组织起止点即弓弦结合部的粘连、瘢痕、挛缩和堵塞，就会影响在此处附着的其他软组织，通过这些组织的行经路线即弦的走行路线向周围发展辐射，最终在损伤组织内部、损伤组织周围、损伤部位与相邻组织之间形成立体网状的粘连、瘢痕，导致弓弦力学系统形态结构异常，影响了相关弓弦力学系统的功能。

第四，内脏弓弦力学系统的力平衡失调是引起慢性内脏疾病的重要原因。

六、运动损伤局部慢性软组织损伤病因病理学理论对针刀治疗的指导作用

汉章先生通过对慢性软组织损伤类疾病及骨质增生疾病的病因病理学研究得出了动态平衡失调是引起慢性软组织损伤的根本病因，力平衡失调是引起骨质增生的根本病因，针刀通过切开瘢痕、分离粘连与挛缩、疏通堵塞，从而恢复动态平衡，恢复力平衡，使疾病得以治愈。也就是说慢性软组织损伤和骨质增生的病因病理是人体软组织和骨关节

的运动功能受到限制。但针刀治疗与功能平衡的关系是什么？针刀手术如何调节平衡？病变的粘连瘢痕在什么部位？疼痛点或者压痛点就是粘连、瘢痕和挛缩的主要部位吗？针刀是通过什么方式去促进局部微循环的？针刀治疗脊柱相关疾病的机理是什么？一种疾病的针刀治疗点如何把握？多少个治疗点是正确的？一种疾病针刀治疗的疗程如何确定？在同一部位反复多次做针刀有没有限度？究其原因，其根本问题在于平衡只是一个功能概念，针刀治疗与功能平衡之间缺乏一个物质基础，没有这个基础，针刀疗法就变成了一种无序化过程，一种无法规范的盲目操作。想扎几针就扎几针，哪里疼痛就扎哪里。

在针刀医学原理及第一版针刀医学基础理论著作中将针刀术视为盲视闭合性手术。对照新华字典上对盲的解释：盲就是瞎，看不见东西，对事物不能辨认。而针刀切割和分离的是人体的解剖结构。如果将针刀闭合性手术定性为盲视手术，就会给人一种针刀是在人体内瞎扎乱捣的感觉，那么谁还敢接受针刀治疗呢？这就导致了学术界和针刀医生都无法理解针刀治疗部位与疾病的内在联系，直接影响了针刀医学的纵深发展，限制了针刀医学与中医、西医界的学术交流，严重阻碍了针刀医学产业化进程。搞清楚人体弓弦力学系统受损是引起慢性软组织损伤的根本原因以及慢性软组织损伤的病理构架以后，针刀治疗的解剖部位及范围就迎刃而解了，针刀治疗就从盲视手术变为非直视手术，就能做到有的放矢，准确治疗，从源头上解决了针刀安全性的问题，对针刀医学的发展具有重要的现实意义和深远的历史意义。

综上所述，可以得出以下结论：

第一，根据慢性软组织损伤的网眼理论，针刀整体治疗也应通过点、线、面、体进行整体治疗，破坏疾病的整体病理构架，针刀治疗最终目的是恢复弓弦力学系统力平衡失调，而不是仅以止痛作为治疗的目标。

第二，网眼理论将中医宏观整体的理念与西医微观局部的理念有机结合起来，既从总体上去理解疾病的发生发展，又从具体的病变点对疾病进行量化分析，对于制定针刀治疗慢性软组织损伤性疾病的整体思路、确定针刀治疗的部位、针刀疗程以及针刀术后手法操作都具有积极的临床指导意义。

第三，慢性软组织损伤的病理构架所提出的网眼理论将针刀治疗从"以痛为腧"的病变点治疗提高到对疾病的病理构架治疗的高度上来，将治疗目的明确为扶正调平，显著提高了针刀治疗疾病的治愈率，降低了针刀治疗疾病的复发率。

下面我们就以肩胛提肌损伤为例，分析慢性软组织损伤的病因、病理构架及针刀治疗整体松解全过程。

肩胛提肌损伤是一种常见病，大多被误诊为颈部损伤，或背痛、肩胛痛、颈椎病或肩周炎等。本病多由突然性动作造成损伤，上肢突然过度后伸，使肩胛骨上提和向内上方旋转，肩胛提肌突然强烈收缩，由于肩胛骨周围软组织的影响，使肩胛骨与肩胛提肌不能同步运动，而造成肩胛骨脊柱缘内上角的肩胛提肌附着处的损伤。多发于上 4 个颈椎横突处（肩胛提肌的起点处），且损伤处结疤变性较明显。常规疗法较难治愈，但针刀疗法疗效明显。该病因病理为在特殊情况下，为了使肩胛骨迅速上提和向内上旋转，肩胛提肌突然收缩，而参与肩胛骨运动的诸多肌肉不能协同收缩或舒张，常可导致肩胛提肌损伤。该肌的损伤多数发生在肌腱部位，即该肌的起止点处，严重影响工作和休息。急性发作时，肩胛骨内侧缘上部有疼痛感，或在颈部上段出现疼痛，拒按。经休息后可缓解，以后会出现慢性症状。依据针刀医学关于慢性软组织损伤的理论，肩胛提肌损伤后引起粘连、瘢痕和挛缩，造成颈背部的动态平衡失调，而产生上述临床表现。慢性期急性发作时，有水肿渗出刺激神经末梢，可使上述临床表现加剧。

依据网眼理论，由于大、小菱形肌与肩胛提肌，前锯肌止点均位于肩胛骨内侧缘附近，范围较广泛，4块肌肉中的某些肌纤维或纤维束可折皱或伸展至肩胛骨靠近内侧缘的背面和肋骨面，故当这4块肌肉中的一块肌肉损伤时，都会导致附近其他肌肉的代偿性损伤，在修复过程中4块肌肉止点都会形成粘连瘢痕，针刀整体治疗就是通过对患侧肩胛提肌起止点以及附近的肌肉的粘连松解，才能使颈背部的动态平衡得到恢复，从而治愈该病。

针刀治疗方法是以人体的弓弦力学系统为基础，针对的整体网络状病理构架进行整体松解。为此，我们设计了肩胛提肌损伤针刀整体松解术。分两次进行，第1次针刀松解肩胛提肌起止点的粘连瘢痕；第2次针刀松解肩胛提肌肌腹部及大小菱形肌止点的粘连瘢痕。通过针刀整体松解，破坏肩胛提肌损伤的网状病理构架中的关键点，调节肩胛部及颈椎横突的力平衡，使病变局部力平衡恢复到可代偿的范围以内，从而使患者功能恢复正常。

针刀之所以能在短时间内彻底治愈肩胛提肌损伤，是源于针刀医学对慢性软组织的重新认识。针刀医学研究发现，人体的骨连接类似于弓箭连接，骨是弓，连接骨的软组织是弦，软组织在骨的附着部称为弓弦结合部。一副弓本身就是一个密闭的力学系统，根据弓箭的受力分析，弓弦结合部为应力集中部位，如果搭上箭，弦上又有一个应力集中点。应用于人体其应力集中点就在软组织在骨的附着处（弓弦结合部）以及软组织的行经路线与其他软组织产生摩擦的部位（弦的应力集中部）。肩胛部及颈椎横突周围有众多软组织的起止点，它们各自按照不同的方向走行。所以，当一个弓弦结合部受损后，就会引起邻近的弓弦结合部的粘连和瘢痕。从而形成立体网络状的病理构架，所以，只对压痛点实施的治疗方法有一定疗效，但由于不能破坏病变局部的整体网络状病理构架，故疗效有限。针刀通过对病变关键点的松解，彻底破坏了肩胛提肌损伤的整体网络状病理构架，从根本上阻断了疾病的发展，达到治疗目的。

第二节　运动损伤局部骨质增生病因病理学理论

一、骨质增生概述

（一）西医学对骨质增生的认识

关于骨质增生病因学的研究在世界范围内已有半个多世纪的历史，比较公认的理论认为骨质增生的病因是退行性变（所谓退行性变，就是指骨质老化）。因为这种理论不能给临床提供治疗的帮助，人成年后随着年龄的增长，衰老是不可避免的，也是不可逆转的，即老化是不可逆转的。所以退行性变的理论，把骨质增生定位为一种不可逆转的疾病，另外退行性变的理论也不能完满的解释许多临床现象，许多二十多岁的人就患了骨质增生，二十多岁的人怎么就老化了呢？所以世界医学界同仁，不断地探索骨质增生的真正病因，有的从骨化学方面进行研究，对增生的骨质进行化学分析，结果发现增生的骨质和人体正常的骨质的化学成分完全一样；有的从骨内压方面进行研究，用现代先进的仪器设备对骨质增生部位的内压进行测量，结果也未发现异常；还有许多专家对骨质增生的病因进行了各种各样的研究探索，最终都毫无结果。因此骨质增生的病因成了一个世界之谜。由于骨质增生的病因搞不清楚，所以骨质增生所造成的疾病，也就成为一种无法治愈的疾病，有的人把它比喻为不死人的"癌症"。

（二）中医学对骨质增生的认识

骨质增生属中医的"痹证"范畴，亦称"骨痹"。《素问·长刺节论》："病在骨，骨重不可举，骨髓酸痛，寒气至，名曰骨痹。"中医认为本病的发生发展与肝肾亏虚、外伤与劳损、感受风寒湿邪、痰湿内阻、瘀血阻络等有关。肝肾亏虚：中医认为"肾主藏精，主骨生髓"，若肾精充足则机体强健，骨骼外形及内部结构正常，且可耐劳累及一般伤损。而"肝主藏血，主筋束骨利关节"，肝血充足则筋脉流利强劲，静可保护诸骨，充养骨髓；动则约束诸骨，免致过度活动，防止脱位。若肾精亏虚，肝血不足，则骨髓发育异常，更兼筋肉不坚，荣养乏源。久之关节在反复的活动过程中，可渐渐地受到损害而过早过快地出现退变。外伤与劳损：一时性承受超强度的外力，包括扭、挫、撞、跌等，或长时间承受超强度的外力劳损，如特定状态下采取不正确姿势持续紧张地劳作等，都可造成关节的急性或慢性损伤，以发生在颈、腰段、脊柱及髋、膝、踝等负重关节较多。当这些外方作用于上述部位时，可引起受力最集中的关节局部发生气血逆乱，严重的导致筋损骨伤、血流不循常道而溢于脉外形成瘀血凝滞，导致关节骨骼结构受损，失去滋养，久之，退行性疾病便会出现。外感风寒湿邪：感受风寒、着凉、久居潮湿之地、冒雨涉水等，外邪乘隙侵犯肌表经络，客于关节、筋骨，可引起气血运行阻滞，经脉阻痹，筋骨失养，渐成骨痹。痰湿内阻："肥人多痰湿"，故体胖之人易患本病，肥胖之体，多阳虚湿盛，湿聚成痰，随经流注于关节部位；又体胖之人可加重关节之负重，二者均可造成关节局部血运不畅、筋骨失养，久则成痹。

（三）针刀医学对骨质增生病因病理的认识

过去的研究忽略了"力"在人体内的重大作用，更忽略了"力"在骨质增生发生当中的重大作用。针刀医学从人体力学解剖结构入手，提出了人体内存在一个以骨连接为中心的力学传导系统——人体弓弦力学系统，通过研究人体弓弦力学系统的力学特性，以及关节面软骨细胞和软组织的附着点处在持续长时间高应力作用下的变化过程，发现一切骨质增生的真正原因是骨关节周围软组织的高应力所造成的，骨质增生是软组织损伤所造成的骨关节力平衡失调。所以提出了骨质增生的根本原因是"骨关节力平衡失调"，是慢性软组织损伤在骨关节的特殊表现形式的新理论。并且研究了人体内不同的异常力学状态（压力、拉力、张力）所造成骨质增生的不同情况，同时证明这些骨质增生的特点都是符合力学规律的（即力的三要素，作用点、方向、大小），这就全面地揭开了骨质增生病因的本质是"骨关节力学平衡失调"所致。这一理论的建立，不仅揭开了骨质增生病因病理学之谜，更重要的是对治疗骨质增生疾病找到了根本的出路，那就是恢复人体内骨关节周围软组织的力学平衡。针刀医学全面系统地阐述了恢复人体内骨关节周围软组织的力学平衡的方法和治疗原则，并且创造了一整套的治疗各种部位骨质增生的具体操作方法，已使数以百万计的骨质增生病患者恢复了健康状态。

二、人体对运动损伤局部异常力学状态的调节和适应

（一）人体的异常力学状态表现方式

知道了人体内的正常的力学状态对人体的生命活动具有重大的意义。但是，任何事物都有两面性。当人体内的力学状态发生异常时，"力"对人的生命活动就会产生不良影响，甚至引起严重的疾病。人体的异常力学状态表现方式为"力"的作用点、"力"的方向、"力"的大小的改变。

通过人体弓弦力学系统，使我们认识到，人体的力学传导是通过骨连接进行传导的。不管是直接骨连接还是间接骨连接，它们的功能都是进行力的传导。所以，单关节弓弦力学系统就是人体内最小的力学传导系统。后者是一个密闭的力学系统。它同时传导三种力，即压应力、拉应力和张应力。

（二）人体对异常应力的三种自我调节方式

人是有生命的活体，人体内一切组织结构的力学状态都是为生命活动服务的，当这些组织结构的力学状态发生改变时，就会对人的生命活动产生影响甚至破坏，人体就会发挥自己生命的本能，对影响或者破坏生命活动的力学状态进行调整或对抗，使这种影响和破坏的程度尽量的降低或者是消失，只有当这种影响和破坏的程度完全超越了人体自身的调整和对抗的能力以外，人体的这种自身调节和对抗的能力才无法发挥作用，这时人体的生命活动必将遭受严重的破坏。

下面以关节为例，阐述人体对异常应力的调节过程。在一个关节中，同时受到张应力、压应力和拉应力的共同影响（图2-1）。三者之间既有区别，又有联系，不可分割。构成关节的骨骼主要承受压应力，关节周围的软组织（关节囊、韧带、筋膜）主要承受拉应力，关节内的滑液主要承受张应力。正常情况下，三个力相互平衡，相互渗透，相互制约，它们共同维持正常的关节位置及关节的运动功能。一旦其中的一个应力发生改变，就会影响关节的整体力学环境，最终导致三个应力平衡失调，引起关节功能障碍。

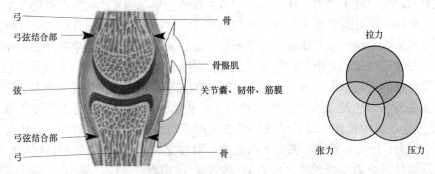

图2-1　关节力学结构示意图

绝大多数情况下，关节的损害都是从软组织开始的，根据人体弓弦力学系统理论分析，弓弦结合部及弦的行经路线是应力的集中点，是最容易损伤的。临床上也是如此，外力首先损伤软组织，如肌肉、韧带、筋膜、关节囊。造成关节软组织的拉力平衡失调，出现局部软组织损伤出血、水肿、功能障碍，代谢产物堆积等，人体在损伤的同时就会

修复自我修复和自我调节，首先动员体内凝血机制止血，同时在局部产生炎症样改变，最终通过粘连、瘢痕和挛缩形成纤维结缔组织代偿软组织所丧失的力量。如果是轻微损伤，粘连、瘢痕和挛缩的纤维组织就会转变成为正常组织，恢复软组织的拉力平衡。短时间内完全恢复正常。如果损伤重，就会遗留部分粘连、瘢痕和挛缩的组织，软组织的拉力平衡不能恢复，随着病情的发展，在弓弦结合部（软组织在骨骼的附着处）的粘连、瘢痕和挛缩组织逐渐增加，当这些纤维结缔组织达到一定的面积和体积，超过人体自身的代偿和调节能力时，就会牵拉关节两端的骨骼，导致关节间隙变窄；此时就不单单是软组织的问题了，关节间隙的变窄，会使骨骼承受更大的压力，如果人体不对其进行调节，就会引起关节面的破坏，导致关节强直。此时人体动员另一种力学调节方式，即通过分泌大量滑液，达到润滑关节软骨的目的，在临床上，就会表现为关节积液。但大量的滑液又会产生巨大的张力，使周围的软组织承受更大的拉力，粘连、瘢痕和挛缩进一步加重。由于人体的代偿和调节能力是有限的，当超过人体的代偿能力和调节能力，人体就会通过将软组织变硬，甚至骨化来代偿，如果还不能代偿和调节异常应力，就会发生关节强直，以牺牲关节功能的代价来维持人体的生命活动。

综上所述，人体对异常力学损伤有三种调节方式：

第一种，将被异常力学状态所影响和破坏的组织结构和生理功能通过自我调节功能进行纠正，使人体的组织结构和生理功能恢复正常，这样既不会造成疾病也不会产生新的病理变化而造成另一种疾病，这是最佳的结果。

第二种，将被异常力学状态所影响和破坏的组织结构和生理功能，进行对抗性的调节，即用增生、硬化、钙化、骨化和组织重建来对抗被异常力学状态所破坏的组织结构和生理功能，并阻止这种异常力学状态的继续影响和破坏作用，这是在没有纠正异常力学状态的情况下的自身保护性调节。如人们在劳动时，双手握镐柄，时间长了，手掌接触镐柄的部位就会长出老茧，老茧是什么?是角质。这角质就是人体代偿作用的结果，手掌通过角质增生的方式来抵抗磨擦。否则，手掌这些部位表皮就会让镐柄磨破。但是这种调节容易造成新的病理因素，形成新的疾病。如骨质增生、肌肉增生和各种软组织硬化、钙化、骨化都是这种对抗性调节的结果。

第三种，当异常的力学状态对人体的组织结构和生理功能产生影响和较大强度的破坏时，以上两种调节方法已经无效，人体则被迫采取第三种调节方法，即使其适应的调节方法，这种适应性的调节方法中间也有时夹杂着对抗性的调节，这种适应性的调节可以理解为人体的一种无可奈何的选择，因为这种调节只能保持一部分组织结构和生理功能不被破坏，但另一部分组织结构和生理功能将被破坏。

（三）人体对异常的力学状态的适应

当异常的力学状态对人体的组织结构和生理功能产生影响或较大强度的破坏，人体的自我调节功能长时间不能使其纠正时，人体则发挥另一种调节功能，使其逐渐适应，这也是人体避免进一步损伤的一种调节，这种调节可使人体相应的组织器官相对的保留一部分生命活动中必需的功能，这也可以说是人体对异常力学状态所造成的破坏无能力纠正时的一种对策。

比如，钩椎关节骨质增生以及项韧带钙化等，均是人体为了适应这种异常应力，通过钙化和骨化代偿的结果。其根本原因仍在软组织，而并非是骨组织自身出了问题，所以无论是针刀的诊断还是治疗都应该从软组织入手，而不是将增生的骨组织切除。

了解了人体对异常力学状态的适应性调节，对临床和科研都是重要的。因为懂得适应性调节这个道理，就能够知道哪些组织结构和生理功能的异常改变是人体自我适应性调节的结果，就知道该怎样处理了，而不会盲目地蛮干。在进行科学研究的时候，懂得了人体有自身适应性调节的生理功能，就知道从何入手来研究有关问题，而不会走弯路。

过去恰恰就因为不懂人体有自我适应性调节的生理功能，对一些疾病制订了一些非常不恰当的治疗方案，使这些疾病治疗后还不如治疗前，甚至造成终身残废或死亡。对一些疾病进行病因病理的研究时花费了大量的人力、物力，而收效甚微。

三、运动损伤局部骨质增生的病因

骨质增生或称为骨刺，为临床常见的疾病。对它的发病原因，普遍说法都是退行性变，所谓退行性变就是骨骼老化退变。但是这一理论有好多临床现象无法解释，如许多年轻人踝关节、髋关节、腰椎、颈椎等部位都可能有骨质增生现象，这怎么能是老化退变呢？又如许多患风湿和类风湿关节炎的病人，他们的关节常有骨质增生，这也和老化退变联系不起来。如果把骨质增生或骨刺作为一种疾病，那么有好多中年人骨质增生很严重，但并无临床症状，这也无法解释。

那么骨质增生的根本原因到底是什么呢？通过多年的大量临床观察，并运用生物力学原理对骨性关节炎的病因进行研究，发现临床的腰部骨质增生，大多都与以下几种软组织损伤或者疾病有关：

（一）软组织损伤与骨质增生的关系

1. 关节附近有软组织损伤、软组织挛缩

关于关节附近有软组织损伤，这种损伤大都是慢性的，或急性损伤后的慢性期。慢性软组织损伤中肌肉、韧带挛缩是常见的一种病理变化。挛缩的肌肉、韧带长期处于紧张状态，长时间的紧张状态，使得它们受到超常拉力的牵拉，引起肌肉或韧带损伤，甚至少量的肌纤维将被拉伤拉断。每块肌肉或韧带在被牵拉状态下，两端的肌腱及其附着点处是应力最集中的地方，所以在肌肉长期被紧张牵拉的过程中，两端的肌腱及其附着点就有可能被拉伤。这时候人体的代偿机制为了加强肌腱和附着点处的强度，避免它们被损伤，就将大量的钙质和磷输送到这儿来，就形成了骨刺或肌肉钙化、骨化。

2. 关节扭伤后遗症

关节扭伤，即中医所说之骨错缝。首先是关节周围软组织（包括肌肉、韧带、筋膜、关节囊）的损伤，如果未得到恰当治疗，必然造成关节内的力平衡失调，进而引起关节错位。

（1）从关节的形态结构可观察到人体任何一个关节都不是平面相连，关节面都是凹凸不平的，但相对的关节面都很吻合。就像每个人的上下牙齿一样，很少是平面相接触的，大多是长短不齐，厚薄不一前后倾斜的，但是一咬合的时候，都是很吻合的，如不吻合，就不能咀嚼东西。而且正常情况下，关节所承受的压力仅在很小的范围内变化，分布于关节面每一个单位面积上的压力也相对稳定。

（2）当关节骨错缝后，关节就不那么吻合了，有些地方负重增加，有些地方负重减

少，甚至不负重了，然而关节承受的压力并没有变，甚至还有增大，负重区受力的量就大幅度增加。关节面的每一部分所能承受的最大压力是一个常数，不能承受增加部分的压力。按压强定律公式知道，压力不变，受力面积越小，压强越大。骨错缝以后，关节内的受力面减少了，压力没有变，受力部分的压强增高了，关节软骨不能承受，必将有大量的软骨细胞被压坏、压死。所以，关节错缝移位不需很大的距离，只要移动 0.5mm 以上的距离，就足以造成以上的结果。如将任何一个人的下颌骨向任何方向移动 0.5mm，上下两组牙齿就不能吻合。关节错缝与这个道理是一样的。

（3）引起关节力平衡失调的原因是骨关节周围软组织损伤　外力首先损伤软组织，然后引起骨组织的损伤。这里需要说明的是除了巨大的直接暴力快速对人体的损伤可直接导致骨折、脱位外，绝大部分损伤都是从软组织损伤开始的。软组织损伤后，人体通过粘连、瘢痕和挛缩进行代偿和调节，在调节过程中，骨关节周围软组织的粘连和瘢痕就会引起关节的位置发生改变，导致关节错位，如果超过其代偿限度，人体对异常应力的三种自我调节方式，人体会通过硬化、钙化、骨化的方式来代偿异常应力，钙化、骨化在影像学上就表现为骨质增生（骨刺）。wolff 定律也支持这个观点。wolff 定律指出，骨骼的生长会受到力学刺激影响而改变其结构。用之则强，废用则弱。

以上从各个方面、各个角度的分析论证，只能得到这样的结论：扭伤的关节，发生骨质增生或骨刺是"骨关节力平衡失调"引起。也就是说骨质增生或骨刺发生的根本原因是"力平衡失调"，用这个理论可以圆满解释临床上所有骨质增生和骨刺这一病理现象。

3. 单独的、较大的一个骨刺生长部位，必定是某一软组织的附着点

一个孤立的骨刺生长部位，必定是某一肌肉和韧带的附着点处。如跟骨骨刺总是位于跟骨结节上跖长韧带和跖腱膜的附着点上，根据上述观点，马上可以认定这一肌肉韧带必然是挛缩变性，处在紧张的牵拉状态。采取治疗措施将肌肉和韧带的紧张牵拉状态一解除，症状即可消失。治愈后，经长时间观察，骨刺也自然变钝，变小。

4. 脊柱骨质增生

发生在颈、胸、腰椎的骨质增生是不是退行性变呢？也不是，仍然是个力学问题。

人体的重量需要骨组织来承担，但力学的传导则必须通过软组织（肌肉、韧带、筋膜、关节囊）来进行。人是一个复杂的力学结构生命体。既是生命，就会随着时间的推移，逐渐衰老。而人体的组织尤其是承担体重的脊柱骨组织与其周围的软组织长期持续受到重力的影响，脊柱周围的软组织会首先产生疲劳性损伤和积累性损伤，人体通过对异常应力的三种自我调节，最终也产生骨质增生。而骨质增生的部位也是弓弦结合部（软组织在骨组织的附着处）。因为根据人体弓弦力学系统，弓弦结合部是应力集中的部位。

一般来说，由于脊柱骨质增生都没有临床症状。一方面是因为脊柱的关节多，力学传导的方式也相应很多，而骨质增生的过程是一个很慢长的过程，在这个过程中，人体已经适应了这种异常的环境。另一方面是因为骨质增生已经代偿了异常的应力，所以没有临床表现。如果超过了人体的代偿和调节能力，就是病态了。它的特点是，骨质增生可以出现在颈、胸、腰段任何脊柱节段。

（二）疾病与骨质增生的关系

类风湿关节炎或风湿性关节炎关节周围常常有骨质增生出现。这两种病，如果得不到正确的治疗，关节周围的软组织就会由于炎性渗出、水肿、坏死，同样导致关节内三种力学平衡失调，最后引起骨质增生，可见，疾病所引起的骨质增生的原因仍然是"力平衡失调"而不是关节炎疾病的本身。

（三）骨质增生的病因是骨关节力平衡失调

通过对人体力学解剖结构以及人体对异常应力的调节机制的研究，以及对以上软组织损伤及疾病在临床是所出现骨质增生现象的分析都表明，不管情况千变万化，得出的结论都是一个："骨关节力平衡失调"是骨质增生的根本原因。搞清了这样一个根本病因，对于从根本上解决这类疾病所采取的治疗措施关系极大。可以根据这个根本病因研究出正确的治疗措施，使这一大类疾病的治疗问题迎刃而解。骨质增生有症状，有症状的称为骨质增生性疾病，是临床上需要积极治疗的范围；而没有症状的就不是骨质增生性疾病，也就没有必要去治疗它。

（四）骨质增生的本质

1. 骨质增生是人体力平衡失调的结果

力有 3 个要素：大小、方向、作用点。这 3 个要素缺一都不称之为力，没有无方向的力，没有无作用点的力，也没有无大小及没有"量"的力。力是矢"量"，它不同于一般的"量"，因此，在用 F 来表示力的时候，都在 F 的上面加上一个小箭头，即 $\vec{F}$，如牛顿第一定律 F=ma，当它表示力的时候，即写成 $\vec{F}$=ma。骨质增生是有方向，大小和作用点的。骨质增生的作用点：均发生在弓弦结合部（软组织在骨骼的附着处）；骨质增生的纵轴方向：沿着弦的行经路线生长；骨质增生的大小：根据人体自身的条件（性别、年龄、身高、胖瘦等）不同，所受外力损伤的程度不同，部位不同，骨质增生的大小、形状也是不同的，如鹰嘴形，钳夹形，圆锥形等等各种不同的形状。

2. 骨质增生是人体代偿的产物

骨质增生的本质是骨关节周围软组织的应力异常后，人体通过粘连、瘢痕和挛缩这种代偿方式已不能对抗异常的应力情况下，启动的第二套代偿调节机制。其病理基础是弓弦结合部的软组织的力平衡失调，病理发展过程是硬化→钙化→骨化。

3. 骨质增生不是由于骨骼本身退变或者缺钙的结果，而是慢性软组织损伤在骨关节的特殊表现方式

由此可见，骨质增生（骨赘）是为适应损伤后软组织所产生的异常应力改变而发生的，它既是生理的，又可转为病理的；它既可以使增生部位增加稳定性，但也可能成为对周围神经、血管等重要器官产生刺激和压迫的因素。而当消除骨关节周围软组织的异常高应力时，骨质增生则可缩小或甚至吸收。

四、骨质增生的病理机制

（一）骨质增生的三个病理阶段

骨质增生形成的过程分为三个阶段：硬化、钙化和骨化。

1. 硬化

当骨关节周围软组织损伤后，人体通过粘连、瘢痕和挛缩都不能对抗异常应力时，就会通过将软组织的结构变硬对抗这种力，这就是硬化阶段。

2. 钙化

当软组织的硬化仍然抵抗不了这种持续的强大的拉力，人体就将采取进一步的对抗措施，进一步加强软组织的强度，以求不被进一步损伤，就把大量的钙质输送到该软组织应力最集中的地方，使软组织钙化，此处的软组织的强度就进一步加强了，这就是软组织对抗超过正常拉力的钙化阶段。

3. 骨化

当钙化都对抗不了这种日益加强的拉力，人体就会在应力最集中的部位，使已经钙化的软组织骨化。这就是软组织对抗超过正常拉力的骨化阶段，也就是第三阶段。

（二）骨质增生的病理过程

人体在骨关节周围软组织损伤后，人体首先通过粘连、瘢痕和挛缩对损伤软组织进行自我修复的代偿，当异常力学状态已超过人体的代偿限度，无法纠正时，人体就会采取对抗性调节的对策。但是，这种对抗性调节也有三个阶段：第一阶段，当软组织受到超过正常的拉力影响时，人体首先的对抗措施是让受害的软组织本身增生大量的强度大、弹性小的新的肌肉纤维，使该软组织变粗（肌肉）、变窄（筋膜、韧带）、变短（也就是挛缩），使这种超常的拉力不能再继续拉伤该软组织，这就是软组织的硬化阶段；如果这种对抗措施仍然抵抗不了这种持续的强大的拉力，人体就将采取进一步的对抗措施，进一步加强软组织的强度，以求不被进一步损伤，就把大量的钙质输送到该软组织应力最集中的地方，使软组织钙化，此处的软组织的强度就进一步加强了，这就是软组织对抗超过正常拉力的钙化阶段，也就是第二阶段；如果这种对抗措施，仍然对抗不了这种日益加强的超常拉力，人体就要采取更进一步的对抗措施，在应力最集中的部位生成许多新的骨细胞，并调动一切有关因素使骨细胞迅速分裂，使该处软组织骨化。这就是软组织对抗超过正常拉力的骨化阶段，也就是第三阶段。

下面以跟痛症的跟骨结节部的前缘骨刺为例，分析运动损伤局部骨质增生及钙化的病因病理机制。

足纵弓静态弓弦力学系统　图 1-10 显示以跟距关节、距舟关节、舟楔关节、楔骰关节直到趾间关节的骨骼为弓，以足底腱膜为弦所形成的足纵弓静态弓弦力学单元。足底腱膜本身没有主动收缩功能，但它是维持足纵弓正式形状的重要结构。人体在行走过程中，通过足底腱膜的形变来改变足弓的形状来适应行走的力学变化。如果足底腱膜长期受到超过人体调节范围的应力，在足底腱膜的起止点，即弓弦结合部就会通过粘连、瘢痕、挛缩来代偿这些过大的应力，又由于足底腱膜只有一个起点即跟骨结节，向前分裂成五束分别止于 5 个脚趾骨，所以在跟骨结节处所受的应力最大，当人体通过粘连、瘢痕、挛缩都不能代偿这些过大的应力，就会在跟骨结节处对抗性的调节，即形成硬化、钙化、骨化，最终形成跟骨骨刺。

五、运动损伤局部骨质增生病因病理学理论对针刀治疗的指导作用

由于目前临床上是以退变理论为指导，认为疼痛是骨质增生本身造成的，所以对骨质增生的治疗主要是针对骨质增生本身的局部治疗。如理疗及药物止痛，开放性手术切

除骨刺等，但疗程长，后遗症多，疗效有限。

针刀医学关于骨质增生的病因病理学理论明确了骨质增生的发生发展规律，为针刀治疗奠定了形态病理学基础。针刀治疗就是通过松解相关弓弦结合部的粘连、瘢痕，达到调节骨关节的力平衡的目的。

下面还是以跟痛症的跟骨结节部的前缘骨刺为例，介绍跟骨结节部的前缘骨质增生病因病理学理论对针刀治疗的指导作用。

根据针刀医学慢性软组织损伤的理论及骨质增生的理论，人体的足部以足纵弓静态弓弦力学系统为基础，构成了足纵弓正式形状。足纵弓静态弓弦力学系统由静态弓弦力学单元及辅助装置组成。足纵弓静态弓弦力学单元以跟距关节、距舟关节、舟楔关节、楔骰关节直到趾间关节的骨骼为弓，以足底腱膜为弦，维持足纵弓正式形状及静态力学平衡。人体在行走过程中，通过足底腱膜的形变来改变足弓的形状来适应行走的力学变化。如果足底腱膜长期受到超过人体调节范围的应力，在足底腱膜的起止点即弓弦结合部就会通过粘连、瘢痕、挛缩来代偿这些过大的应力，又由于足底腱膜只有一个起点即跟骨结节，向前分裂成五束分别止于 5 个脚趾骨，所以在跟骨结节处所受的应力最大，当人体通过粘连、瘢痕、挛缩都不能代偿这些过大的应力，就会在跟骨结节处对抗性的调节，即形成硬化、钙化、骨化，最终形成跟骨骨刺。从力学角度看，骨刺其实就是缩短了关节连接（弓的长度），缩短筋膜的长度（弦的长度），从而代偿了跟骨结节部的前缘（弓弦结合部）的应力异常。

了解人体对软组织受到超常拉力时进行对抗调节的三个阶段，对于临床诊断和治疗是极有意义的。当看到软组织硬化时，就知道这是人体进行对抗调节的开始阶段；当看到软组织钙化时，就知道这是人体进行对抗调节的中间阶段；当看到软组织骨化时，就知道这是人体进行对抗调节的最后阶段。这使在治疗时能采取一个恰到好处的治疗方法，既不会治疗过分，也不会治疗不及，既将病治好又不会给人体造成不必要的损伤。

在针刀的治疗中，对于不同的阶段，方法也不尽相同，但治疗的宗旨是相同的，均是对软组织进行松解，而非针对增生的骨组织，并且松解的部位大同小异，也都是其应力集中点。不同就在于，病情轻，则针刀松解的部位相对较少、针刀相对较小、手法相对较轻；病情重，则针刀松解的部位相对较多、针刀相对较大、手法相对较重。具体的操作在此不再赘述，总之，方法均为目的服务，而针刀治疗的目的就是在于松解彻底，恢复力学平衡。

第三节　运动损伤局部针刀治疗理论与经筋理论的关系

一、经筋理论概述

《灵枢·经筋》对十二经筋进行了详细的描述。"肌肉解利"是经筋的生理常态，经筋病主要表现为筋急、筋纵和特殊经筋病 3 个方面，其中筋急为病多表现为十二经筋的痹症，以经筋牵掣、拘挛、疼痛、转筋、强直、关节运动障碍为主要特征。一般的观点认为经筋包括神经和肌、腱、腱围结构、筋膜、韧带、关节囊等软组织，筋急为病多为软组织损害。经筋病按病位划分可分为经筋所过局部的经筋本身病候与内脏病候，《灵枢·经筋》首先提及手足六筋病——经筋所过部位支转筋痛的局部病候，其中阴器扭痛、舌卷、耳中鸣痛等亦属于经筋所过的局部病症，此外在手三阴筋病中还出现了胸痛息贲、胁急吐血、伏梁唾血脓等内脏病候。

二、针刀治疗理论与经筋理论的关系

通过对经筋理论的深入探讨以及临床经验的总结，针刀医学提出软组织在人体内占有重要地位，以软组织改变为切入点横向看待疾病的发生和发展并以针刀软组织松解术为手段治疗疾病。针刀医学认为软组织纤维化、增生、肥厚等多种原因可引起软组织的力学发生变化，如长度缩短、相对运动受限、张力增高或者腔隙内压增高等异常改变等，这些异常力学改变能够参与或者导致某些疾病的发病过程。软组织异常力学改变能够对局部和外周产生影响。①对局部的影响：过高的软组织张力或腔隙内压，造成局部组织慢性缺血性损害而引起疼痛。②对外周的影响：这些异常性质改变也能通过影响病变软组织附近的神经、血管、骨关节、特殊器官等参与某些疾病的发病过程。并且通过对病变软组织的微创松解可以解除其对神经、血管、骨关节等组织器官的影响，达到治疗疾病的目的。越来越多的研究显示软组织改变可参与某些疾病的发病过程，例如：纤维化的软组织带来的缺血和牵张刺激使局部神经末梢敏感性增高，是软组织压痛点和痛性结节形成的原因之一；周围神经卡压综合征的重要原因之一就是软组织改变，可通过针刀手术切开减压治疗；牵系学说认为椎动脉型颈椎病的发病机制与椎动脉周围的纤维粘连带有关，由于反复的急慢性损伤形成的颈椎周围软组织粘连，可导致颈椎错位，引起椎动脉扭曲，产生相关的临床症状，也可采取针刀手术松解颈段粘连；髌外侧支持带挛缩可改变髌股关节力线，与髌股关节骨性关节炎关系密切，针刀手术同样可以切开外侧支持带松解手术达到治疗目的。

三、针刀松解部位的选择与"以痛为腧"的关系

《灵枢·经筋》强调"以痛为腧"，即在疼痛点、痛性结节或者条索点进行治疗，收到良好的效果。可见"以痛为腧"是治疗经筋病的基本原则之一，但"以痛为腧"的治疗有效率高，而治愈率低的现象普遍存在，而且由于经筋的解剖定位不清，极大地阻碍了经筋理论的发展和临床应用。针刀医学在研究经筋理论的基础上，提出了疾病的形成不是一个点的问题，而是通过人体弓弦力学系统在病变部位形成以点成线、以线成面，以面成体的立体网络状的病理构架。痛点治疗只是治疗点之一，更重要的要破坏疾病的病理解剖构架才能治愈疾病。

四、针刀治疗与经筋刺法的关系

1. 针刀治疗与经筋刺法的关系

针刀治疗是采用针刀将病变的软组织切开松解，使病变软组织减张减压或延长长度，破坏疾病的病理构架，解除其对血管、神经、骨关节的影响。针刺治疗经筋病的方

法可分为火针治疗、单针多向刺、多针刺 3 类,《灵枢·经筋》反复提到"燔针劫刺,以知为数,以痛为腧",指出经筋挛急疼痛可用火针治疗。一般认为火针治疗具有针和灸的双重作用,可振阳气、通经络、行气血、散风寒。火针治疗有软组织松解作用:第一,火针直径较粗,甚至有三头火针,因此火针治疗形成的伤口较大,软组织松解效果比毫针好;第二,高温具有扩大伤口和止血作用,因为外科手术用的电刀就是通过高频电流对组织加热,实现对组织的分离和凝固,从而起到切割和止血的作用。多针刺是在病变局部用多支毫针刺入,一般认为可增强刺激,促使针感放散传导,《灵枢·官针》记载有傍针刺、齐刺、扬刺等刺法,是治疗经筋病的常用手法。一般认为单针多向刺可扩大刺激范围,加强针感,有关刺法为恢刺法、分刺法、合谷刺法等。

针刀与针灸治疗的相同点在于两者都是作用于人体软组织,针刀与针灸治疗的不同点针灸治疗以得气为主,达到疏经通络的目的。而针刀治疗点是明确的人体解剖结构,针灸是以点的刺激治疗病变,针刀是以短线切割切开、松解病变软组织。在针法和刀法操作方面也不一样,针灸可以以针灸尖为圆心作顺向或者反向的捻转,达到补泻目的。而针刀不行,因为针刀刃的作用是切割,针刀刀法操作必须与重要神经血管走行方向一致,不能随意捻转,否则就可能切断神经血管,造成医疗事故。针灸的合谷刺法通过一个针孔向不同的方向刺入,以得气为有效。针刀提插刀法也可以通过一个针孔向不同方向进行切割,但必须搞清楚刀下的组织结构,是筋膜、肌肉,韧带还是关节囊。根据不同的病变切割不同的解剖组织,才能达到治疗目的。

2. 针刀治疗是对经筋病刺法的发展

针刀治疗是对上述经筋病刺法的发展。首先,针刀治疗将经筋理论中的病变定位从"以痛为腧"的病变点治疗提升到对疾病病理构架治疗的高度上来。其次,针刀治疗将以人体解剖结构为基础,将针灸针刺法中某些模糊的概念进行了解剖学的量化。如《针灸大成·火针》:"切忌太深,恐伤经络,太浅不能去病,惟消息取中耳",何为太浅?何为太深?到达什么层次为适中?与人体的解剖关系是什么?针刀治疗是在人体弓弦力学系统的基础上,对疾病进行准确定位,并确定针刀需要松解的人体解剖结构。根据病情对病变部位的不同软组织如筋膜、韧带、肌肉、关节囊、滑囊等分别进行松解或者切割。这对进一步研究经筋经理提供了解剖形态学基础。

综上所述,如果说针刀医学有什么创造性、突破性的建树,那是在吸收老一辈专家开辟的中医现代化道路的结晶成果基础上的必然结果。针刀医学的主要内容之一,就是将中医学现代化,而且是从基础理论方面使之现代化。

由此,针刀医学关于中医现代化的研究并不是笔者心血来潮,而是历史的要求,时代的必然,要将中医现代化也不是笔者妄自空想,而是有它客观的条件作基础的。也就是说,针刀医学关于中医现代化的研究,是在中医现代化有其历史必然趋势的背景下,并有充分性、现实性的条件下开始和成形的。

第三章
针刀操作技术

第一节 针刀手术室的设置

针刀是一种闭合性手术，与普通手术一样，必须在无菌手术室进行，国家对手术室有严格的规定。但由于针刀是一个新生事物，由于投入少，疗效好，所以几乎所有专业的临床医生都有学习针刀的，有外科、骨科、内科、儿科、中医科、针灸科、推拿按摩科、神经内科、皮肤科等，还有一些医技人员。所以，大家对针刀手术的无菌观念不强，学习针刀的医生对针刀手术器械也缺乏严格的消毒，仅在消毒液中做短时间的浸泡，即重复使用，这样难以达到杀灭肝炎、HIV 等病毒的消毒效果，极容易造成伤口感染，也容易染上肝炎和 HIV 等经血液传播的疾病。

有条件的医院应建立针刀专用手术室，一般医院要开展针刀，也必须有单独的针刀手术间。手术室基本条件包括：手术区域应划分为非限制区、半限制区和限制区，区域间标志明确，手术室用房及设施要求必须符合有关规定。为了防止手术室空间存在的飞沫和尘埃所带有的致病菌，应尽可能净化手术室空气。

一、空间消毒法

（一）紫外线消毒法

多用悬吊紫外线灯管（电压 220V，波长 253.7mm，功率 30W），距离 1m 处，强度 $>70\mu W/cm^2$，每立方米空间用量大于 $115W/m^3$，照射时间大于 30 分钟。室温宜在 20℃～35℃，湿度小于 60%。需有消毒效果监测记录。

（二）化学气体熏蒸法

1. 乳酸熏蒸法

每 $100m^3$ 空间用乳酸 12ml 加等量的水，加热后所产生的气体能杀灭空气中细菌。加热后手术间要封闭 4～6 小时。

2. 福尔马林（甲醛）熏蒸法

用 40%甲醛 $4ml/m^3$ 加水 $2ml/m^3$ 与高锰酸钾 $2g/m^3$ 混合，通过化学反应产生气体能杀灭空气中细菌。手术间封闭 12～24 小时。

除了定期空间消毒法外，尽量限制进入手术室的人员数，手术室的工作人员必须按规定更换着装和戴口罩，患者的衣物不得带入手术室，用湿法清除室内墙地和物品的尘埃等。

二、手术管理制度

1. 严格手术审批制度，正确掌握手术指征，大型针刀手术由中级职称以上医师决定。

2. 术前完善各项常规检查如血常规检查、尿常规检查、凝血功能检查，对中老年人应做心电图、肝肾功能检查等。

3. 手术室常用急救药品如中枢神经兴奋剂、强心剂、升压药、镇静药、止血药、阿托品、地塞米松、氨茶碱、静脉注射液、碳酸氢钠等。

4. 手术室基本器械配置应配有麻醉机、呼吸机、万能手术床、无影灯、气管插管、人工呼吸设备等。

第二节　针刀手术的无菌操作

1. 手术环境建立针刀治疗室，室内紫外线空气消毒 60 分钟，治疗台上的床单要经常换洗、消毒，每日工作结束时，彻底洗刷地面，每周彻底大扫除 1 次。

2. 手术用品消毒针刀、骨科锤、手套、洞巾、纱布、外固定器、穿刺针等需高压蒸气消毒。

3. 医生、护士术前必须洗手。用普通肥皂先洗 1 遍，再用洗手刷沾肥皂水交替刷洗双手，特别注意指甲缘、甲沟和指蹼，继以清水冲洗。

4. 术前皮肤充分消毒，选好治疗点，用棉棒沾紫药水在皮肤上做一记号。然后用 2%碘酒棉球在记号上按压一下使记号不致脱落，以记号为中心开始逐渐向周围 5cm 以上涂擦，不可由周围再返回中心。待碘酒干后用 75%酒精脱碘 2 次。若用 0.75% 碘伏消毒皮肤可不用酒精脱碘。之后，覆盖无菌小洞巾，使进针点正对洞巾的洞口中央。

5. 手术时医生、护士应穿干净的白大衣，戴帽子和口罩，医生要戴无菌手套。若做中大型针刀手术，如关节强直的纠正、股骨头缺血性坏死、骨折畸形愈合的折骨术，则要求医生、护士均穿无菌手术衣，戴无菌手套，患者术后常规服用抗生素 3 日预防感染。

6. 术中护士递送针刀等手术用具时，均应严格按照无菌操作规程进行。不可在手术人员的背后传递针刀及其他用具。

7. 一支针刀只能在一个治疗点使用，不可在多个治疗点进行治疗，以防不同部位交叉感染。连续给不同患者做针刀治疗时，应更换无菌手套。

8. 参观针刀操作的人员不可太靠近术者或站得太高，也不可随意在室内走动，以减少污染的机会。

9. 术毕，迅速用创可贴覆盖针孔，若同一部位有多个针孔，可用无菌纱布覆盖、包扎。嘱患者 3 日内不可在施术部位擦洗。3 日后，可除去包扎。

第三节 患者的体位选择与术前麻醉

一、患者的体位选择

1. 仰卧位

患者平卧于治疗床上，项部加软枕，头后仰（图3-1）。此体位适用于腹外斜肌止点损伤、膝关节周围软组织损伤、踝关节陈旧性损伤等疾病的针刀治疗。

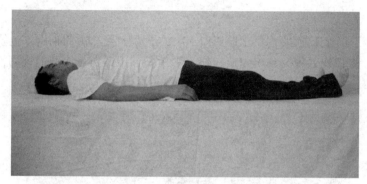

图 3-1 仰卧位

2. 侧卧位

患者侧卧于治疗床上，下肢屈曲 90°（图3-2）。此体位适用于腹外斜肌起点损伤、下后锯肌损伤、臀中肌损伤等疾病的针刀治疗。

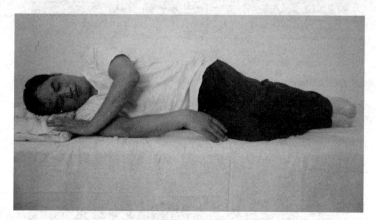

图 3-2 侧卧位

3. 俯卧位

患者俯卧在治疗床上，腹部置软枕（图3-3）。此体位适用于菱形肌损伤、骶棘肌下段损伤、棘上韧带、棘间韧带、腰肋韧带、髂腰韧带、肱骨内上髁炎等疾病的针刀治疗。

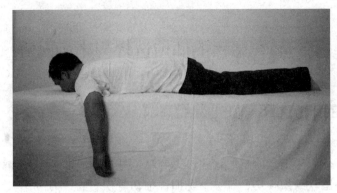

图 3-3　俯卧位

4. 坐位

患者端坐于治疗床前,将患侧上肢屈曲 90°放于治疗床上,并将前臂下置软枕(图 3-4)。此体位适用于肱骨外上髁炎、腕关节扭伤、手指关节扭挫伤等疾病的针刀治疗。

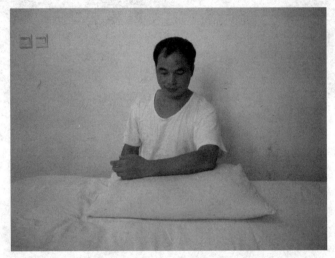

图 3-4　坐位

5. 俯卧低头位

胸部置软枕,头部突出于床缘,尽量收紧下颌,低头(图 3-5)。此体位适用于肩胛提肌损伤、头夹肌损伤、头半棘肌损伤等疾病的针刀治疗。

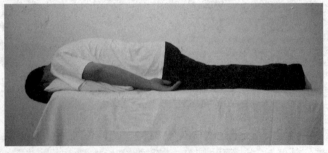

图 3-5　俯卧低头位

二、患者的术前麻醉

局部浸润麻醉

由针刀手术者完成局部麻醉。选用 1%利多卡因，一次总量不超过 100mg。适用于常见运动损伤性疾病患者。

第四节 常用针刀刀法

一、持针刀姿势

持针刀姿势正确是针刀操作准确的重要保证。针刀不同于一般的针灸针和手术刀，针刀是一种闭合性的手术器械，在人体内可以根据治疗要求随时转动方向，而且对各种疾病的治疗刺入深度都有不同的规定。因此正确的持针刀姿势要求能够掌握方向，并控制刺入的深度。

以医者的右手食指和拇指捏住针刀柄，因为针刀柄是扁平的，并且和针刀刃在同一个平面内，针刀柄的方向即是口口线的方向，所以可用拇指和食指来控制刀口线的方向。针刀柄扁平呈葫芦状，比较宽阔，方便拇、食指的捏持，便于用力将针刀刺入相应深度。中指托住针刀体，置于针刀体的中上部位。如果把针刀总体作为一个杠杆，中指就是杠杆的支点，便于针刀体根据治疗需要改变进针刀角度。无名指和小指置于施术部位的皮肤上，作为针刀体刺入时的一个支撑点，以控制针刀刺入的深度。在针刀刺入皮肤的瞬间，无名指和小指的支撑力和拇、食指的刺入力的方向是相反的，以防止针刀在刺入皮肤的瞬间，因惯性作用而刺入过深（图 3-6）。另一种持针刀姿势是在刺入较深部位时使用长型号针刀，其基本持针刀姿势和前者相同，只是要用左手拇、食指捏紧针刀体下部。一方面起扶持作用，另一方面起控制作用，防止在右手刺入针刀时，由于针刀体过长而发生针刀体弓形变，引起方向改变（图 3-7）。

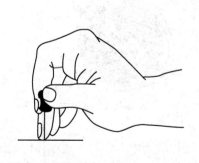

图 3-6 单手持针刀法

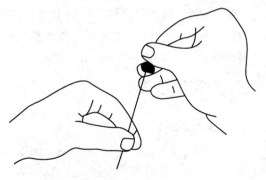

图 3-7 夹持进针刀法

以上两种是常用的持针刀姿势，适用于大部分的针刀治疗。治疗特殊部位时，根据具体情况持针刀姿势也应有所变化。

二、进针刀方法

（一）定点

在确定病变部位和精确掌握该处的解剖结构后，在进针部位用紫药水做一记号，局部碘酒消毒后再用酒精脱碘，覆盖上无菌小洞巾。

（二）定向

使刀口线和大血管、神经及肌肉纤维走向平行，将刀口压在进针点上。

（三）加压分离

在完成第2步后，右手拇、食指捏住针柄，其余3指托住针体，稍加压力不使刺破皮肤，使进针点处形成一个长形凹陷，刀口线和重要血管、神经以及肌肉纤维走向平行。神经和血管就会被分离在刀刃两侧。

（四）刺入

当继续加压，感到一种坚硬感时，说明刀口下皮肤已被推挤到接近骨质，稍一加压，即穿过皮肤。此时进针点处凹陷基本消失，神经和血管即膨起在针体两侧，此时可根据需要施行手术方法进行治疗。

所谓四步规程，就是针刀进针时，必须遵循的4个步骤，每一步都有丰富的内容。定点就是定进针点，定点的正确与否，直接关系到治疗效果。定点是基于对病因病理的精确诊断，对进针部位解剖结构立体的微观掌握。定向是在精确掌握进针部位的解剖结构前提下，采取各种手术入路确保手术安全进行，有效地避开神经、血管和重要脏器。加压分离，是在浅层部位有效避开神经、血管的一种方法。在前3步的基础上，才能开始第4步的刺入。刺入时，以右手拇、食指捏住针刀柄，其余3指作支撑，压在进针点附近的皮肤上，防止刀锋刺入过深，而损伤深部重要神经、血管和脏器，或者深度超过病灶，损伤健康组织（图3-8）。

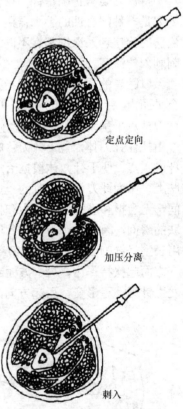

定点定向

加压分离

刺入

图3-8　进针刀方法

三、常用针刀刀法

（一）纵行疏通法

针刀刀口线与重要神经、血管走行一致，针刀体以皮肤为中心，刀刃端在体内做纵向的弧形运动。主要以刀刃及接近刀锋的部分刀体为作用部位。其运动距离以厘米为单位，范围根据病情而定，进刀至剥离处组织，实际上已经切开了粘连等病变组织，如果疏通阻力过大，可以沿着肌或腱等病变组织的纤维走行方向切开，则可顺利进行纵行疏通（图3-9）。

（二）横行剥离法

横行剥离法是在纵行疏通法的基础上进行的，针刀刀口线与重要神经、血管走行一致，针刀体以皮肤为中心，刀刃端在体内做横向的弧形运动。横行剥离使粘连、瘢痕等组织在纵向松解的基础上进一步加大其松解度，其运动距离以厘米为单位，范围根据病情而定（图3-10）。

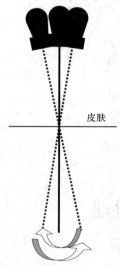

图 3-9　针刀纵行疏通剥离法示意图

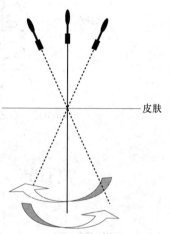

图 3-10　针刀横形剥离法示意图

纵行疏通法与横行剥离法是针刀手术操作的最基本和最常用的刀法。临床上常将纵行疏通法与横行剥离法相结合使用，简称纵疏横剥法，纵疏横剥 1 次为1 刀。

（三）提插切割法

针刀刀口线与重要神经、血管方向一致，刀刃到达病变部位以后，切开第 1 刀，然后当针刀提至病变组织外，再向下插入，切开第 2 刀，一般提插 3～5 刀为宜（图3-11）。适用于粘连面大、粘连重的病变。如切开挛缩的肌腱、韧带、关节囊等。

（四）骨面铲剥法

针刀到达骨面，刀刃沿骨面或者骨嵴切开与骨面连接的软组织的方法称为铲剥法（图 3-12）。此法适用于骨质表面或者骨质边缘的软组织（肌肉起止点、韧带及筋膜的骨附着点）病变。

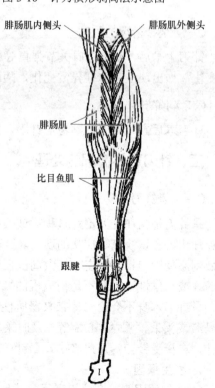

图 3-11　针刀松解跟腱周围组织示意图

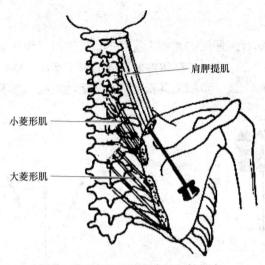

图 3-12　肩胛提肌损伤针刀松解术

第五节　针刀术后处理

一、针刀术后常规处理

（一）全身情况的观察

针刀手术后，尤其是肩关节强直等严重病变的针刀手术后，应注意观察患者生命体征变化，如出现生命体征异常变化，随时通知医生，及时处理。

（二）预防感染

针刀术后立即用创可贴覆盖针眼，防止针眼感染，24 小时后去除创可贴。

二、针刀意外情况的处理

（一）晕针刀

晕针刀是指在针刀治疗过程中或治疗后半小时左右，患者出现头昏、心慌、恶心、肢冷汗出、意识淡漠等症状的现象。西医学认为晕针多为"晕厥"现象，是由于针刀的强烈刺激使迷走神经兴奋，导致周围血管扩张、心率减慢、血压下降，从而引起脑部短暂的（或一过性）供血不足而出现的缺血反应。

晕针刀本身不会给机体带来器质性损害，如果在晕针出现早期（患者反应迟钝，表情呆滞或头晕、恶心、心慌等）及时采取应对措施，一般可避免发生严重晕针现象。据统计，在接受针刀治疗患者中，晕针的发生率为 1%~3%，男女之比约为 1:1.9。

1. 发生原因

（1）体质因素　有些患者属于过敏性体质，血管、神经功能不稳定，多有晕厥史或肌肉注射后的类似晕针史，采用针刀治疗时很容易出现晕针现象。

在饥饿、过度疲劳、大汗、泄泻、大出血后，患者正气明显不足，此时接受针刀治疗亦容易导致晕针。

（2）精神因素　恐惧、精神过于紧张是不可忽视的原因。特别是对针刀不了解，怕针的患者。对针刀治疗过程中出现的正常针感（酸、胀、痛）和发出的响声，如针刀在骨面剥离的"嚓嚓"声，切割硬结的"咯吱、咯吱"声，切割筋膜的"嘣、嘣"声往往使患者情绪紧张加剧。

（3）体位因素　正坐位、俯坐位、仰靠坐位等体位下针刀治疗时，晕针发生率较高。卧位治疗时晕针发生率较低。

（4）刺激部位　在肩背部、四肢末端部位治疗时，针刀剥离刺激量大，针感强，易出现晕针。

（5）环境因素　严冬酷暑，天气变化、气压明显降低时，针刀治疗易致晕针。

2. 临床表现

（1）轻度晕针　轻微头痛、头晕、上腹及全身不适、胸闷、泛恶、精神倦怠、打呵欠、站起时有些摇晃或有短暂意识丧失。

（2）重度晕针　突然昏厥或摔倒，面色苍白，大汗淋漓，四肢厥冷，口唇乌紫，双目上视，大小便失禁，脉细微。

通过正确处理，患者精神渐渐恢复，可觉周身乏力，甚至有虚脱感，头部不适，反应迟钝，口干，轻微恶心。

3. 处理方法

（1）立即停止治疗，将未起的针刀一并迅速拔出，用创可贴保护针孔。

（2）扶患者去枕平卧，抬高双下肢，松开衣带，盖上薄被，打开门窗。

（3）症轻者静卧片刻，或给予温开水送服即可恢复。

（4）症重者，在上述处理的基础上，点按或针刺人中、合谷、内关穴。必要时，温灸关元、气海，一般2～3分钟即可恢复。

（5）如果上述处理仍不能使患者苏醒，应给予吸氧或做人工呼吸、静脉推注50%葡萄糖10ml或采取其他急救措施。

4. 预防

（1）初次接受针刀治疗的患者要先做好解释工作，打消其顾虑。

（2）选择舒适持久的体位，一般都可采取卧位治疗。

（3）治疗前应询问病史、过去史，对有晕针史的患者及心脏病、高血压病患者，治疗时应格外注意。

（4）选择治疗点要精、少，操作手法要稳、准、轻、巧。

（5）患者在大饥、大饱、大醉、大渴、疲劳、过度紧张、大病初愈或天气恶劣时，暂不宜做针刀治疗。

（6）对个别痛觉敏感部位，如手、足部、膝关节部或操作起来较复杂、较费时间的部位，可根据情况用0.5%～1%利多卡因局麻。必要时也可配合全麻、硬膜外麻醉等。

（7）对体质较弱、术中反应强烈、术后又感疲乏者，应让患者在候诊室休息15～30分钟，待恢复正常后再离开，以防患者在外面突然晕倒。

（二）断针刀

在针刀手术操作过程中，针刀突然折断没入皮下或深部组织里，是较常见的针刀意外之一。

1. 发生原因

（1）针具质量不好，韧性较差。

（2）针刀反复多次使用，在应力集中处也易发生疲劳性断裂。针刀操作中借用杠杆原理，以中指或环指做支点，手指接触针刀处是针刀体受剪力最大的部位，也是用力过猛容易造成弯针的部位，所以也是断针易发部位，而此处多露在皮肤之外。

（3）长期使用消毒液造成针身有腐蚀锈损，或因长期放置而发生氧化反应，致使针刀体生锈，或术后不及时清洁刀具，针刀体上附有血迹而发生锈蚀，操作前又疏于检查。

（4）患者精神过于紧张，肌肉强烈收缩，或针刀松解时针感过于强烈。患者不能耐受而突然大幅度改变体位。

（5）发生滞针　针刀插入骨间隙，刺入较硬较大的变性软组织中，治疗部位肌肉紧张痉挛时，仍强行大幅度摆动针刀体或猛拔强抽。

2. 临床现象

针刀体折断，残端留在患者体内，或部分针刀体露在皮肤外面，或全部残端陷没在皮肤、肌肉之内。

3. 处理方法

（1）术者一定要保持冷静，切勿惊慌失措。嘱患者不要紧张，切勿乱动或暂时不要告诉患者针断体内。保持原来体位，以免使针刀体残端向肌肉深层陷入。

（2）若断端尚留在皮肤之外一部位，应迅速用手指捏紧慢慢拔出。

（3）若残端与皮肤相平或稍低，但仍能看到残端时，可用左手拇、食指下压针孔两侧皮肤，使断端突出皮外，然后用手指或镊子夹持断端拔出体外。

（4）针刀断端完全没入皮肤下面，若断端下面是坚硬的骨面，可从针孔两侧用力下压，借骨面做底将断端顶出皮肤。或断端下面是软组织，可用手指将该部捏住将断端向上托出。

（5）若针刀断在腰部，因肌肉较丰厚，深部又是肾脏，加压易造成断端移位而损伤内脏。若能确定断针位置，应迅速用左手绷紧皮肤，用 2%利多卡因在断端体表投影点注射 0.5cm 左右大小的皮丘及深部局麻。手术刀切开 0.5cm 小口，用刀尖轻拨断端，断针多可自切口露出。若断针依然不外露，可用小镊子探入皮肤内夹出。

（6）若断针部分很短，埋入人体深部，在体表无法触及和感知，必须采用外科手术探查取出。手术宜就地进行，不宜搬动移位。必要时，可借助 X 线照射定位。

4. 预防

（1）术前要认真检查针具有无锈蚀、裂纹，左手垫小纱布将一下针刀体，并捏住针刀体摆动一下试验其钢性和韧性。不合格的针刀不宜使用。

（2）术前应叮嘱患者，针刀操作时绝不可随意改变体位，尽量采取舒适耐久的姿势。

（3）针刀刺入深部或骨关节内治疗应避免用力过猛，操作时如阻力过大时，绝不可强力摆动。滞针、弯针时，也不可强行拔针。

（4）医者应熟练手法，常练指力，掌握用针技巧，做到操作手法稳、准、轻、巧。

（5）术后应立即仔细清洁针刀，洗去血污等，除去不合格针刀，一般情况下针刀使用两年应报废。

（三）出血

针刀刺入体内寻找病变部位，切割、剥离病变组织，而细小的毛细血管无处不在，出血是不可避免的。但刺破大血管或较大血管引起大出血或造成深部血肿的现象屡见不鲜，不能不引起临床工作者的高度重视。

1. 发生原因

（1）对施术部位血管分布情况了解不够，或对血管分布情况的个体差异估计不足而盲目下刀。

（2）在血管比较丰富的地方施术不按四步进针规程操作，也不问患者感受，强行操作，一味追求快。

（3）血管本身病变，如动脉硬化使血管壁弹性下降，壁内因附着粥样硬化物而致肌层受到破坏，管壁变脆，受到突然的刺激容易破裂。

（4）血液本身病变，如有些患者血小板减少，凝血时间延长，血管破裂后，出血不易停止。凝血功能障碍（如缺少凝血因子）的患者，一旦出血，常规止血方法难以遏制。

（5）某些肌肉丰厚处，深部血管刺破后不易发现，针刀术后又行手法治疗或在针孔处再行拔罐，造成血肿或较大量出血。

2. 临床表现

（1）表浅血管损伤　针刀起出，针孔迅速涌出色泽鲜红的血液，多为刺中浅部较小动脉血管。若是刺中浅部小静脉血管，针孔溢出的血多是紫红色且发黑、发暗。有的血液不流出针刀孔而瘀积在皮下形成青色瘀斑，或局部肿胀，活动时疼痛。

（2）肌层血管损伤　针刀治疗刺伤四肢深层的血管后多造成血肿。损伤较严重，血管较大者，则出血量也会较大，使血肿非常明显，致局部神经、组织受压而引起症状，可表现局部疼痛、麻木，活动受限。

（3）肩部大血管破裂出血　由于不熟悉肩部解剖，或者不知道针刀的刀口线方向，可能引起腋静脉的撕裂，甚至切断血管，引起严重的医疗事故。

3. 处理方法

（1）表浅血管出血　用消毒干棉球压迫止血。手足、头面、后枕部等小血管丰富处，针刀松解后，无论出血与否，都应常规按压针孔1分钟。若少量出血导致皮下青紫瘀斑者，不必特殊处理，一般可自行消退。

（2）较深部位血肿　局部肿胀疼痛明显或仍继续加重，可先做局部冷敷止血或肌注止血敏。24小时后，局部热敷、理疗、按摩、外擦活血化瘀药物等以加速瘀血的消退和吸收。

（3）肩部大血管破裂出血　需立即进行外科手术探查。若出现休克，则先做抗休克治疗。

4. 预防

（1）熟练掌握治疗局部精细、立体的解剖知识。弄清周围血管运行的确切位置及体表投影。

（2）严格按照四步进针规程操作，施术过程中密切观察患者反应。认真体会针下感觉，若针下有弹性阻力感，患者有身体抖动、避让反应，并诉针下刺痛，应将针刀稍提起、略改变一下进针方向再刺入。

（3）术前应耐心询问病情，了解患者出凝血情况。若是女性，应询问是否在月经期，平素月经量是否较多。有无血小板减少症、血友病等，必要时，先做出凝血时间检验。

（4）术中操作切忌粗暴，应中病则止。若手术部位在骨面，松解时针刀刀刃应避免离开骨面，更不可大幅度提插。值得说明的是针刀松解部位少量的渗血有利于病变组织修复，它既可以营养被松解的病变组织，又可以调节治疗部位生理化学的平衡，同时又可改善局部血液循环状态等。

（四）周围神经损伤

临床上治疗时，针刀多在神经、血管周围进行操作，如对各种神经卡压综合征的治疗。但因在针刀技术培训时，已经特别强调针刀治疗的基础是精细、立体、动态的解剖知识，针刀临床医生对神经的分布、走向等情况一般都掌握较好，所以以针刀损伤周围神经的案例并不很多。只有少数因针刀操作不规范，术后手法过于粗暴而出现神经损伤的，大多数也只引起强烈的刺激反应，遗留后遗症者极少。

1. 发生原因

（1）解剖知识不全面，立体概念差，没有充分考虑人体生理变异。

（2）手术部位采用局麻，特别是在肌肉丰厚处，如在腰、臀部治疗时针刀刺中神经干，患者没有避让反应或避让反应不明显而被忽视。

（3）盲目追求快针，强刺激，采用重手法操作而致损伤。

（4）针刀术后，用手法矫形时过于粗暴，夹板固定太紧、时间太久。尤其是在全麻或腰麻情况下，针刀、手法操作易造成损伤，如关节强直的矫形。

2. 临床表现

（1）在针刀进针、松解过程中，突然有触电感或出现沿外周神经向末梢或逆行向上放散的一种麻木感。若有损伤，多在术后1日左右出现异常反应。

（2）轻者可无其他症状，较重者可同时伴有该神经支配区内的麻木、疼痛、温度觉改变或功能障碍。

①正中神经损伤　表现为手握力减弱，拇指不能对指对掌；拇、食指处于伸直位，不能屈曲，中指屈曲受限；后期大鱼际肌及前臂屈肌萎缩，呈猿手畸形；手掌桡侧半皮肤感觉缺失。

②尺神经损伤　表现为拇指处于外展位，不能内收；呈爪状畸形，环、小指最明显；手掌尺侧半皮肤感觉缺失；骨间肌，小鱼际肌萎缩；手指内收、外展受限，夹纸试验阳性；Forment试验阳性，拇内收肌麻痹。

③桡神经损伤　表现为腕下垂，腕关节不能背伸；拇指不能外展，拇指间关节不能伸直或过伸；掌指关节不能伸直；手背桡侧皮肤感觉减退或缺失；高位损伤时肘关节不能伸直；前臂外侧及上臂后侧的伸肌群及肱桡肌萎缩。

④腋神经损伤　表现为肩关节不能外展；肩三角肌麻痹和萎缩；肩外侧感觉缺失。

⑤肌皮神经损伤　表现为不能用二头肌屈肘，前臂不能旋后；二头肌腱反射丧失，

屈肌萎缩；前臂桡侧感觉缺失。

3. 处理方法

（1）出现神经刺激损伤现象，应立即停止针刀操作。若患者疼痛、麻木明显，可局部先行以麻药、类固醇类药、维生素 B 族药等配伍封闭。

（2）24 小时后，给予热敷、理疗、口服中药，按照神经分布区行针灸治疗。

（3）局部轻揉按摩，在医生指导下加强功能锻炼。

（4）对保守治疗无效的患者，应作开放手术探查。

4. 预防

（1）严格按照四步进针规程操作。尤其要确定刀口线与重要神经血管方向一致。病变部位较深者，治疗时宜摸索进针，若刺中条索状坚韧组织，患者有触电感沿神经分布路线放射时，应迅速提起针刀，稍移动针刀位置后再进针。

（2）在神经干或其主要分支循行路线上治疗时，不宜针刀术后向手术部位注射药物，如普鲁卡因、氢化可的松、酒精等，否则可能导致周围神经损害。

（3）术前要检查针具是否带钩、毛糙、卷刃，如发现有上述情况应立即更换。

（4）术后手法治疗一定不要粗暴，特别是在腰麻或全麻下手法矫形，患者没有应有的避让反应等，最易造成损伤。

（5）针刀操作时忌大幅度提插。但需注意的是，刺伤神经出现的反应与刺中经络引起的循经感传现象有着明显的区别，不可混淆。刺伤神经出现的反应是沿神经分布线路放射，有触电感。其传导速度异常迅速，并伴有麻木感。刺中经络或松解神经周围变性软组织时，患者的感觉则是酸胀、沉重感，偶尔也有麻酥感，其传导线路是沿经络线路，其传导速度缓慢，术后有舒适感。

第四章

常见运动损伤性疾病体格检查方法

1. 拾物试验

将一物品放在地上，令患者拾起。脊椎正常者可两膝伸直，腰部自然弯曲，俯身将物品拾起（图4-1）；如患者先以一手扶膝、蹲下、腰部挺直地用手接近物品，屈膝屈髋而不弯腰的将物拾起，此即为拾物试验阳性（图4-2）。常见于棘上韧带损伤、腰肋韧带损伤、竖脊肌下段损伤。

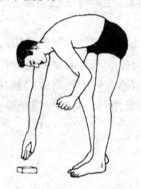

图4-1　拾物试验正常

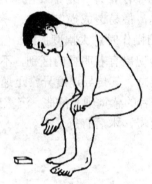

图4-2　拾物试验异常

2. 屈躯试验

屈颈试验（图4-3）做完后，轻轻扶助患者，使由颈至胸腰部渐渐屈曲，上身离床。在屈躯的过程中若引起疼痛，则痛处多为病变的所在部位。常见于第三腰椎横突综合征。

3. 旋臂屈腕试验

患者伤肢伸直，前臂旋前，检查者将患者腕部做极度屈曲（图4-4），肱骨外上髁部疼痛为阳性。常见于肱骨外上髁炎。

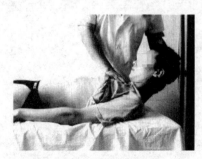

图4-3　屈颈试验

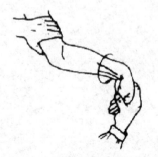

图4-4　旋臂屈腕试验

4. Mills 试验

前臂稍稍变屈，手半握拳，腕关节尽量屈曲，然后使前臂完全旋前，再将肘伸直（图 4-5），如果在前臂伸直时，肱桡关节的外侧发生疼痛，则为试验阳性。常见于肱骨外上髁炎。

5. 握拳尺偏试验

握拳，拇指藏于掌心，腕关节极度尺偏（图 4-6），可引起桡骨茎突部位剧痛，则为试验阳性。常见于桡骨茎突狭窄性腱鞘炎。

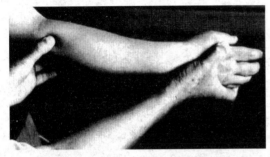

图 4-5　Mills 试验

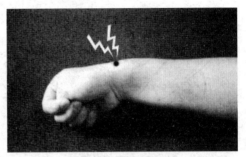

图 4-6　握拳尺偏试验

6. 疼痛弧试验

即上臂外展到达 60° 时开始疼痛，至 120° 以后则疼痛消失，故把 60°～120° 范围内称为"疼痛弧"（图 4-7）。检查时，在这个范围出现疼痛者为阳性，反之为阴性。常见于冈上肌肌腱炎。

7. 梨状肌紧张试验

梨状肌紧张试验是检查梨状肌损伤的一种方法，具体步骤如下：患者仰卧位于检查床上，将患肢伸直，做内收内旋动作（图 4-8），如坐骨神经有放射性疼痛，再迅速将患肢外展外旋，疼痛随即缓解，即为梨状肌紧张试验阳性，是梨状肌综合征的常用检查方法。可协助本书中臀中肌损伤疾病诊断。

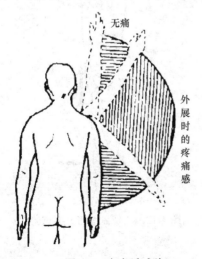

图 4-7　疼痛弧试验

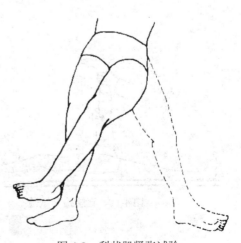

图 4-8　梨状肌紧张试验

8. 屈膝屈髋分腿试验　病人仰卧，屈曲两侧的髋、膝关节，两足底对紧。令病人自动将两下肢相对外展，让外踝接触创面。正常人两侧大腿自行分开，大腿外侧可接触或靠近床面，与床面所形成的角一般不超过 20°（图 4-9）。股内收肌有病变者，则大腿不易完全分开，与床面所形成的夹角超过 20°。在此位置上将两膝分别下压，稍加被动分开始，可产生弹响或大腿根部与内侧的疼痛，有时同时可引起臀部疼痛。进一步检查可在内收肌附丽区处找到明显压痛点，常见于股内收肌损伤（图 4-10）。在此位置上，再滑动按压此肌群下端的股骨内上髁附丽区，同样可发生显著压痛。

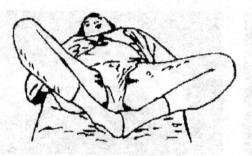

图 4-9　屈膝屈髋分腿试验

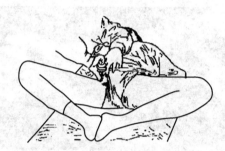

图 4-10　股内收肌综合征检查

在病人内收大腿时给予一定阻力，出现大腿内侧疼痛加重现象者为内收抗阻试验阳性；令病人做直腿抬高试验（图 4-11），大多不能达正常高度。都可协助诊断股内收肌损伤。

9. 侧副韧带分离试验

侧副韧带分离试验（又称侧向实验）的检查方法为：患者膝关节完全伸直，医者一手握大腿下段的外侧推向内侧，另一手抓住小腿下段拉向外侧（图 4-12），如患者膝内侧副韧带附着点疼痛或疼痛加剧，膝内翻范围增大，则为内侧副韧带分离试验阳性，表示膝内侧副韧带损伤，做相反方向试验时，若外侧痛与膝外翻活动范围增大，表示膝外侧副韧带损伤。

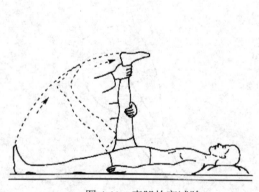

图 4-11　直腿抬高试验

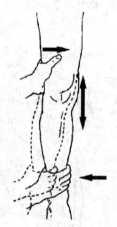

图 4-12　内侧副韧带分离试验

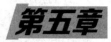

第五章
常见运动损伤性疾病针刀
整体松解治疗与康复

第一节　帽状腱膜挛缩

【概述】

本病是头部浅表软组织慢性损伤后，在组织修复过程中帽状腱膜与周围组织发生的瘢痕化挛缩，卡压血管、神经所引起的一组临床症候群。

【针刀应用解剖】

帽状腱膜（图 5-1）紧临头部皮下，由致密的结缔组织与脂肪组织构成，并通过许多结缔组织小梁将脂肪组织分成无数小格，内有血管及神经通过。帽状腱膜与颅骨骨膜之间没有肌间膜相连，只在耳后肌和耳前肌起始处，有少量肌间膜，但它不像四肢和躯干之间的肌间膜那样多。具体分为前组：距正中线 2cm 处有滑车上动静脉和滑车上神经，距正中线 2.5cm 处有眶上动静脉和眶上神经。后组：行于枕区的枕动静脉和枕大神经。帽状腱膜与皮肤紧密相连共同构成不易分层剥离的"头皮"，因而在维持头部表面正常结构上具有重要作用。

【病因病理】

头部浅表外伤或皮肤的感染性疾病如疖均可累及帽状腱膜，造成损伤，组织修复过程中损伤处腱膜与周围组织粘连，进而纤维化形成瘢痕并挛缩，通过其中的血管神经将受牵拉压迫，而且挛缩造成局部体液流通不畅、代谢产物堆积、局部张力增加，刺激局部敏感神经末梢，引起神经刺激症状。

【临床表现】

头部不适、紧箍感，通常为顶枕部胀痛发麻甚至放射至颞部，持续性钝痛，当受寒或挤压病损处时痛感加剧，可为针刺状。挛缩严重者可压迫枕大神经，引起相应症状。

【诊断要点】

（1）头部区域性胀痛发麻并有紧箍感。

（2）头部浅表有外伤或感染性疾病发作史。

（3）病损处有压痛点，受寒冷刺激或挤压损伤区痛感加剧。

（4）排除其他引起头痛的内外科疾病。

【针刀治疗】

1. 治疗原则

依据人体弓弦力学系统解剖结构及疾病病理构架的网眼理论，应用针刀整体松解帽状腱膜的粘连瘢痕与挛缩，针刀术后手法进一步松解残余的粘连瘢痕。

2. 操作方法

（1）体位　坐位。

（2）体表定位

①用手触压头皮，在额、顶部寻找到 4 个病灶处的条索、结节状物，即为进针刀点（图 5-1）。

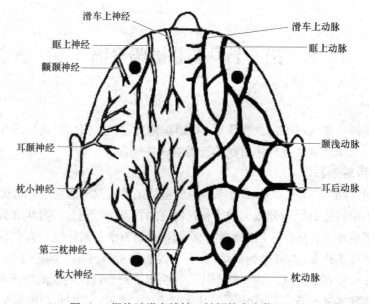

图 5-1　帽状腱膜挛缩针刀松解体表定位（A）

②后枕部枕外隆凸旁开 3cm 处（图 5-2）。

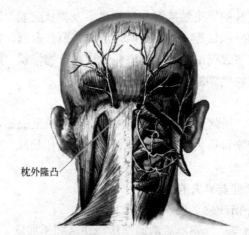

图 5-2　帽状腱膜挛缩针刀松解体表定位（B）

（3）消毒　在施术部位，用碘伏消毒 2 遍，然后铺无菌洞巾，使治疗点正对洞巾中间。

（4）麻醉　用 1% 利多卡因局部浸润麻醉，每个治疗点注药 1ml。

（5）刀具　Ⅰ型 4 号直形针刀。

（6）针刀操作

①第 1 支针刀松解头右侧前顶部帽状腱膜的粘连和瘢痕。针刀体与进针处颅骨骨面垂直，刀口线与帽状腱膜纤维走行方向一致，严格按照四步进针刀规程进针刀，刺入皮肤到达骨面后，纵疏横剥 3 刀，范围 0.5cm。其他 3 支针刀操作方法参照第 1 支针刀操作方法（图 5-3）。

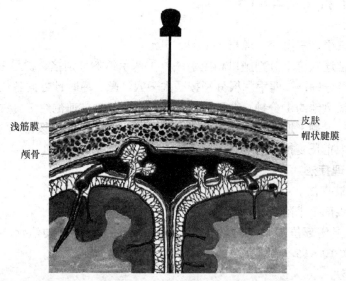

浅筋膜

颅骨

皮肤

帽状腱膜

图 5-3　针刀松解帽状腱膜

②合并卡压枕大神经时，第 5 支针刀松解右侧枕大神经的卡压。在枕外隆凸右侧平行旁开 3cm 处作为进针刀点。刀口线与人体纵轴一致，针刀体向脚侧倾斜 90° 角，严格按照四步进针刀规程进针刀，针刀经皮肤，皮下组织，直达骨面，先纵疏横剥 3 刀，范围 0.5cm，然后调转刀口线 90°，针刀在枕骨面上铲剥 3 刀，范围 0.5cm。第 6 支针刀松解左侧枕大神经的卡压，针刀松解方法与右侧相同（图 5-4）。

③术毕，拔出针刀，局部压迫止血 3 分钟后，创可贴覆盖针眼。

【针刀术后手法治疗】

拇指在痛点将头皮向周围推拉 2 次。

【针刀术后康复治疗】

（一）目的

针刀整体松解术后康复治疗的目的是进一步调节头部的弓弦力学系统的力平衡，促进局部血液循环，加速局部的新陈代谢，有利于损伤组织的早期修复。

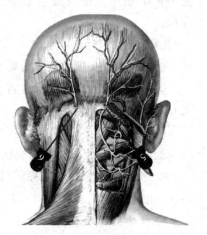

图 5-4　针刀松解枕大神经卡压点

（二）原则

帽状腱膜挛缩针刀术后 48～72 小时后可选用下列疗法进行康复治疗。

（三）方法

1. 针灸推拿疗法

（1）针刺法

处方：风池、百会、曲池、足三里、太冲。

操作：风池、太冲、脾俞、胃俞均斜刺 1 寸；曲池、足三里、丰隆直刺 1.5 寸；内关、太溪直刺 1 寸；行间斜刺 0.3 寸。

（2）推拿法

处方：足三里、三阴交、涌泉、太阳、风池。

操作：在上述穴位上分别施以相应手法。①两手拇指分别掐、揉足三里、三阴交、涌泉，每穴约半分钟；②两手掌根分别按揉太阳穴，顺、逆时针方向各约 1 分钟。再用两拇指分别按揉风池约 1 分钟。然后两手食、中指反复推抹前额约 1 分钟。③两手掌根分别按揉太阳穴，顺、逆时针方向各约 1 分钟。再用两拇指分别按揉风池穴约 1 分钟。然后两手食、中指反复推抹前额约 1 分钟。

2. 现代物理疗法

（1）超声波疗法

处方：在头部手术附近采用超声波疗法。

操作：在损伤部位涂抹碘甘油作接触剂，声头在头部移动治疗，声强为 0.8～1.5W/cm，每次 10～15 分钟，每天 1 次，10～15 次为 1 个疗程。

（2）磁疗法

处方：在头部手术附近采用敷磁法，旋磁法或电磁法治疗。

操作：①敷磁法：用直径 1 cm 左右的磁片，贴敷于患区穴位或痛点，磁片的表面磁场强度 0.008～0.15T。②旋磁法：将旋磁机头置于痛区穴位或最明显痛点，每次 5～10 分钟，每次 3～4 个穴位。每天 1 次，8～15 次为 1 疗程。③电磁法：将磁头置于痛区穴位或最明显痛点，每次 15～20 分钟，每天 1 次，12～15 次为 1 疗程。

（3）音频电疗法

处方：于损伤部位施以音频电疗法。

操作：两个长条形电极并置于损伤部位神经两侧，耐受量，每次 15～20 分钟，每天 1 次，10～20 次为 1 疗程。

（4）激光疗法

处方：用氦-氖激光照射损伤部位。

操作：用氦-氖激光直接照射病灶局部痛点，照射距离 100cm，输出功率 1.6mW，每次 10 分钟，每日 1 次。

（5）碘离子导入法

处方：用直流电疗机，将碘离子导入损伤局部。

操作：双圆极加 10%碘化钾溶液于双眼，与直流电疗机的阴极相接，6cm×10cm 电极置于颈后部，与直流电疗机阳极相接，2～4mA，15～25 分钟，每天 1 次，15～20 次为 1 疗程。

3. 现代康复疗法

①水浴：水温 37℃～38℃，每次 15～20 分钟，每天 1 次，15～20 次为 1 疗程。

②松脂浴：水温 36℃～38℃，松脂粉 60g，每次 15～20 分钟，15～20 次为 1 疗程。

【针刀术后护理】

1. 生活起居护理

居室要阳光充足，空气要新鲜流通。因受寒或推动病损处时患者痛感加剧，因此应指导患者注意头部防寒保暖，不要用力按压或推动痛处，以免感觉疼痛加重。

2. 饮食护理

患者的饮食宜清淡、营养丰富，多食一些宜消化且含维生素丰富的食物，禁食辛辣肥甘厚腻之品。食品种类应多样化，如鱼类、肉类、骨汤、蔬菜、水果等，合理调配，每日更换品种，长期卧床病员，多吃蔬菜、水果，预防便秘。亦可给予适当的药膳，在骨肉汤中加入党参、怀山药、枸杞子各 2～3 g，以增食欲。

3. 情志护理

患者头部区域性胀痛发麻并有紧箍感，头部的不适感影响了患者正常的生活及工作，患者心理会有担心、紧张、忧虑等情绪不安感觉。家属应给予足够的关心及谅解，医者应该及时和患者进行沟通，向其解释该病的病因机制，使其对自己的病情有所了解，消除思想包袱及心理压力，保持情绪稳定，让其对病情的康复充满信心，消除顾虑，能够积极配合医者完成各项治疗。

4. 对症处理及护理

可进行头部按摩，用指腹梳理病变部位头皮。避免触动头皮或作提眉蹙额动作。

第二节 胸锁乳突肌肌腱炎

【概述】

本病常于睡眠后发病，其原因可能是劳损引起肌腱的慢性损伤，肌腱在不断地自我修复。由于白天头部活动频繁，血运良好，代谢较快。睡眠时，因头部停止活动，肌腱的局部血运较差，代谢减慢，加之睡眠姿势不良，可加重胸锁乳突肌的牵拉损伤，如果颈部保暖不好，会使肌腱血供进一步减少，使肌腱受损部位的坏死细胞、渗出物不能被排除，形成水肿，刺激神经末梢，而引起一系列临床表现。

【针刀应用解剖】

胸锁乳突肌（图 5-5）起自胸骨体及锁骨胸骨端，止于乳突及枕骨上项线。一侧收缩使头转向对侧，两侧收缩使头后仰。它还有提胸廓、协助深吸气的作用。由副神经、颈丛肌支（C_2～C_3）支配。

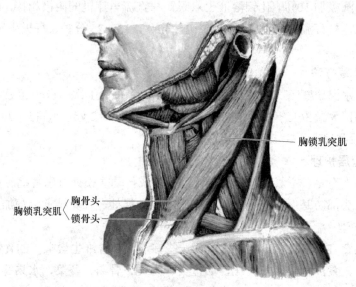

图 5-5　胸锁乳突肌

【病因病理】

突然转头或睡姿不良损伤胸锁乳突肌，造成胸锁乳突肌肌腱积累性损伤。肌腱劳损后，由于受寒或再次过度牵拉，造成局部代谢障碍而引起水肿，代谢物刺激肌腱可造成肌腱疼痛，肌肉痉挛。

【临床表现】

一般都于睡眠起身后突然发作，患者颈部旋转活动受限，僵硬，勉强转颈会引起患侧颈部痉挛性疼痛。

【诊断要点】

（1）无明显外伤史，但有经常转颈、突然过度转头、睡眠姿势不良和颈部扭转斜置等劳损史。

（2）转颈受限，颈部僵硬。

（3）被动转颈或后伸颈部可引起胸锁乳突肌肌腱疼痛和胸锁乳突肌痉挛。

（4）胸锁乳突肌附着处有明显压痛。

【针刀治疗】

1. 治疗原则

依据针刀医学关于人体弓弦力学系统及疾病病理构架的网眼理论，胸锁乳突肌受到异常应力刺激造成损伤后，人体在代偿过程中，在肌肉起点与止点及肌肉行经途中形成粘连、瘢痕和挛缩，造成颈部的力学平衡失调，而产生上述临床表现。胸锁乳突肌损伤的部位在胸骨体、锁骨胸骨端、乳突及枕骨上项线肌肉的起点与止点以及肌腹部。用针刀将其关键点的粘连松解、切开瘢痕，恢复颈部的力学平衡。

2. 操作方法

（1）体位　卧位，头偏向对侧。

（2）体表定位　胸锁乳突肌起点与止点，肌腹部压痛点。

（3）消毒 在施术部位，用碘伏消毒 2 遍，然后铺无菌洞巾，使治疗点正对洞巾中间。

（4）麻醉 用 1%利多卡因局部浸润麻醉，每个治疗点注药 1ml。

（5）刀具 Ⅰ型 4 号直形针刀。

（6）针刀操作（图 5-6）

①第 1 支针刀松解胸锁乳突肌胸骨头起点。触压到肌肉起点的压痛点，刀口线与胸锁乳突肌肌纤维方向一致，针刀体与皮肤呈 60° 角刺入，达胸骨肌肉起点处，调转刀口线 90°，与胸锁乳突肌肌纤维方向垂直，在骨面上向内铲剥 3 刀，范围 0.5cm。

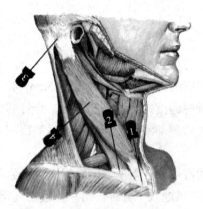

图 5-6 针刀松解胸锁乳突肌肌腱炎

②第 2 支针刀松解胸锁乳突肌锁骨部起点。触压到肌肉锁骨头起点的压痛点，刀口线与胸锁乳突肌肌纤维方向一致，针刀体与皮肤呈 90° 角刺入，达胸锁乳突肌锁骨起点处，调转刀口线 90°，与胸锁乳突肌肌纤维方向垂直，在骨面上向内铲剥 3 刀，范围 0.5cm。

③第 3 支针刀松解胸锁乳突肌止点。针刀体与枕骨面呈 90° 角刺入达乳突骨面后，调转刀口线 90°，在乳突骨面上向乳突尖方向铲剥 3 刀，范围 0.5cm。

④第 4 支针刀松解肌腹部压痛点。在胸锁乳突肌肌腹部，刀口线与胸锁乳突肌肌纤维方向一致，针刀体与皮肤呈 90° 角刺入，有一落空感，再刺入肌肉内，纵疏横剥 3 刀，范围 0.5cm。

⑤术毕，拔出针刀，局部压迫止血 3 分钟后，创可贴覆盖针眼。

如果两侧胸锁乳突肌损伤同时出现症状，患者能够承受手术，可以在一侧手术完成后，将头转向对侧，再做另一侧手术。

（7）注意事项

①胸锁乳突肌胸骨头及锁骨部起点处松解时，针刀松解在骨面上进行，针刀不可偏离骨面，应严格松解范围，否则可能引起创伤性气胸。

②肌腹部松解时，针刀在肌腹内部寻找病变点，不可穿过肌肉，否则易引起出血。

【针刀术后手法治疗】

针刀术毕，一手前臂尺侧压住患侧下颌，另一手掌托住对侧枕部，将颈部转向对侧，用力牵拉下弹压数次，颈托固定 7 天。

【针刀术后康复治疗】

（一）目的

针刀整体松解术后康复治疗的目的是进一步调节颈部弓弦力学系统的力平衡，促进局部血液循环，加速局部的新陈代谢，有利于损伤组织的早期修复。

（二）原则

胸锁乳突肌肌腱炎行针刀术后 48～72 小时可选用下列疗法进行康复治疗。

（三）方法

1. 针灸推拿疗法

（1）针刺法

处方：手三里。

操作：患者取坐位，常规消毒所取穴位，取 0.25mm×40mm 毫针斜刺进针，针尖朝向肘部，刺入深度以取得针感为度，用提插捻转法，令针感向上传导，留针 30 分钟，间歇行针 2 次，并嘱患者稍做颈部活动，一般即可缓解症状。

（2）推拿法

松颈：用㨰法在患侧颈肩部治疗数遍，用拇指揉法在颈项部治疗数遍，拿颈部两侧肩井 3～5 遍，拇指点按两侧风池穴 1 分钟，再用弹拨法施于患侧胸锁乳突肌 3～5 次，使紧张、痉挛的肌肉得到放松，疼痛得以缓解，再用揉法治疗数遍结束松颈治疗，时间约 15～20 分钟。

摇颈：如病变在右侧，则医者站在其侧后方，以右手托下颌，左手按头顶部，双手同时将头部作反方向小幅度慢慢摇动，待颈项肌肉放松后，使头颈部尽量向右旋转至最大可能范围，维持片刻后使其回复正中位，重复 3～5 次；其间作健侧摇颈 1～2 次，使颈部旋至正常幅度。在向患侧摇颈过程中，应密切观察病人的表情，及时询问病人的疼痛情况，手法以病人能耐受为宜。此时病人颈项强痛多大减，活动幅度趋于正常，再用两拇指同时按压双侧肩井穴，嘱病人颈部顺时针与逆时针交替旋转，动作要缓慢，旋转幅度由小逐渐增大至病人可以耐受的幅度范围，交替 3～5 次，再用揉法从上至下理顺颈部诸肌，结束治疗。

（3）穴位敷贴法

处方：扶突、天鼎、痛点。

操作：令患者取坐位，颈正直，双目前视，术者沿胸锁乳突肌找出扶突、天鼎 2 穴，再用右手指缓慢按压 2 穴，若被按压穴位准确，则出现酸麻胀痛，即可进行贴压治疗。贴药宜选用洁净的王不留行籽，以 5mm×5mm 之医用胶布，贴敷于穴位。每日 1 次或隔日 1 次。

（4）走罐法

处方：患侧胸锁乳突肌及其周围斜方肌、肩胛提肌。

患者取坐或俯卧位，裸露患侧颈部，在患侧胸锁乳突肌及其周围斜方肌、肩胛提肌涂抹按摩乳、红花油等润滑剂，以便于滑动；用闪火法将火罐吸拔后，左手按住火罐前部皮肤，右手握住罐底平推或稍倾斜推，顺着胸锁乳突肌及其周围肌肉的走行作前、后方向移动，使走罐部位皮肤潮红、深红或起丹痧点；然后在颈部疼痛最明显处针刺 1 针，得气后，以针刺点为中心拔火罐，10 分钟后起罐。

2. 现代物理疗法

感应电疗法

处方：局部痛点。

操作方法：采用仪器为河南洛阳产 JDL-2 型晶体管点送治疗机。用手柄电极，将治疗拨至感应档，电流输出 50～70mW（根据病人耐受量调整）。一极置于痛点，另一极置于周围或痉挛肌肉的下端，或双电极从患侧颈部向肩部逐渐移动，以引起肌肉收缩为准。

【针刀术后护理】

1. 生活起居护理

患者要避免经常转颈、突然过度转头、睡眠姿势不良和颈部扭转斜置等活动而加重病情。由于风寒侵袭肌筋，颈项强直而发为本病。所以患者应注意颈部的保暖，避免受到风寒湿邪的侵袭而加重病情。

2. 饮食护理

患者的饮食宜清淡、营养丰富，多食一些宜消化且含维生素丰富的食物，禁食辛辣肥甘厚腻之品。食品种类应多样化，如鱼类、肉类、骨汤、蔬菜、水果等，合理调配，每日更换品种。亦可给予适当的药膳，在骨肉汤中加入党参、怀山药、枸杞子各 2～3克，以增食欲。

3. 情志护理

患者感觉颈部僵硬，旋转活动受限，勉强转颈会引起患侧颈部痉挛性疼痛。患者因此而情绪紧张，害怕病情的加重而无法进行日常正常的生活及工作。家属应给予足够的关心及谅解，医者应该及时和患者进行沟通，向其解释该病的病因机制，使其对自己的病情有所了解，消除思想包袱及心理压力，保持情绪稳定，让其对病情的康复充满信心，消除顾虑，能够积极配合医者完成各项治疗。

4. 对症处理及护理

术后要观察刀口的情况，保持伤口的干燥，防止感染。询问患者局部有无疼痛或麻木，若出现不适，应及时报告医生，进行处理。

5. 健康教育

告知患者进行胸锁乳突肌的功能锻炼。

第三节 肩胛提肌损伤

【概述】

本病大多由突然性动作造成损伤，如上肢突然过度后伸，使肩胛骨上提和向内上方旋转，肩胛提肌突然强烈收缩，由于肩胛骨周围软组织的影响，使肩胛骨与肩胛提肌不能同步运动，而造成肩胛骨脊柱缘的内上角肩胛提肌附着处的损伤。肩胛提肌起点的损伤是在上 4 个颈椎横突处，且损伤处瘢痕变性较明显。

【针刀应用解剖】

肩胛提肌起自上 4 个颈椎横突的后结节，止于肩胛骨脊柱缘内侧角的上部，作用是上提肩胛骨并使肩胛骨转向内上方（图 5-7、5-8）。

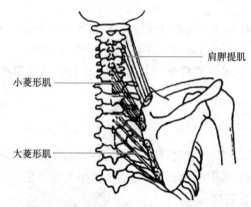

图 5-7　肩胛提肌解剖

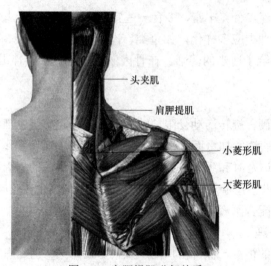

图 5-8　肩胛提肌毗邻关系

【病因病理】

在特殊情况下，为了使肩胛骨迅速上提和向内上旋转，肩胛提肌突然收缩，而参与肩胛骨运动的诸多肌肉不能协同收缩或舒张，常可导致肩胛提肌损伤。该肌的损伤多数是在肌腱部位，即在该肌的起点与止点处，影响工作和休息。急性发作时，肩胛骨内侧缘上部有疼痛感。亦或在颈部上段出现疼痛、拒按。经休息或自我制动后缓解，以后出现慢性症状。

【临床表现】

本病多累及单侧，双侧受累较少见。转为慢性后，迁延难愈。患侧上肢后伸受限，患侧肩胛骨脊柱缘内侧上端和颈上段疼痛，不敢舒展躯干上段。睡眠时健侧向下，翻身困难，白天常有患侧抬肩畸形。

【诊断要点】

（1）有突发性损伤史或劳损史。

（2）颈肩背部疼痛。

（3）在肩胛骨内上角或上 4 个颈椎横突处有压痛点。

（4）上肢后伸，并将肩胛骨上提或内旋，可引起疼痛加剧，或不能完成此动作。

（5）X 线摄片排除颈椎及肩胛骨器质性病变。

【针刀治疗】

（一）治疗原则

依据针刀医学关于人体弓弦力学系统理论，肩胛提肌损伤后引起粘连、瘢痕和挛缩，造成颈背部的力学平衡失调，而产生上述临床表现。依据网眼理论，由于大菱形肌、小菱形肌与肩胛提肌、前锯肌止点均位于肩胛骨内侧缘附近，范围较广泛，4 块肌肉中的某些肌纤维或纤维束可折皱或伸展至肩胛骨靠近内侧缘的背面和肋骨面，故当这 4 块肌肉中的 1 块肌肉损伤时，会导致附近其他肌肉的代偿性损伤，在修复过程中 4 块肌肉止点都会形成粘连瘢痕。针刀整体治疗就是通过对患侧肩胛提肌起点与止点以及附近的肌肉的粘连进行松解，才能使颈背部的力学平衡得到恢复。

（二）操作方法

1. 第 1 次针刀松解肩胛提肌起点与止点的粘连瘢痕

（1）体位　俯卧低头位。

（2）体表定位　肩胛提肌起点与止点。

（3）消毒　在施术部位，用碘伏消毒 2 遍，然后铺无菌洞巾，使治疗点正对洞巾中间。

（4）麻醉　用 1% 利多卡因局部浸润麻醉，每个治疗点注药 1ml。

（5）刀具　Ⅰ型 4 号直形针刀。

（6）针刀操作（图 5-9）

①第 1 支针刀松解肩胛提肌止点。在肩胛骨内上角的边缘，刀口线方向和肩胛提肌肌纤维方向平行，针刀体和背部皮肤呈 90° 角，按照四步进针刀规程进针刀，针刀经皮肤、皮下组织，达肩胛骨内上角边缘骨面，调转刀口线 90°，向肩胛骨内上角边缘骨面铲剥 3 刀，范围 0.5cm。

②第 2 支针刀松解肩胛提肌起点。在肩胛提肌的起点处，在颈椎横突部进针刀，刀口线方向和颈椎纵轴平行，针刀体和颈部皮肤呈 90° 角，按照四步进针刀规程进针刀，针刀经皮肤、皮下组织、筋膜达横突尖部时，先做纵行疏通，再做横行剥离（刀刃始终在横突尖部骨面上活动），范围 0.5cm。

③术毕，拔出针刀，局部压迫止血 3 分钟后，创可贴覆盖针眼。

（7）注意事项

①止点松解　对肥胖患者，确定肩胛骨内上角困难时，让患者上下活动肩关节，医生用拇指先摸到肩胛冈，然后向上寻找到肩胛骨的内上角。如不能确定解剖位置，不能盲目做针刀松解，否则会造成创伤性气胸等严重后果。针刀操作时，铲剥应在骨面上进行，不能脱离骨面。

②起点松解 必须熟悉颈部的精细解剖和立体解剖，掌握局部神经血管的走向，否则会造成椎动脉损伤或者神经根损伤等严重并发症。

2. 第2次针刀松解肩胛提肌肌腹部、大菱形肌与小菱形肌止点的粘连瘢痕

（1）体位 俯卧低头位。

（2）体表定位 肩胛提肌肌腹部、大菱形肌与小菱形肌止点。

（3）消毒 在施术部位，用碘伏消毒2遍，然后铺无菌洞巾，使治疗点正对洞巾中间。

（4）麻醉 用1%利多卡因局部浸润麻醉，每个治疗点注药1ml。

（5）刀具 Ⅰ型4号直形针刀。

（6）针刀操作（图5-10）

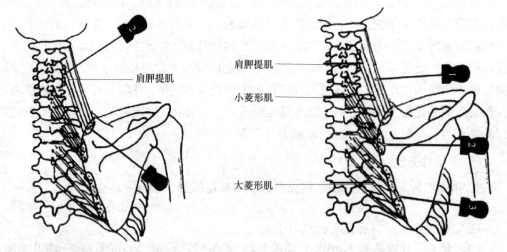

图5-9 针刀松解肩胛提肌起点与止点　　图5-10 针刀松解肩胛提肌肌腹部及大、小菱形肌止点

①第1支针刀松解肩胛提肌肌腹部的粘连、瘢痕。在肩胛提肌走行路线上寻找压痛点，刀口线和肩胛提肌肌纤维走行方向平行，针刀体和背部皮肤呈90°角刺入，按照四步进针刀规程进针刀，针刀经皮肤、皮下组织，达肩胛提肌肌腹，纵疏横剥3刀，范围0.5cm。

②第2支针刀松解小菱形肌止点粘连瘢痕。在肩胛提肌止点内下方，摸准肩胛骨脊柱缘，寻找压痛点定位。刀口线和小菱形肌肌纤维走行方向平行，针刀体和背部皮肤呈90°角刺入，按照四步进针刀规程进针刀，针刀经皮肤、皮下组织，达肩胛骨内侧骨面，然后针刀小心向内寻找肩胛骨内侧缘，当刀下有落空感时，即达小菱形肌止点骨面，调转刀口线90°，向内铲剥3刀，范围0.5cm。

③第3支针刀松解大菱形肌止点粘连瘢痕。在小菱形肌止点内下方，摸准肩胛骨脊柱缘，寻找压痛点定位。刀口线和大菱形肌肌纤维走行方向平行，针刀体和背部皮肤呈90°角刺入，按照四步进针刀规程进针刀，针刀经皮肤、皮下组织，达肩胛骨内侧骨面，然后针刀小心向内寻找肩胛骨内侧缘，当刀下有落空感时，即达大菱形肌止点骨面，调转刀口线90°，向内铲剥3刀，范围0.5cm。

④术毕，拔出针刀，局部压迫止血3分钟后，创可贴覆盖针眼。

【针刀术后手法治疗】

采用阻抗耸肩手法。针刀术毕，患者坐位，医生站在患者后面，双前臂压住患者的肩部，嘱患者向上耸肩，当患者耸肩到最大位置时，在不通知患者的情况下，医生突然放开双前臂，使肩胛提肌全力收缩，以拉开残余粘连，1次即可。

【针刀术后康复治疗】

（一）目的

针刀整体松解术后康复治疗的目的是进一步促进局部血液循环，加速局部的新陈代谢，有利于疾病的早期修复。

（二）原则

肩胛提肌损伤针刀术后48～72小时可选用下列疗法进行康复治疗。

（三）方法

1. 针灸推拿疗法

（1）针刺法

处方：患者侧卧位，患侧在上，去枕，颈部稍前曲，患侧手抱健侧肩部。起点损伤者在$C_{1\sim4}$棘突旁开1.5～2.0cm或横突末端触到压痛点处用1%龙胆紫做体表定位；止点损伤者，在肩胛骨内上角寻找压痛点。

操作：定位处常规消毒后，根据病人的胖瘦选用规格为28号直径0.35mm，长度50mm的不锈钢毫针刺入2～5cm。起点损伤者在针尖到达骨面后将针稍提起，施术速度减慢，在其周围约1mm处稍有间隔地连续刺2～3次，至骨面，留针3分钟出针。止点损伤者在针尖到达肩胛骨内侧角上部后，将针稍提起，沿肩胛骨上缘、内侧缘各刺3～5次，注意此时施术速度相对减缓，沿骨面边缘刺，针下有落空感即将针稍提起，术毕出针，以针眼为中心，用闪火法拔一火罐，留罐10分钟到15分钟起罐。3天1次，5次为1个疗程。

（2）拔罐法

处方：夹脊穴。

操作：先暴露患处，在肩胛提肌止点压痛处用投火法竹筒火罐吸拔20分钟。在患侧$C_{1\sim4}$横突旁肩胛提肌起始部形成的索样筋结面上，自上而下用拇指施以点揉法3～5遍；在颈外侧肌群中索样物由内向外，将僵紧的肌腹，作徐缓性的捏治2分钟；在肩胛骨内上角和脊柱缘施以拨法，如触及条索状物或结节，在其处施以切拨法，以患者能忍受为度；最后肩胛骨内角至颈部沿肩胛提肌方向施以轻柔缓和的揉法3分钟。以上治疗隔日1次，5次为1疗程。疗程间休息5天治疗2个疗程。

（3）推拿法

处方：肩胛提肌起止点。

操作：患者坐位，医者拇指伸直，小弓步挺腰站立、尽可能靠近中轴关节用力，以指端着力于肩胛提肌与颈椎横突连接处，余四指置于相应的位置以助力，拇指下压至一定的深度吸定，待有酸胀感时，再做与肌纤维成垂直方向有节律的拨动，一直沿着肌肉向下拨，直至肌肉连接至肩胛骨上角的位置。然后再从肩胛提肌连接至肩胛骨上角位置弹拨沿着肌肉一直向上拨动至颈 4 以上的横突连接处；反复操作 3 分钟。再用拇指指端着力于肩胛提肌连接至肩胛骨上角位置下压到一定深度，待有酸胀感时再持续 30 秒，反复操作 2～3 次。沿着肩胛提肌的走向找出粗糙状的筋结点或条索状改变的部位，再针对性地反复弹拨 5～8 次。拇指指腹着力于肩胛提肌连接至肩胛骨上角位置，下压到一定深度之后，沿着肌肉向上滑动至肌肉与颈椎横突连接处，反复 2～3 次。用中指和无名指的指腹同时着力于肩胛提肌，顺着肌肉的走向上下揉动，揉动的时候要带动肌束，反复操作 5～8 次。每天治疗 1 次，7 次为 1 疗程，连续治疗 2 个疗程。

2. 现代物理疗法

（1）药物注射法

处方：肩胛提肌起止点。

操作：选用 2%利多卡因 1ml，确炎舒松 10mg，黄瑞香 2ml，维生素 B100mg 混合液配制使用。患者取坐位，额部垫枕伏案，据肩胛提肌起点与止点的位置，准确定好注点，注射配置好的药液，进针深度不得超过横突。每周 1 次，3 次为 1 疗程。

（2）超声疗法：穴位指压治疗，患者取坐位，医者立于其后，用拇指尖端点患者肩胛提肌走行部位阿是穴，与肌肉、肌腱的走向垂直，手法由轻到重，指力达到病变的深层部位，强度以患者耐受为限，每穴按压 1 分钟，每天 1 次。在穴位指压治疗后即采用 XCZ2 型穴位超声治疗机进行治疗，选用直径为 1.5cm 的声头，频率 800kHz，输出声强 0.75W/cm²，脉冲挡的通断比为 1:2，头部穴位采用接触移动法，移速为 3cm/s；其他部位穴位采用固定法，每穴 5 分钟，每日 1 次。

【针刀术后护理】

1. 生活起居护理

由于上肢突然过度后伸或风寒湿邪侵袭肩部而造成肩胛提肌损伤。因此患者要避免上肢的负重及剧烈运动，注意肩部的保暖，避免风寒湿邪侵袭肩部而加重患处的疼痛。对睡眠习惯侧卧于患侧者，要求其改变睡姿，以免肩部长期受压。

2. 饮食护理

患者的饮食宜清淡、营养丰富，多食一些宜消化且含维生素丰富的食物，禁食辛辣肥甘厚腻之品。食品种类应多样化，如鱼类、肉类、骨汤、蔬菜、水果等，合理调配，每日更换品种。亦可给予适当的药膳，在骨肉汤中加入党参、怀山药、枸杞子各 2～3 克，以增食欲。

3. 情志护理

患者感觉患侧肩胛骨脊柱缘内侧上端和颈上段疼痛且患侧上肢后伸活动受限，因为这些不适的感觉而造成心理压力过大，担心病情不易康复而影响到日后正常的生活及工作。家属应给予充分的关心及安慰，医生也应及时和患者进行沟通，向其解释该病的病因机制，使其对自己的病情有所了解，消除思想包袱及心理压力，保持情绪稳定，让其对病情的康复充满信心，消除顾虑，能够积极配合医者完成各项治疗。

4. 对症处理及护理

术后要观察刀口的情况，保持伤口的干燥，防止感染。询问患者局部有无疼痛或麻木，若出现不适，应及时报告医生，进行处理。

5. 健康教育

告知患者作肩部功能锻炼。

第四节　头夹肌损伤

【概述】

头夹肌第七颈椎处和枕骨上项线处极易受损。经常挑担子者易患头夹肌劳损。挑担子时，头夹肌处于紧张状态，肌肉附着处易受损。第七颈椎的附着点处损伤后，因机化、增生形成瘢痕，造成第七颈椎处的圆形隆起，俗称"扁担疙瘩"。

【针刀应用解剖】

头夹肌起于颈 3 至胸 3 的棘突及项韧带，止于上项线外侧端及乳突后缘，它和枕肌共同在上项线外侧端交织附着，枕肌又移行于帽状腱膜，与额肌一前一后共同紧张帽状腱膜。单侧收缩，使头转向同侧，双侧收缩，使头后仰（图 5-11）。

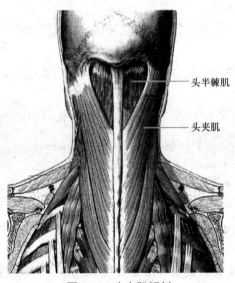

——头半棘肌

——头夹肌

图 5-11　头夹肌解剖

【病因病理】

头夹肌的表层有斜方肌、背阔肌，深层有竖脊肌，它是使头部后仰的主要肌肉之一。头颈部的活动以第一胸椎为支点，而第一胸椎本身活动幅度较小。头颈部在频繁大幅度地活动时，第七颈椎棘突成为应力的中心。因此，头夹肌第七颈椎的附着处极易受损。

头夹肌的附着处损伤后，头颈部其他肌肉活动可影响头夹肌的修复。即使是肌腱处在制动状态，但肌腹会在其他肌肉的活动下不停地运动。因此，头夹肌损伤后，其修复和损伤同时进行，因而，损伤点的瘢痕组织越来越厚。

【临床表现】

患侧枕骨缘的上项线或第七颈椎棘突处疼痛，转头或仰头受限，颈项部有僵硬感。热敷可使颈项部松弛，但附着处疼痛始终存在。气候变化时，不适感加重。

【诊断要点】

（1）有外伤史或劳损史。

（2）在第七颈椎棘突处，或枕骨上项线单侧或双侧有压痛。

（3）用手掌压住颈后部，将颈部下压使其低头，再令患者努力抬头伸颈，可使疼痛加剧。

【针刀治疗】

1. 治疗原则

依据针刀医学关于人体弓弦力学系统及疾病病理构架的网眼理论，头夹肌在下位颈椎和枕骨上项线损伤后，引起粘连、瘢痕和挛缩，造成枕项部的力学平衡失调，而产生上述临床表现。运用针刀将头夹肌起点与止点的粘连松解，切开瘢痕，使枕项部的力学平衡得到恢复。

2. 操作方法

（1）体位　俯卧低头位。

（2）体表定位　肌肉起点：C_3 至 T_3 棘突顶点；肌肉止点：上项线外侧端及乳突后缘压痛点。

（3）消毒　在施术部位，用碘伏消毒 2 遍，然后铺无菌洞巾，使治疗点正对洞巾中间。

（4）麻醉　用 1% 利多卡因局部浸润麻醉，每个治疗点注药 1ml。

（5）刀具　I 型 4 号直形针刀。

（6）针刀操作

①第 1 支针刀松解头夹肌起点（图 5-12）。触压到肌肉起点的压痛点，刀口线与人体纵轴一致，针刀体与皮肤呈 90°角刺入，达肌肉起点的颈椎棘突顶点及两侧，不可超过棘突根部，以免损伤神经或脊髓。紧贴棘突顶点及两侧纵疏横剥 3 刀，范围 0.5cm。

②第 2 支针刀松解头夹肌止点（图 5-12）。如疼痛、压痛点在肌肉止点，在患侧压痛点处进针刀，针刀体与枕骨面呈 90°角刺入，进针刀时应注意避开神经和血管，达骨面后，纵疏横剥 3 刀，范围 0.5cm。

③对于病情较重，松解头夹肌起点与止点后，患者症状仍然存在的，需要做头夹肌行经路线中的针刀松解（图 5-13），一般松解 2 刀。刀口线与肌纤维方向一致，针刀体与皮肤呈 90°角刺入，达肌肉时，有韧性感，纵疏横剥 3 刀，范围 0.5cm。

④术毕，拔出针刀，局部压迫止血 3 分钟后，创可贴覆盖针眼。

【针刀术后手法治疗】

针刀术毕，一手前臂尺侧压住患侧下颌，另一手掌托住对侧枕部，将颈部转向对侧，用力牵拉下弹压 2 次，颈托固定 7 天。

【针刀术后康复治疗】

（一）目的

针刀整体松解术后康复治疗的目的是进一步促进局部血液循环，加速局部的新陈代谢，有利于疾病的早期修复。

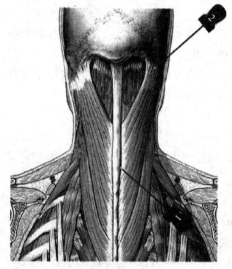 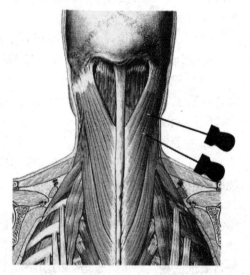

图 5-12 针刀松解头夹肌起点与止点　　　　图 5-13 针刀松解头夹肌行经路线

（二）原则

头夹肌损伤针刀术后 48～72 小时可选用下列疗法进行康复治疗。

（三）方法

1. 针灸推拿疗法

（1）推拿法

处方：头夹肌起止处。

操作：患者取坐位，在患者颈部、患肩部往返用滚、揉、推、搓、弹、拨、理筋等手法放松颈部项韧带。再行弹拨、理筋等手法沿肌肉走向进行重点治疗，托拉牵引患者头部，缓缓左右旋转。

（2）电针法

处方：风池、天柱、后溪、列缺、颈夹脊穴。

操作：颠顶痛者加四神聪、头维、上星等穴。太阳穴痛者加悬厘、率谷等穴位。让患者正坐，取患部常规消毒后，用 28 号 1.5 寸不锈钢针垂直刺入，进针均施捻转，平补平泻手法，中度刺激，得气即可，在风池、颈夹脊部接通 HM6805-Ⅱ型经穴治疗仪，后枕部疼痛者，加后枕疼痛点，巅顶疼痛者接巅顶疼痛点，太阳穴疼痛者加太阳穴。选用连续波，频率为 140 次/分，电流强度以病人耐受为度，留针 30 分钟。

2. 现代物理疗法

（1）红外线疗法　裸露病患部位，灯距 30～100cm，视灯的功率而异，以患者有舒适的温热感为宜。每次 15～30 分钟，每日 1～2 次，10～20 次为 1 疗程。

（2）超声疗法　先在治疗部位上均匀涂布接触剂（声头耦合剂），接触剂的成分主要为石蜡油、甘油、凡士林、水等。进行超声透入疗法时可采用拟透入药物（维生素、可的松等）的乳剂作为接触剂，或将药物加入接触剂中。再将声头置于治疗部位上，调节输出后操作者手持声头固定不动或缓慢做螺旋形或直线形反复移动，务必使声头紧压在皮肤上，不得留任何空气间隙。固定法时超声波强度 0.1～0.5W/cm，5～10 分钟，视部位大小而定。

（3）温热低频电疗法　正电极置于颈后，两个负电极置于双侧冈上窝或双侧肩胛区，按病情选取止痛或按摩处方，20 分钟 1 次，15～20 次为 1 疗程。

（4）磁疗法　将直径 1cm 左右、表面磁感应强度为 0.05～0.1T 的磁片敷贴于治疗部位皮肤上，每个部位可敷贴 1～2 片，同名极并列或异名极并列，最多 6 片。

【针刀术后护理】

1. 生活起居护理

天气变冷时，患者常会感觉颈项部疼痛加剧。因此患者要注意局部的防寒保暖，避免感受风寒湿邪的侵袭而加重病情。

2. 饮食护理

患者的饮食宜清淡、营养丰富，多食一些宜消化且含维生素丰富的食物，禁食辛辣肥甘厚腻之品。食品种类应多样化，如鱼类、肉类、骨汤、蔬菜、水果等，合理调配，每日更换品种。亦可给予适当的药膳，在骨肉汤中加入党参、怀山药、枸杞子各 2～3g，以增食欲。

3. 情志护理

患者颈项部僵硬甚或疼痛，转头或仰头活动受到限制。患者多表现为焦虑、急躁、情绪不稳定而心情抑郁，心理压力大。因此，我们应及时做好心理护理，向患者介绍本病的有关知识，使其对本病有正确的认识，并详细了解患者存在的心理负担，针对原因给予正确的心理疏导，消除顾虑，稳定情绪，让患者保持乐观的心态，积极配合治疗。

4. 对症处理及护理

术后要观察刀口的情况，保持伤口的干燥，防止感染。询问患者局部有无疼痛或麻木，若出现不适，应及时报告医生，进行处理。家属可帮忙用热毛巾热敷患处以使颈项松弛，有助于病情的快速康复。

5. 健康教育

告知患者作颈部功能锻炼。

第五节　头半棘肌损伤

【概述】

头半棘肌慢性损伤是项背部慢性疼痛的一个主要原因，由于对这块肌肉的作用认识不足，常常误诊，使这一类患者长期得不到有效的治疗。

【针刀应用解剖】

头半棘肌，位于颈后方，夹肌的深面，颈最长肌和头最长肌的内侧。以数条肌腱起自上位第六或七胸椎和第七颈椎的横突，以及第四至七颈椎的关节突，肌腱向上汇集成一阔肌止于枕骨上、下项线之间的内侧部（图 5-14）。该肌肉内侧份常与其余部分有一定分离，称为头棘肌，因为其有一不完整的腱划横过，有时称为颈二腹肌。神经支配：由颈神经和胸神经后支支配。作用：颈半棘肌和胸半棘肌伸脊柱的颈胸部，并使其向对侧旋转；头半棘肌作用为仰头、使脸稍转向对侧。

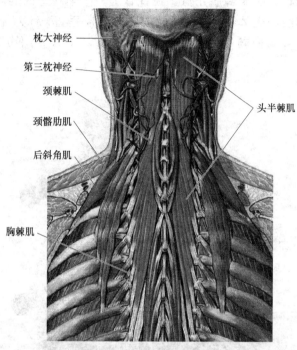

图 5-14　头半棘肌的解剖位置

【病因病理】

由于头颈部长期处于伸直位，使该肌产生疲劳，并与周围的肌肉如颈棘肌、胸棘肌、颈髂肋肌产生粘连、瘢痕、挛缩和堵塞，加之枕大神经及第三枕神经均通过该肌，该肌水肿，粘连和瘢痕必然卡压这两支神经，引发临床表现。

【临床表现】

后枕部、颈部及背部出现较广泛的疼痛，由于误诊，病程时间长，患者情绪紧张，多伴有失眠，焦虑等症状。颈部伸直时疼痛加重，颈项部及背部有紧张、紧束感，程度可轻可重。该肌的起止点以及肌肉行经路线有明显压痛。

【诊断要点】

通过临床表现可以确诊。

【针刀治疗】

1. 治疗原则

根据针刀医学慢性软组织损伤病因病理学理论及慢性软组织损伤病理构架的网眼理论，针刀整体松解 1 个疗程治愈该病。

2. 操作方法

（1）体位　俯卧低头位。

（2）体表定位　头半棘肌起止点及肌肉局部压痛、硬结部。

（3）麻醉　1%利多卡因局部定点麻醉。

（4）针刀操作（图5-15）

①第1支针刀松解头半棘肌止点。在枕骨上、下项线之间的内侧部定点，术者刺手持针刀，刀口线与人体纵轴一致，针刀体与皮肤垂直，针刀经皮肤，皮下组织，筋膜直达枕骨面，纵疏横剥2～3刀，再调转刀口线90°，向下铲剥2～3刀，范围5mm。

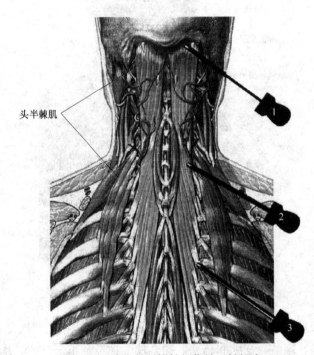

头半棘肌

图5-15　头半棘肌慢性损伤针刀松解术

②第2支针刀松解头半棘肌第七颈椎横突起点。在第七颈椎棘突旁开2cm定点，术者刺手持针刀，刀口线与人体纵轴一致，针刀体与皮肤垂直，针刀经皮肤，皮下组织，达第七颈椎关节突骨面，再向外缓慢进针刀，当有落空感时，即到达第七颈椎横突外缘，针刀至横突尖部骨面，纵疏横剥2～3刀，范围5mm。

③第3支针刀松解头半棘肌胸椎横突起点处的压痛点。在上6位胸椎横突部寻找压痛点为进针刀点。术者刺手持针刀，刀口线与人体纵轴一致，针刀体与皮肤垂直，针刀经皮肤，皮下组织，达相应胸椎横突骨面，在横突骨面上提插刀法切割2～3刀。

（5）注意事项　针刀松解均在骨面上进行，针刀不可偏离骨面，严格掌握松解范围，否则，可能引起创伤性气胸。

【针刀术后手法治疗】

针刀术毕，嘱患者作颈部主动伸直和弯曲动作3次，颈托固定7天。

【针刀术后康复治疗】

（一）目的

针刀整体松解术后康复治疗的目的是进一步促进局部血液循环，加速局部的新陈代谢，有利于疾病的早期修复。

（二）原则

头半棘肌损伤针刀术后 48～72 小时可选用下列疗法进行康复治疗。

（三）方法

1. 针灸推拿疗法

（1）毫针法

处方：天井。

操作：局部消毒后，用 1.5 寸毫针针刺患侧天井穴，针尖朝上，施以捻转手法，强刺激。得气后，嘱病人活动颈部，每隔 1 分钟行针 1 次，再嘱病人逐渐增大颈部活动范围。行针 5 次后出针。每日 1 次。

（2）皮肤针法

处方：阿是穴。

操作：用皮肤针叩打后颈部、肩部，并在颈部患侧压痛处及小范围的区域作重点叩打，疼痛较剧者可在压痛处重叩出血。叩打时嘱患者头向患侧转动数次或作背屈仰头及前屈低头动作数次。

（3）刺络拔罐法

处方：主穴取阿是穴，配穴取风池、肩井、足三里。

操作：患者正坐，医者先用掌根在患处压痛明显处用力揉按片刻，然后用碘酒消毒，左手绷紧皮肤，右手持三棱针快速点刺 3～5 针使之出血，以 2～5ml 为宜。用干棉球擦净血迹后，取火罐吸附于其上，留罐 15 分钟。留罐期间同法点刺风池、肩井、足三里。起罐后在施罐部位施以温和灸。

（4）穴位注射法

处方：天柱、足三里。

操作：取当归注射液 2ml、安痛定 2ml、维生素 B_{12} 1ml 抽入注射器摇匀。将所取患侧穴位常规消毒后，先刺入天柱穴，在皮下推药 1～2ml，剩余药液注入足三里穴。其后医者施手法掐和弹拨局部条索状组织，一般 10～15 次。

（5）耳压法

处方：神门、肩、颈、上肢相应部位。

操作：取王不留行籽，用小块胶布贴于上述耳穴，按耳穴压豆法常规操作，每 2 日换 1 次。

（6）灸法

处方：风池、天柱、大椎、肩中俞、大杼、阿是穴。

操作：每次取 3～4 个穴位，用艾条于所选穴位施灸，每穴每次灸 15～30 分钟，每日 1～2 次，3 次为 1 疗程。

2. 现代物理疗法

（1）红外线疗法

处方：头半棘肌循行处。

操作：裸露病患部位，灯距 30～100cm 不等，视灯的功率而异，以患者有舒适的温热感为宜。每次 15～30 分钟，每日 1～2 次，10～20 次为 1 疗程。

（2）磁疗法　将直径 1cm 左右、表面磁感应强度为 0.05～0.1T 的磁片敷贴于治疗部位皮肤上，每个部位可敷贴 1～2 片，同名极并列或异名极并列，最多 6 片。

（3）超声疗法　先在治疗部位上均匀涂布接触剂（声头耦合剂），接触剂的成分主要为石蜡油、甘油、凡士林、水等。进行超声透入疗法时可采用拟透入药物（维生素、可的松等）的乳剂作为接触剂，或将药物加入接触剂中。再将声头置于治疗部位上，调节输出后，操作者手持声头固定不动或缓慢做螺旋形或直线形反复移动，务必使声头紧压在皮肤上，不得留任何空气间隙。固定法时超声波强度 0.1～0.5W/cm，5～10 分钟，视部位大小而定。

3. 现代康复疗法

（1）康复工程　抬头、伸颈、转颈和扩胸练习，每次各 10～20 下，每日练习 2～3 次，在户外散步时（也可在阳台上），有意识地抬头远望，以松弛颈肌和脊髓，消除眼睛的疲劳。

（2）作业治疗　早晨起床前做俯卧撑 20 下；做时昂首伸颈使骶束肌紧张，可为一天的低头工作储备颈部力量。每晚睡前做"仰卧挺腹"。取"五点式"（头枕部、双肘部和双足五点支撑）或"三点式"（去掉双肘支撑点），每次挺 15～30 下；此时骶束肌也紧张，头颈必仰，可消除一天低头所致的头颈部疲乏。

（3）康复护理　长期低头工作和学习者，睡眠应低枕，或用颈椎枕，以使头颈基本处在中立位，使颈部得到真正的休息。

【针刀术后护理】

1. 生活起居护理

天气变冷时，患者常会感觉颈项背部疼痛加剧。因此，患者要注意局部的防寒保暖，避免感受风寒湿邪的侵袭而加重病情。

2. 饮食护理

患者的饮食宜清淡、营养丰富，多食一些宜消化且含维生素丰富的食物，禁食辛辣肥甘厚腻之品。食品种类应多样化，如鱼类、肉类、骨汤、蔬菜、水果等，合理调配，每日更换品种。亦可给予适当的药膳，在骨肉汤中加入党参、怀山药、枸杞子各 2～3g，以增食欲。

3. 情志护理

患者后枕部、颈部及背部出现较广泛的疼痛。患者多表现为焦虑、急躁、情绪不稳定而心情抑郁，心理压力大。因此，我们应及时做好心理护理，向患者介绍本病的有关知识，使其对本病有正确的认识，并详细了解患者存在的心理负担，针对原因给予正确的心理疏导，消除顾虑，稳定情绪，让患者保持乐观的心态，积极配合治疗。

4. 对症处理及护理

术后要观察刀口的情况，保持伤口的干燥，防止感染。询问患者局部有无疼痛或麻木，若出现不适，应及时报告医生，进行处理。家属可帮忙用热毛巾热敷患处以使颈项背松弛，有助于病情的快速康复。

第六节　斜方肌损伤

【概述】

斜方肌覆盖了颈肩后部，因颈部活动幅度较大，频率较高，故斜方肌上段损伤较多，临床主要表现为颈肩部疼痛。

【针刀应用解剖】

斜方肌（图5-16）为位于项区与胸背区上部的三角形的扁阔肌，于后正中线两侧左右各一块。斜方肌起自上项线、枕外隆凸、项韧带及全部胸椎的棘突，肌纤维向两侧移行止于锁骨外侧份、肩峰及肩胛冈处。

斜方肌上部肌束收缩时可使肩胛骨外旋；下部肌束收缩时可使肩胛骨下移；整体收缩时可使肩胛骨向脊柱靠拢。当肩胛骨固定时，两侧斜方肌收缩可使头后仰；一侧斜方肌收缩可使颈部屈向同侧。

斜方肌宽大且富含血供，主要由副神经支配。斜方肌的血液供应主要由颈浅动脉与肩胛背动脉提供，其次来自枕动脉及节段性的肋间后动脉。

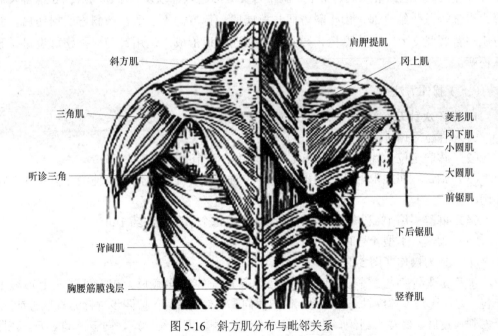

图 5-16　斜方肌分布与毗邻关系

【病因病理】

（1）挥鞭式损伤，如汽车急刹车，乘客的头颈突然前后摆动，以及暴力撞击、摔伤等都可使斜方肌颈段拉伤出现疼痛，日久出现损伤组织变性。

（2）长期歪头斜肩扛重物，如搬运工，常超出肌肉承受力，反复提拉重物及长期低头伏案工作者，肌肉附着点或担在肋骨上的肌肉纤维被反复撕伤，出现纤维增生、粘连、甚至钙化而引起症状。

【临床表现】

多为缓慢发病，以单侧损伤多见。患侧颈、肩、背部酸痛沉紧，活动颈部时患处有牵拉感。颈项部酸痛、僵硬，喜向患侧做后仰活动，甚至伴有头痛。按压、捶打患处有舒服感并可缓解症状。重者，低头、旋颈等活动障碍。有些患者只有肩背痛，如背负重物感。

【诊断要点】

（1）颈肩背部酸胀不适，沉重感，患者头部略向患侧偏歪。

（2）枕外隆凸下稍外部肌肉隆起处压痛，肌纤维变性，弹性减退。颈根部和肩峰之间及肩胛冈上、下缘可触及条索状物，压之酸胀或疼痛，可牵及患肩和患侧头枕部。

（3）固定患肩向健侧旋转患者头颈部，可引起疼痛。

（4）X线片一般无明显变化，病程长者，枕后肌肉在骨面附着处可有骨赘生成。

【针刀治疗】

（一）治疗原则

依据针刀医学关于人体弓弦力学系统的理论和网眼理论，斜方肌损伤部位位于斜方肌枕外隆凸、第七颈椎棘突、第十二胸椎棘突处的起点部以及斜方肌肩胛冈止点部及肩峰止点部等弓弦结合部，由于斜方肌与背阔肌走行方向不一致，故斜方肌损伤后，斜方肌与背阔肌交界处发生摩擦，导致局部粘连瘢痕形成。运用针刀对损伤部位进行整体松解。

（二）操作方法

1. 第1次针刀松解斜方肌起点处的粘连瘢痕

（1）体位　俯卧位。

（2）体表定位　枕外隆凸、第七颈椎棘突、第十二胸椎棘突。

（3）消毒　在施术部位，用碘伏消毒2遍，然后铺无菌洞巾，使治疗点正对洞巾中间。

（4）麻醉　用1%利多卡因局部浸润麻醉，每个治疗点注药1ml。

（5）刀具　Ⅰ型4号直形针刀。

（6）针刀操作（图5-17）

①第1支针刀松解斜方肌枕外隆凸部起点处的粘连瘢痕。在枕外隆凸上项线上定位，刀口线与人体纵轴方向一致，针刀体向脚侧倾斜30°，按四步进针刀规程进针刀，针刀刺入皮肤，经皮下组织，达枕外隆凸骨面，调转刀口线90°，向下铲剥3刀，范围0.5cm。

②第2支针刀松解斜方肌第七颈椎起点处的粘连瘢痕。在第七颈椎棘突处定位，刀口线与人体纵轴方向一致，针刀体与皮肤垂直，按四步进针刀规程进针刀，针刀刺入皮肤，经皮下组织，达第七颈椎棘突顶点骨面，纵疏横剥3刀，范围0.5cm。

③第3支针刀松解斜方肌第十二胸椎起点处的粘连瘢痕。在第十二胸椎棘突处定

位，刀口线与人体纵轴方向一致，针刀体与皮肤垂直，按四步进针刀规程进针刀，针刀刺入皮肤，经皮下组织，达第十二胸椎棘突顶点骨面，纵疏横剥 3 刀，范围 0.5cm。

④术毕，拔出针刀，局部压迫止血 3 分钟后，创可贴覆盖针眼。

2. 第 2 次针刀松解斜方肌止点及斜方肌与背阔肌交界处的粘连瘢痕

（1）体位　俯卧位。

（2）体表定位　肩胛冈，肩峰压痛点，第六胸椎旁开 5cm 压痛点。

（3）消毒　在施术部位，用碘伏消毒 2 遍，然后铺无菌洞巾，使治疗点正对洞巾中间。

（4）麻醉　用 1% 利多卡因局部浸润麻醉，每个治疗点注药 1ml。

（5）刀具　Ⅰ型 4 号直形针刀。

（6）针刀操作（图 5-18）

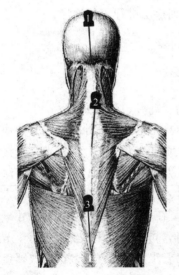 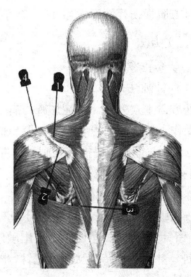

图 5-17　针刀松解斜方肌起点处　　　　图 5-18　针刀松解斜方肌止点及与背阔肌交界处

①第 1 支针刀松解斜方肌肩胛冈上缘止点的粘连瘢痕。在肩胛冈上缘定位，刀口线与斜方肌肌纤维方向一致，针刀体与皮肤垂直，按四步进针刀规程进针刀，针刀刺入皮肤，经皮下组织，达肩胛冈上缘骨面，纵疏横剥 3 刀，范围 0.5cm。

②第 2 支针刀松解斜方肌肩胛冈下缘止点的粘连瘢痕。在肩胛冈下缘定位，刀口线与斜方肌肌纤维方向一致，针刀体与皮肤垂直，按四步进针刀规程进针刀，针刀刺入皮肤，经皮下组织，达肩胛冈下缘骨面，纵疏横剥 3 刀，范围 0.5cm。

③第 3 支针刀松解斜方肌与背阔肌交界处的粘连瘢痕。在第六胸椎旁开 5cm 处定位，刀口线与斜方肌肌纤维方向一致，针刀体与皮肤垂直，按四步进针刀规程进针刀，针刀刺入皮肤，经皮下组织，当刀下有韧性感或者酸胀感时，即到达斜方肌与背阔肌交界瘢痕处，纵疏横剥 3 刀，范围 0.5cm。

④第 4 支针刀松解斜方肌肩峰止点的粘连瘢痕。在肩峰处定位，刀口线与斜方肌肌纤维方向一致，针刀体与皮肤垂直，按四步进针刀规程进针刀，针刀刺入皮肤，经皮下

组织，达肩峰骨面，纵疏横剥 3 刀，范围 0.5cm。

⑤术毕，拔出针刀，局部压迫止血 3 分钟后，创可贴覆盖针眼。

【针刀术后手法治疗】

每次针刀术后，患者正坐位，助手单膝顶在患者背部中间，术者站在患者前面，双手放在肩关节上方，固定肩关节，嘱患者抬头挺胸，在患者挺胸到最大位置时，术者双手突然放开，使斜方肌强力收缩 1 次即可。

【针刀术后康复治疗】

（一）目的

针刀整体松解术后康复治疗的目的是进一步调节颈背部弓弦力学系统的力平衡，促进局部血液循环，加速局部的新陈代谢，有利于损伤组织的早期修复。

（二）原则

斜方肌损伤行针刀术后 48～72 小时可选用下列疗法进行康复治疗。

（三）方法

1. 针灸推拿疗法

（1）针刺法

处方：主穴列缺，随症加减：肩中俞、肩外俞、肩井、阿是穴。

操作：第一步，患者坐位，取患侧列缺，用 32 号 1.5 寸毫针向肘部方向快速斜刺 0.3～0.5 寸，行捻转提插较强刺激，并嘱患者活动颈部约 1 分钟。第二步，紧接上步，左右手配合，1 只手捻转行针，另 1 只手在颈项部从风池至肩井 1 线用推揉手法，并嘱患者继续摇动颈部，再揉按风池、肩中俞、肩外俞、肩井等穴，找出压痛敏感点，并重点揉按此敏感点部位，治疗约 5 分钟左右。第三步，在敏感点上用 32 号 1.5 寸毫针刺入 1 针，留针 10 分钟。第四步，拔出敏感点中的毫针，再在此点上拔火罐 1 个，留罐 5～10 分钟，并继续捻转列缺穴上毫针，随后拔出。第五步，为加强疗效，在敏感点部位贴上麝香镇痛膏 1 次。

（2）推拿法　对斜方肌大面损伤或陈旧性损伤采用推摩、擦摩、揉捏、按压、叩打等方法，其目的是放松肌肉，初步活血化瘀。每个疗程 10 次，时间 20～30 分钟。

2. 现代物理疗法

（1）干涉波肌肉起止点放置法　采用日本 ATO 公司生产的，型号为 SK19SDX 超级干涉波治疗仪，载波频率选择 2500～5000Hz，治疗差频 50～100Hz，4 个吸盘电极吸引力选择 15～30kPa，患者取舒适坐位，电流强度以患者耐受为限，治疗时间 20 分钟，1 次/天，5 天为 1 疗程。

（2）热敷疗法　用热水袋敷于斜方肌损伤部，特别是陈旧劳损伤，采用热敷疗法利于活血散瘀。也可采用电热，气热敷疗法同样可以达到活血散瘀的治疗目的。

【针刀术后护理】

1. 生活起居护理

天气变冷时，患者常会感觉颈项背部疼痛加剧。因此患者要注意局部的防寒保暖，避免感受风寒湿邪的侵袭而加重病情。

2. 饮食护理

患者的饮食宜清淡、营养丰富，多食一些宜消化且含维生素丰富的食物，禁食辛辣肥甘厚腻之品。食品种类应多样化，如鱼类、肉类、骨汤、蔬菜、水果等，合理调配，每日更换品种。亦可给予适当的药膳，在骨肉汤中加入党参、怀山药、枸杞子各 2～3g，以增食欲。

3. 情志护理

患者颈、肩、背部酸痛沉紧，活动颈部时患处有牵拉感。颈项部酸痛、僵硬，喜向患侧做后仰活动，甚至伴有头痛。重者，低头、旋颈等活动障碍。患者多表现为焦虑、急躁、情绪不稳定而心情抑郁，心理压力大。因此，我们应及时做好心理护理，向患者介绍本病的有关知识，使其对本病有正确的认识，并详细了解患者存在的心理负担，针对原因给予正确的心理疏导，消除顾虑，稳定情绪，让患者保持乐观的心态，积极配合治疗。

4. 对症处理及护理

术后要观察刀口的情况，保持伤口的干燥，防止感染。询问患者局部有无疼痛或麻木，若出现不适，应及时报告医生，进行处理。家属可帮忙用热毛巾热敷患处以使颈项背松弛，有助于病情的快速康复。

第七节 菱形肌损伤

【概述】

菱形肌损伤以青壮年多见，是一种常见病、多发病。过去多被统称为背痛，病程长，严重影响患者的生活质量。其他治疗很难凑效。针刀医学对本病的病因病理有着全新的认识，并在临床上取得良好的治疗效果。

【针刀应用解剖】

大、小菱形肌位于背上部斜方肌的深面，肩胛提肌的下方。

小菱形肌，呈窄带状，起自下位两个颈椎的棘突，附着于肩胛骨脊柱缘的上部，在大菱形肌上方，与大菱形肌之间隔以菲薄的蜂窝组织层。

大菱形肌菲薄而扁阔，呈菱形，起自上位 4 个胸椎的棘突，向外下，几乎附着于肩胛骨脊柱缘的全长。神经支配为肩胛背神经。大、小菱形肌与肩胛提肌，前锯肌止点范围较广泛，有些肌纤维或纤维束可折叠或伸展至肩胛骨靠近内侧缘的背面和肋骨面附着。

大、小菱形肌可内收及内旋肩胛骨，并上提肩胛骨，使之接近中线（图 5-19）。

【病因病理】

该病大多数由上肢猛力掷物、摔跤，或上肢向后下方猛然用力等引起急性损伤，未经治疗或治疗欠妥，日久导致此病。

菱形肌与肋骨相邻，急性损伤出血，日久结疤粘连，若伤处恰在肋骨上，便和肋骨粘连，影响菱形肌的伸缩运动而发病。当上肢勉强活动时，牵拉到粘连处，就会引起新的损伤，出现急性症状。

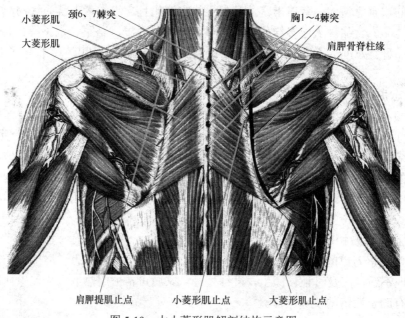

小菱形肌　颈6、7棘突　　　　　　　胸1～4棘突
大菱形肌　　　　　　　　　　　　肩胛骨脊柱缘
肩胛提肌止点　　小菱形肌止点　　大菱形肌止点

图 5-19　大小菱形肌解剖结构示意图

【临床表现】

该病在菱形肌急性损伤症状缓和很长一段时间后才发病（这也是腰背四肢各处因软组织粘连而引起的顽固性痛点的一个共同特征）。急性发作时，在上背脊柱和肩胛骨缘之间都有一突出的痛点，有时局部肿胀，感到上背沉重，背上如负重物，严重者不能入睡，翻身困难。走路时患侧肩部下降，不敢持物和自由活动，以免加剧疼痛。

【诊断要点】

（1）患者多有菱形肌损伤史。

（2）将患侧上肢被动向前上方上举，引起疼痛加剧。

（3）痛点和压痛点在第五胸椎和肩胛下端的连线以上，大多数靠近肩胛骨的内侧缘。

【针刀治疗】

1. 第 1 次针刀松解大、小菱形肌起止点的粘连、瘢痕

（1）体位　俯卧位。

（2）体表定位　大、小菱形肌起止点的压痛点。

（3）麻醉　1%利多卡因局部麻醉。

（4）刀具　使用Ⅰ型针刀。

（5）针刀操作（图 5-20）

①第 1 支针刀松解小菱形肌起点的粘连瘢痕　摸准小菱形肌起点处的颈椎棘突，在棘突顶部定位，刀口线与脊柱纵轴方向一致，针刀体与皮肤呈 90°角，按四步进针规程进针刀，针刀经皮肤、皮下组织、筋膜达颈椎棘突顶点骨面，纵疏横剥 2～3 刀，范围 1cm，然后分别沿棘突两侧向棘突根部提插切割 2～3 刀，范围不超过 0.5cm。

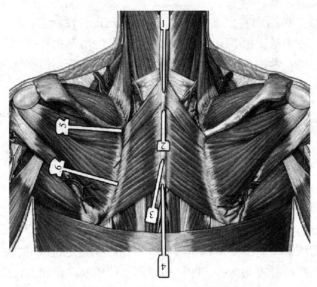

图 5-20 大、小菱形肌针刀松解示意图

②第 2 支针刀松解大菱形肌起点上部的粘连瘢痕 摸准大菱形肌起点上部的胸椎棘突，在棘突顶部定位，刀口线与脊柱纵轴方向一致，针刀体与皮肤呈 90°角，按四步进针规程进针刀，针刀经皮肤、皮下组织、筋膜达胸椎棘突顶点骨面，纵疏横剥 2～3 刀，范围 1cm，然后分别沿胸椎棘突两侧向棘突根部提插切割 2～3 刀，范围不超过 0.5cm。

③第 3 支针刀松解大菱形肌起点中部的粘连瘢痕 摸准大菱形肌起点中部的胸椎棘突，在棘突顶部定位，刀口线与脊柱纵轴方向一致，针刀体与皮肤呈 90°角，按四步进针规程进针刀，针刀经皮肤、皮下组织、筋膜达胸椎棘突顶点骨面，纵疏横剥 2～3 刀，范围 1cm，然后分别沿胸椎棘突两侧向棘突根部提插切割 2～3 刀，范围不超过 0.5cm。

④第 4 支针刀松解大菱形肌起点下部的粘连瘢痕 摸准大菱形肌起点下部的胸椎棘突，在棘突顶部定位，刀口线与脊柱纵轴方向一致，针刀体与皮肤呈 90°角，按四步进针规程进针刀，针刀经皮肤、皮下组织、筋膜达胸椎棘突顶点骨面，纵疏横剥 2～3 刀，范围 1cm，然后分别沿胸椎棘突两侧向棘突根部提插切割 2～3 刀，范围不超过 0.5cm。

⑤第 5 支针刀松解小菱形肌止点的粘连瘢痕 在肩胛骨内上角，肩胛提肌止点内下方，摸准肩胛骨脊柱缘，寻找压痛点定位。刀口线和小菱形肌肌纤维方向平行，针体和背部皮肤成 90°角刺入，按四步进针规程进针刀，针刀经皮肤、皮下组织，达肩胛骨内侧骨面，然后针刀小心向内寻找肩胛骨内侧缘，当刀下有落空感时，即到达小菱形肌止点骨面。调转刀口线 90°，向内铲剥 2～3 刀，范围 0.5cm。

⑥第 6 支针刀松解大菱形肌止点的粘连瘢痕 在小菱形肌止点下方，摸准肩胛骨脊柱缘，寻找压痛点定位。刀口线和大菱形肌肌纤维方向平行，针体和背部皮肤成 90°角刺入，按四步进针规程进针刀，针刀经皮肤、皮下组织，达肩胛骨内侧骨面，然后针刀小心向内寻找肩胛骨内侧缘，当刀下有落空感时，即到达大菱形肌止点骨面，调转刀口线 90°，向内铲剥 2～3 刀，范围 0.5cm。

（6）注意事项　做肌肉起止点松解时，必须先确定骨性标志，尤其是肩胛骨脊柱缘的确定非常重要，方法是让患者上下活动肩胛骨，医生用拇指触摸到肩胛骨脊柱缘。切不可盲目做针刀松解，否则，可能因为解剖位置不清，造成创伤性气胸等严重后果。针刀操作时，铲剥一定在骨面上进行，不能脱离骨面。

2. 第2次针刀松解大、小菱形肌肌腹部的粘连瘢痕

（1）体位　俯卧位。

（2）体表定位　大、小菱形肌肌腹部压痛点。

（3）消毒　在施术部位，用碘伏消毒2遍。

（4）麻醉　1%利多卡因局部麻醉。

（5）刀具　使用Ⅰ型针刀。

（6）针刀操作（图5-21）

①第1支针刀松解左侧小菱形肌肌腹部　根据压痛点定位或寻找痛性结节处定位。刀口线和小菱形肌肌纤维方向平行，针体和背部皮肤成90°角刺入，按四步进针规程进针刀，针刀经皮肤、皮下组织、筋膜，患者有酸、麻、胀感，或者针刀刺到硬结时，即到达小菱形肌病变部位，纵疏横剥2～3刀，范围不超过0.5cm。

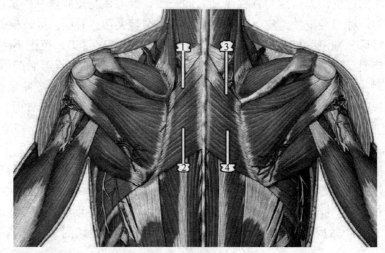

图5-21　大小菱形肌肌腹部粘连瘢痕针刀松解示意图

②第2支针刀松解左侧大菱形肌肌腹部　根据压痛点定位或寻找痛性结节处定位。刀口线和大菱形肌肌纤维方向平行，针体和背部皮肤成90°角刺入，按四步进针规程进针刀，针刀经皮肤、皮下组织、筋膜，患者有酸、麻、胀感，或者针刀刺到硬结时，即到达大菱形肌病变部位，纵疏横剥2～3刀，范围不超过0.5cm。

③第3、4支针刀松解右侧大、小菱形肌肌腹部的粘连瘢痕　针刀操作方法与左侧松解方法相同。

（6）注意事项　做肌腹部松解时，针刀在肌腹内操作，对损伤严重，或者菱形肌发达的患者，针刀可以缓解菱形肌与肋骨骨面的粘连，但针刀只能在肋骨面上操作，切不可深入肋间，否则可引起创伤性气胸等严重并发症。

3. 第 3 次针刀松解肩胛提肌止点的粘连瘢痕

对病情严重，针刀松解大、小菱形肌起止点及肌腹部后仍不能恢复的患者，应松解双侧肩胛提肌止点的粘连瘢痕。

（1）体位　俯卧位。

（2）体表定位　肩胛骨内上角压痛点定位。

（3）消毒　在施术部位，用碘伏消毒 2 遍。

（4）麻醉　1%利多卡因局部麻醉。

（5）刀具　使用Ⅰ型针刀。

（6）针刀操作（图 5-22）

①第 1 支针刀松解左侧肩胛提肌止点的粘连瘢痕　在肩胛骨内上角的边缘，刀口线方向和肩胛提肌肌纤维方向平行，针体和背部皮肤成 90°角，按四步进针规程进针刀，针刀经皮肤、皮下组织，达肩胛骨内上角边缘骨面，调转刀口线 90°，向肩胛骨内上角边缘方向铲剥 2～3 刀，范围 0.5cm。

②第 2 支针刀松解右侧肩胛提肌止点的粘连瘢痕　针刀松解方法与左侧相同。

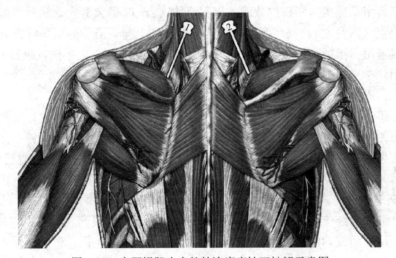

图 5-22　肩胛提肌止点处粘连瘢痕针刀松解示意图

（6）注意事项　做起止点松解时，必须先确定骨性标志，尤其是肩胛骨脊柱缘的确定非常重要，方法是让患者上下活动肩胛骨，医生用拇指触摸到肩胛骨脊柱缘。切不可盲目做针刀松解，否则，可能因为解剖位置不清，造成创伤性气胸等严重后果。针刀操作时，铲剥一定在骨面上进行，不能脱离骨面。

【针刀术后手法治疗】

针刀治疗术后采用阻抗扩胸手法，患者取坐位，双肩关节外展 90°，做好扩胸姿势，医生站在患者后面，双手推住患者的双肘关节后方，嘱患者扩胸，当扩胸到最大位置时，医生突然放开双手，使菱形肌全力收缩，以松解残余粘连。可重复 2～3 次。

【针刀术后康复治疗】

（一）目的

针刀整体松解术后康复治疗的目的是进一步调节背部的弓弦力学系统的力平衡，促进局部血液循环，加速局部的新陈代谢，有利于损伤组织的早期修复。

（二）原则

菱形肌损伤针刀术后 48～72 小时后可选用下列疗法进行康复治疗。

（三）方法

1. 毫针法

处方：调节菱形肌的弓弦力学系统，取大椎、陶道、身柱、神道、大杼、风门、肺俞。

操作：患者俯卧位，穴位皮肤常规消毒，用 0.30mm×40mm 一次性毫针针刺，大椎、陶道、身柱、神道直刺 0.5～0.8 寸；大杼、风门、肺俞向棘突或向下斜刺 0.5～0.8 寸。得气后，平补平泻手法，每 10 分钟行针 1 次，留针 30 分钟，每日 1 次，6 次为 1 疗程。

2. 推拿法

处方一：C_6～T_4 棘突旁穴、阿是穴、肌痉挛、劳损结节处。

操作：患者俯卧，两上肢放于体侧，术者站于床头，用双掌交替推患侧菱形肌由上而下数遍，再用掌擦揉病变部位数遍，接着点按 C_6～T_4 棘突旁穴。然后用拇指由病变部位的压痛点（阿是穴）、肌痉挛、劳损结节处，从上向下沿菱形肌肌纤维方向压拨反复数次，接着用拇指指腹由上至下顺肌纤维方向推理数遍；以上手法以隔日 1 次为佳，久病患者治疗 7 次为 1 个疗程。

处方二：肩外俞、魄户、神堂、天宗、肩井。

操作：患者俯卧，术者先沿着患侧菱形肌走行往返推揉数 10 次，再用拇指指端按顺序点按患侧背部的肩外俞、魄户、神堂、天宗，每个穴位各点按 1 分钟，接着用四指点拨手法在患侧肩胛骨脊柱缘的条状隆起处，由上而下慢慢移动（"下"前后重复）。最后拿两侧肩井，以上手法每日 1 次，10 次为 1 个疗程。

3. 中药外治法

处方：细辛、红花、血竭、牛膝、独活、樟脑、乳香、没药、川芎、冰片各 20g。

操作：用白酒或 60%酒精作溶液，上药入酒密闭浸泡 10 日。患者坐位，用上述药液在患者背部涂擦，然后摸准压痛点，用扁平稍弯曲的木棒沾上药液，在每个压痛点上用腕力反复叩击，先轻后重，以患者能忍受为度，频率 120～150 次/分钟，每一患处叩击约 5 分钟，此时局部有酸、麻、胀和灼热感，皮下出现血瘀斑，疼痛逐渐减轻或消失。

【针刀术后护理】

1. 生活起居护理

天气变冷时，患者常会感觉上背部疼痛加剧。因此患者要注意局部的防寒保暖，避免风寒湿邪的侵袭而加重病情。

2. 饮食护理

患者宜清淡饮食、保障营养，多食宜消化且富含维生素的食物，禁食辛辣肥甘厚腻之品。食品种类应多样化，每日更换品种，合理调配。亦可给予适当的药膳，在骨肉汤中加入党参、怀山药、枸杞子各 2～3g，以增食欲。

3. 情志护理

患者在上背脊柱和肩胛骨缘之间都有一突出的痛点，有时局部肿胀，自觉上背沉重，如负重物，严重者不能入睡，翻身困难。患者多表现为焦虑、急躁、情绪不稳定而心情抑郁，心理压力大。因此，我们应及时做好心理护理，向患者介绍本病的有关知识，使其对本病有正确的认识，并随时了解患者所存在的心理负担，针对原因给予正确的心理疏导，消除顾虑，稳定情绪，让患者保持乐观的心态，积极配合治疗。

4. 对症处理及护理

术后要观察刀口的情况，保持伤口的干燥，防止感染。询问患者局部有无疼痛或麻木，若出现不适，应及时处理。家属可用热毛巾热敷患者患处以使背部松弛，以助病情康复。

第八节　棘上韧带损伤

【概述】

棘上韧带的损伤比较常见。脊柱的弯曲活动，常使其劳损或损伤，腰段的棘上韧带最易受损。突然外伤也常使棘上韧带损伤。新伤用恰当的手法治疗，效果甚佳，陈旧性的慢性损伤，针刀治疗效果理想。

【针刀应用解剖】

棘上韧带为一狭长韧带，起于第七颈椎棘突，向下沿棘突尖部止于骶中嵴，此韧带作用是限制脊柱过度前屈，此韧带附着于除上 6 个颈椎以外的所有椎体的棘突。

【病因病理】

脊柱在过度前屈时棘上韧带负荷增加。如果把脊柱前屈时人体看作是一个弯曲的物体，那么，棘上韧带处在弯曲物体的凸面，腹部处在弯曲物体的凹面，这样，根据力学原理，凸面所受到的拉应力最大，凹面受到压应力最大。所以，棘上韧带在脊柱过度前曲时最易牵拉损伤。如果脊柱屈曲位突然受到外力从纵轴上的打击，棘上韧带也会受损，脊柱屈曲受到暴力扭屈也易损伤棘上韧带。

棘上韧带损伤点大多在棘突顶部的上下缘。若损伤时间较长，棘上韧带棘突顶部上下缘结疤挛缩，可引发顽固性疼痛。

【临床表现】

（1）有损伤史。

（2）拾物试验阳性。

（3）在腰椎棘突上有痛点和压痛点，且都在棘突顶部的上下缘，其痛点浅在皮下。

【诊断要点】

（1）腰背部有损伤史和劳损史。

（2）腰棘突疼痛，弯腰加重。

（3）病变棘突可触及硬结、局部钝厚和压痛。

（4）拾物试验阳性。

（5）X线检查无异常。

【针刀治疗】

1. 治疗原则

依据针刀医学关于慢性软组织损伤的理论，棘上韧带损伤后，引起粘连、瘢痕和挛缩，造成腰部的动态平衡失调，而产生上述临床表现。在慢性期急性发作时，病变组织有水肿渗出刺激神经末梢，使上述临床表现加剧。依据上述理论，棘上韧带损伤的部位主要是棘突的上下缘，沿棘突的矢状面，用针刀将粘连松解、瘢痕刮除，使腰部的动态平衡得到恢复。

2. 操作方法

（1）**体位**　让患者俯卧于治疗床上，肌肉放松。

（2）**体表定位**　棘突顶点。

（3）**消毒**　在施术部位，用碘伏消毒 2 遍，然后铺无菌洞巾，使治疗点正对洞巾中间。

（4）**麻醉**　1%利多卡因局部麻醉。

（5）**刀具**　使用 I 型针刀。

（6）**针刀操作**（图 5-23）　刀口线和脊柱纵轴平行，针刀体和背面成 90°角，达棘突顶部骨面。将针刀体倾斜，如痛点在进针点棘突上缘，使针刀体向脚侧倾斜 45°角，纵疏横剥 2～3 刀，如疼痛在进针点棘突下缘，使针刀体向头侧倾斜 45°角，纵疏横剥 2～3 刀。

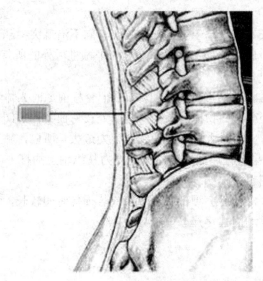

图 5-23　棘上韧带松解示意图

【针刀术后手法治疗】

腰过度屈曲 1～2 次即可。

【针刀术后康复治疗】

（一）目的

棘上韧带损伤针刀整体松解术后康复治疗的目的是进一步促进局部血液循环，加速局部的新陈代谢，有利于疾病的早期修复。

（二）原则

棘上韧带损伤术后 48～72 小时可选用下列疗法进行康复治疗。

（三）方法

1. 针灸推拿疗法

（1）针刺法

处方一：肾俞、腰阳关、委中、昆仑。

操作：皮肤消毒后，针刺以上各穴，行中强刺激，留针 20 分钟，每 5 分钟行针 1 次，并可配合艾灸、拔罐同时治疗，隔日 1 次，6 次为 1 疗程。

处方二：志室、大肠俞。

操作：皮肤常规消毒后，针刺志室、大肠俞，行中强刺激或中等刺激，使麻胀感向腰臀部放散。截取 1～2cm 长的艾段，套于针柄上，围着针垫一张纸，点燃艾段。每次 20 分钟，其间不再行针。注意：取针时用镊子夹住柄轻轻抽取。

（2）穴位注射法

处方：阿是穴。

操作：局部皮肤严格消毒后，将 25mg 醋酸氢化可的松，加入 1%普鲁卡因 1ml 中，进行封闭。将药液注射于棘突尖部及其上、下缘，在各部位需将针刺到骨质表面，轻轻推药，使稍有阻力，以便将该部粘连组织分离，每周 1 次，3 次为 1 疗程。

（3）穴位埋针法

处方：阿是穴。

操作：先把毫针剪断弯成"厂"形，每边各长 1cm。再以毫针刺阿是穴放血少许，然后把厂形针的一边插入针孔，另一边留皮外，用消毒棉花少许衬垫，其上用 2cm×3cm 胶布贴封针和棉花。埋针 2 日取出。

（4）灸法

处方：阿是穴。

操作：取麦粒大小艾炷置于患者腰部压痛最敏感处，点燃。若患者感到疼痛，可将艾炷夹起，用手轻轻拍打患处，再将艾炷置于上。施灸 4 壮，注意勿烫伤皮肤。

2. 现代物理疗法

（1）超短波疗法

处方：患部。

操作：应用超短波治疗仪，电源 220V，50HZ，功率 200W，波长 3.37m，电极 20cm×15cm，间隙 1～2cm，并置安放于患侧，连续振动与间歇振动交替进行，温度控制在 50℃～60℃，以患者能耐受为度。每日 1 次，每次 30 分钟，10 天为 1 疗程。

（2）中频电疗法

处方：患侧。

操作：采用高级电脑中频治疗系统，根据患者实际情况选用适宜的电极板，对置者并置于患部，避开局部有破损的地方。波形为方形，指数波和三角波交替进行，工作幅度为连续运行，间歇加载，载波频率 4000～5000Hz，调制频率 50～80Hz，剂量以患者耐受为度。每日 1 次，每次 20 分钟，10 天为 1 疗程。

【针刀术后护理】

1. 生活起居护理

避风寒，保暖，注意劳逸结合，慎做重活。

2. 情志护理

多与患者沟通，向患者解释针刀疗法的基本知识及注意事项，消除其恐惧心理，以利于配合治疗。

3. 对症处理及护理

术后要观察刀口的情况，保持伤口的干燥，防止感染。询问患者局部有无疼痛或麻木，若出现不适，应及时报告医生，进行处理。

4. 健康教育

日常生活中应注意避免脊柱突然过度弯曲，尽量避免外来伤害，从而减少本病的发生。损伤后，应尽量早日治疗，以免延误造成慢性损伤，加重病情。

第九节　棘间韧带损伤

【概述】

棘间韧带对脊柱扭转起保护作用。韧带损伤的机会少于棘上韧带，在脊柱发生突然过度扭转时，易损伤。在临床上易和棘上韧带损伤相混淆。

【针刀应用解剖】

棘间韧带位于相邻两个椎骨的棘突之间，棘上韧带的深部，前方与黄韧带延续，向后与棘上韧带移行。除腰骶部的棘间韧带较发达外，其他部位均较薄弱。

【病因病理】

棘间韧带因脊柱突然过度扭转牵拉而损伤，伤后棘间隐痛不适，脊柱扭转和弯曲时疼痛加剧，而使活动受限。此韧带扭伤后，多数患者因延误治疗而转为慢性损伤，棘间韧带结疤挛缩，症状日趋突出，疼痛逐渐加重。棘间韧带挛缩可使上下棘突牵拉而靠近，形成吻性棘突，并使上下椎体力学状态发生一系列变化，造成复杂的临床症状。

【临床表现】

脊柱棘突间有深在性胀痛，患者不敢做脊柱旋转动作，卧床时多取脊柱伸直位侧卧。行走时，脊柱呈僵硬态。

【诊断要点】

（1）有脊柱扭转性外伤史。

（2）棘突间有深在性胀痛，但压痛不明显。

（3）脊柱微屈被动扭转脊柱，引起疼痛加剧。

【针刀治疗】

1. 治疗原则

依据针刀医学关于慢性软组织损伤的理论，棘间韧带损伤后，引起粘连、瘢痕和挛缩，造成腰部的动态平衡失调，而产生上述临床表现。在慢性期急性发作时，病变组织有水肿渗出刺激神经末梢，可使上述临床表现加剧。依据上述理论，用针刀将粘连松解、瘢痕刮除，使腰部的动态平衡得到恢复。

2. 操作方法

（1）体位　让患者俯卧于治疗床上，肌肉放松。

（2）体表定位　棘突。

（3）消毒　在施术部位，用碘伏消毒2遍，然后铺无菌洞巾，使治疗点正对洞巾中间。

（4）麻醉　1%利多卡因局部麻醉。

（5）刀具　使用Ⅰ型针刀。

（6）针刀操作（图5-24）　在患者自诉疼痛的棘突间隙进针刀。刀口线和脊柱纵轴平行，针刀体与进针刀平面垂直刺入1cm左右，当刀下有坚韧感，患者诉有酸胀感时，即为病变部位，先纵疏横剥2～3刀，再将针刀体倾斜，与脊柱纵轴成90°角，在上一椎骨棘突的下缘和下一椎骨棘突的上缘，沿棘突矢状面纵疏横剥2～3刀，出针刀。

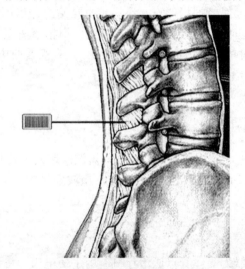

图5-24　棘间韧带松解示意图

【针刀术后手法治疗】

采用手法按揉松解。

【针刀术后康复治疗】

（一）目的

棘间韧带损伤针刀整体松解术后康复治疗的目的是进一步促进局部血液循环，加速局部的新陈代谢，有利于疾病的早期修复。

（二）原则

棘间韧带损伤术后48～72小时可选用下列疗法进行康复治疗。

（三）方法

1. 针灸推拿疗法

（1）温针灸法

处方一：腰段夹脊穴、腰阳关、长强、阿是穴。

温针时间：每次 30 分钟，每日 1 次，7 天为 1 疗程。

处方二：阿是穴、后溪。

操作：取阿是穴，皮肤常规消毒后，快速进针，行强刺激手法，留针 20 分钟，每 5 分钟行针 1 次。取针后，针刺后溪，频频捻转，并嘱患者活动腰部。隔日 1 次，6 次为 1 疗程。

（2）拔罐法

处方：夹脊穴。

操作：先暴露患处，在背腰棘突间压痛处用投火法竹筒火罐吸拔 20 分钟。以上治疗隔日一次，5 次为 1 疗程。疗程间休息 5 天，治疗 2 个疗程。

（3）推拿法

处方：患部棘突间。

操作：患者俯卧位，医者拇指伸直，小弓步挺腰站立、尽可能靠近中轴关节用力，以指端着力于患部，余四指置于相应的位置以助力，拇指下压至一定的深度吸定，待有酸胀感时，再做与肌纤维成垂直方向有节律的拨动，一直沿着肌肉向下拨，反复操作 5～8 次。每日 1 次，7 次为 1 疗程，连续治疗 2 个疗程。

2. 现代物理疗法

（1）高频电疗法

处方：患部。

操作：常用的有短波、超短波及微波疗法。短波及超短波治疗时，微热量，每次 15 分钟，每日 1 次，10 次为 1 疗程。微波治疗时，微波辐射电极置于背部照射，微热量，每次 15 分钟，每日 1 次，10 次为 1 疗程。

（2）感应电疗法

处方：局部痛点。

操作方法：采用仪器为晶体管点送治疗机。用手柄电极，将治疗拨至感应档，电流输出 50～70mW（根据病人耐受量调整）。一极置于痛点，另一极于周围或痉挛肌肉处，或双电极从患侧背部向腰骶部逐渐移动，以引起肌肉收缩为准。

（3）激光疗法

处方：用氦-氖激光照射损伤部位。

操作：用氦-氖激光直接照射病灶局部痛点，照射距离 100cm，输出功率 1.6mW，每次 10 分钟，每日 1 次。

【针刀术后护理】

1. 生活起居护理

急性期应卧床休息，减少弯腰活动，以利损伤组织修复。慢性期活动也不宜过多，可做一些局部的热敷、理疗等；也可由他人在局部施行点按、捻散或扳推等手法。

2. 情志护理

多与患者沟通，向患者解释针刀疗法的基本知识及注意事项，消除其恐惧心理，以利于配合治疗。

3. 对症处理及护理

1%利多卡因 2ml 加曲安奈德 20mg 做棘间韧带局封，可止痛消炎，有较好的效果。

4. 健康教育

日常生活中应注意避免脊柱突然过度扭转牵拉，从而减少本病的发生。损伤后，应尽量早日治疗，以免延误造成慢性损伤，加重病情。

第十节　第三腰椎横突综合征

【概述】

第三腰椎横突综合征是比较常见、也是难治愈的腰痛病之一。一般治疗方法难以见效。由于针刀疗法的应用，对该病病理进行了新的探讨和认识，故在治疗上可取得立竿见影的疗效。

【针刀应用解剖】

L_3横突有众多大小不等的肌肉附着，相邻横突之间有横突间肌，横突尖端与棘突之间有横突棘肌，横突前侧有腰大肌及腰方肌，横突的背侧有骶棘肌，腰背筋膜中层附于横突尖。在腰椎所有横突中，L_3横突最长，活动幅度也大，受到的拉力也最大，因此，损伤机会也较多。

【病因病理】

L_3横突比其他腰椎横突长。处于腰椎的中段，起到加强腰部稳定性和平衡的作用。由于这一生理特征，在腰部做屈伸活动时，增加了横突尖部磨擦损伤腰部软组织的机会，当人体做过多的持久的弯腰屈伸活动时，L_3横突尖部就会磨擦损伤腰背深筋膜和骶棘肌。

受 L_3横突尖部磨擦损伤的肌肉，会有毛细血管出血，肌肉纤维断裂，自我修复过程中，在一定条件下肌肉的内部就会结疤，而与 L_3横突尖部粘连，限制腰背筋膜和骶棘肌的活动（腰部的屈伸）。当人体用力做弯腰活动或劳动时，深筋膜和骶棘肌就会受到牵拉而进一步损伤，引起局部出血、充血和水肿，出现严重的临床症状。经过一段时间的休息，充血和水肿被吸收，临床症状又有所缓解，但是，粘连更加严重，形成恶性循环。所以，临床上未得到有效治疗者（剥开粘连或切除 L_3横突）都有症状逐渐加重的趋势。由于受第三腰椎横突尖部磨擦牵拉损伤的肌肉部位是在 L_3横突尖部运动范围内的 1 条线上，因此，发生粘连必在横突尖部，当粘连形成后，痛点就固定在第三腰椎横突尖部这个点上，故形成第三腰椎横突综合征。

【临床表现】

腰部中段单侧或双侧疼痛。腰背强直，不能弯腰和久坐、久立，严重者行走困难，站立时，常以双手扶持腰部，通过休息和各种治疗可缓解。一旦腰部做过多活动，疼痛又加重，严重者生活不能自理，在床上翻身都感到困难。较轻者不能弯腰工作，站立工作不能持久，有时也受气候影响而加重。

【诊断要点】

（1）有外伤或劳损史。

（2）在第三腰椎横突尖部单侧或双侧有敏感的压痛点。

（3）屈躯试验阳性。

【针刀治疗】

1. 治疗原则

依据针刀医学关于慢性软组织损伤的理论，L_3横突损伤后，引起粘连、瘢痕和挛缩，造成 L_3 横突的动态平衡失调，而产生上述临床表现。在慢性期急性发作时，病变组织有水肿渗出刺激神经末梢，使上述临床表现加剧。依据上述理论，L_3 横突损伤主要在 L_3 横突末端。用针刀将其粘连松解、瘢痕刮除，使 L_3 横突末端的动态平衡得到恢复。

2. 操作方法

（1）体位　俯卧位。

（2）体表定位　第三腰椎横突尖。

（3）消毒　在施术部位，用碘伏消毒 2 遍，然后铺无菌洞巾，使治疗点正对洞巾中间。

（4）麻醉　1%利多卡因局部麻醉。

（5）刀具　使用 I 型针刀。

（6）针刀操作（图 5-25、图 5-26）　摸准 L_3 棘突顶点，从 L_3 棘突中点旁开 3cm，在此定位。刀口线与脊柱纵轴平行，针刀经皮肤、皮下组织，直达横突骨面，刀体向外移动，当有落空感时，即到 L_3 横突尖，在此用提插刀法切割横突尖的粘连、瘢痕 2～3 刀，深度不超过 0.5cm，以松解腰肋韧带在横突尖部的粘连和瘢痕，然后，调转刀口线 90°，沿 L_3 横突上下缘用提插刀法切割 2～3 刀，深度不超过 0.5cm，以切开横突间韧带。

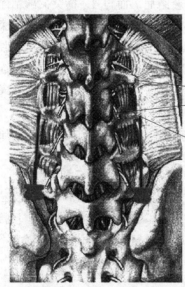

腰肋韧带横突部

脊神经后支

腰3横突粘连点

图 5-25　L_3 椎横突松解后面观

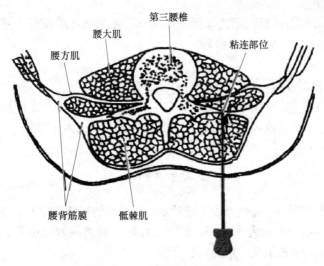

图 5-26　L₃ 横突松解横断面观

（7）注意事项　在第三腰椎横突尖及横突中部有诸多软组织附着，如胸腰筋膜中层起始部、腰大肌起点、横突间肌等，由于第三腰椎横突的长度是腰椎横突中最长的，所以受伤机会多，根据网眼理论，一侧的横突受损伤，对侧必然代偿，也有粘连和瘢痕，故针刀还要松解对侧第三腰椎横突。否则，易出现针刀治疗见效快，复发率高的局面。

【针刀术后手法治疗】

（1）手法　患者立于墙边，背部靠墙，医生一手托住患侧腹部令其弯腰，另一手压住患者背部。当患者弯腰至最大限度时，突然用力压背部 1 次，然后让患者做腰部过伸。

（2）注意事项　针刀术后应先平卧 10～15 分钟后再做手法，尤其是中老年患者，对针刀手术有恐惧感，心情紧张，如做完针刀，即叫患者下床做手法，可引起体位性低血压、摔倒，导致不应该出现的意外事故。

【针刀术后康复治疗】

（一）目的

第三腰椎横突综合征针刀整体松解术后康复治疗的目的是进一步促进局部血液循环，加速局部的新陈代谢，有利于疾病的早期修复。

（二）原则

第三腰椎横突综合征术后 48～72 小时可选用下列疗法进行康复治疗。

（三）方法

1. 针灸推拿疗法

（1）针刺法

处方：阿是穴、环跳、承扶、风市。

操作：皮肤常规消毒后，阿是穴直刺 1.5～2.5 寸，环跳直刺 2～2.5 寸，承扶直刺 1.5～2.5 寸，风市直刺 1～1.5 寸。留针 15～20 分钟，每日 1 次，10 天为 1 疗程。

（2）刺络拔罐法

处方：阿是穴。

操作：皮肤常规消毒后，用皮肤针重叩局部，使局部皮肤发红，并微渗血，加拔火罐 10 分钟。隔日 1 次，6 次为 1 疗程。

（3）灸法

处方：阿是穴、肾俞。

操作：将艾条点燃，对准第三腰椎横突部和肾俞穴，保持一定的距离，进行移动熏灼。每次 15 分钟。此法也可用于温针灸。每日 1 次，6 次为 1 疗程。

2. 现代物理疗法

（1）高频电疗法

处方：患部。

操作：常用的有短波、超短波及微波疗法。短波及超短波治疗时，微热量，每次 12～15 分钟，每日 1 次，10 天为 1 疗程。微波治疗时，微波辐射电极置于背部照射，微热量，每次 15 分钟，每天 1 次，8 次为 1 疗程。

（2）感应电疗法

处方：局部痛点。

操作方法：采用仪器为晶体管点送治疗机。用手柄电极，将治疗拨至感应档，电流输出 50～70mW（根据病人耐受量调整）。一极置于痛点，另一极于周围或痉挛肌肉处，或双电极从患侧背部向腰骶部逐渐移动，以引起肌肉收缩为准。

【针刀术后护理】

1. 生活起居护理

在急性期应卧床休息，起床活动时可用腰围保护，治疗期间应避免腰部过度屈伸和旋转活动，宜保暖，避风寒，后期可进行腰背肌功能锻炼。

2. 情志护理

多与患者沟通，向患者解释针刀疗法的基本知识及注意事项，消除其恐惧心理，以利于医患配合。

3. 对症处理及护理

急性期要求患者减少弯腰活动，以利损伤组织修复。后期进行腰背肌功能锻炼，辅导患者练习以下动作：取站立位，双足分开与肩同宽，双手拇指向后叉腰，拇指顶按腰 3 横突，然后腰部旋转，每次 5～10 分钟，最后腰部后伸，双手拇指捻散腰部，放松腰肌，解除粘连，消除炎症。

4. 健康教育

教育患者注意休息，加强自我保护意识，避免腰部受外部暴力伤害及扭伤。后期可自行练习上述动作。

第十一节　竖脊肌下段损伤

【概述】

竖脊肌下段损伤大多被笼统诊断为腰肌劳损。竖脊肌下段损伤是腰肌劳损中的一小部分，还有更多的腰部软组织损伤疾病属于腰肌劳损。过去对腰肌劳损的病因病理缺乏正确的认识，也无较好的治疗方法。针刀医学重新认识了该病病因和病理，并取得了满意疗效。

【针刀应用解剖】

背部深层肌也称背部固有肌，是从骨盆延伸到颅的一群肌肉，包括头、颈的伸肌和旋肌（即头夹肌和颈夹肌），短节段肌（棘间肌和横突间肌）以及脊柱的伸肌和旋肌（竖脊肌、横突棘肌，后者又分为半棘肌、回旋肌和多裂肌），它们共同控制脊柱的运动。

1. 头夹肌

起于项韧带下份后缘，第七颈椎及上位 3 个胸椎棘突及棘上韧带，在菱形肌和斜方肌的深面，在胸锁乳突肌深面止于乳突和枕骨上项线外 1/3。由中部颈神经后支的外侧分支支配。

2. 颈夹肌

起于第三至六胸椎棘突，向上止于第二至三颈椎横突后结节，并位于肩胛提肌起点的前方。双侧收缩头后仰，单侧收缩，头向同侧旋转。由下部颈神经后支的外侧分支支配。

3. 竖脊肌

位于脊柱两侧的沟内，其延长部达胸、颈平面。在胸腰椎段，表面有胸腰筋膜及下方的下后锯肌覆盖，而在上胸段有菱形肌和夹肌覆盖。竖脊肌在脊柱两侧不同平面形成大小不等的肌和腱群。在骶骨，竖脊肌细小呈"U"形，起点处的腱性成分多，且强韧，在腰部，该肌增厚形成一大的肌肉隆起。其外侧靠近腰背外侧沟。在肋角处横越肋骨上行至胸背部，先向上外，后垂直，最后向上内走行，直至被肩胛骨覆盖。

竖脊肌起于骶正中嵴，骶骨背面，向上附着于腰椎，第十一至十二胸椎棘突及棘上韧带，肌肉外侧部起于髂嵴背内侧和骶外侧嵴，在此与骶结节韧带和骶髂后韧带融合。肌纤维在上腰部分为 3 个纵柱，即外侧的髂肋肌，中间的最长肌和内侧的棘肌。髂肋肌的功能是伸直脊柱及脊柱侧屈，胸最长肌和颈最长肌可使脊柱向后及侧方弯曲，头最长肌可仰头，并使面部转向同侧。棘肌的功能是伸脊柱。髂肋肌和最长肌由下位颈神经、胸神经和腰神经的后支支配，棘肌由下位颈神经和胸神经的后支支配。每一纵柱又分为 3 个部分（表 5-1）。

表 5-1　上腰部分肌纤维 3 个纵柱又分为 3 个部分

髂肋肌	最长肌	棘肌
腰髂肋肌	胸最长肌	胸棘肌
胸髂肋肌	颈最长肌	颈棘肌
颈髂肋肌	头最长肌	头棘肌

（1）腰髂肋肌起于竖脊肌的起点，止于下 6 位肋角缘。

（2）胸髂肋肌起于下 6 位肋角的上内缘，腰髂肋肌止点的内侧，上行止于上 6 位肋角上内缘及第七颈椎横突后结节。

（3）颈髂肋肌起于第三至六肋角后缘，在胸髂肋肌止点的内侧，上行止于第四至六颈椎横突后结节。

（4）胸最长肌是髂肋肌的最大的延伸部分，在腰部，它与腰髂肋肌融合，有部分肌纤维止于腰椎整个横突和副突的后面及胸腰筋膜的中层，在胸部，该肌借圆形肌腱和肌束分别止于全部胸椎的横突尖和下 10 位肋骨的肋角和肋结节之间。

（5）颈最长肌位于胸最长肌的内侧，以长而薄的肌腱起于上 5 位胸椎横突，并以腱的形式止于第二至六颈椎横突后结节。

（6）头最长肌位于颈最长肌和头半棘肌之间，以腱的形式起于上 5 位胸椎横突及下 4 位颈椎关节突。在胸锁乳突肌和头夹肌的深面止于乳突的后缘。在该肌的中上份常有一横行的腱划。

（7）胸棘肌是竖脊肌的内侧部分，位于胸长肌内侧并与其融合，以 3～4 条肌腱起于 T_{11}～L_2 的棘突，然后汇合成一束肌，向上以分开的腱止于上部胸椎的棘突，并与位于其前方的胸半棘肌紧密相连。

（8）颈棘肌可以缺如，如果存在，起于项韧带的下份和颈 7 及 L_1～L_2 棘突，向上止于枢椎棘突，也有止于 C_3～C_4 棘突。

（9）头棘肌多与头半棘肌融合。

4. 横突棘肌脊柱的短节段肌

它们均起于横突斜向上内止于上一个或者几个节段的棘突，由胸半棘肌、颈半棘肌、头半棘肌、多裂肌、胸回旋肌、颈回旋肌、腰回旋肌 7 块肌肉组成，3 块半棘肌的功能：颈半棘肌和胸半棘肌伸脊柱侧弯的颈胸部，并使其向对侧旋转，头半棘肌仰头，并使面部转向对侧。由颈神经和胸神经后支支配。多裂肌和回旋肌的运动方式尚不清楚。其神经支配来源于脊神经的后支。

（1）胸半棘肌　肌束长而薄，以肌腱形式起于 T_7～T_{10} 横突，向上仍以肌腱止于上 4 位胸椎和下 2 位颈椎棘突。

（2）颈半棘肌　以腱性及肌纤维起于上 6 位胸椎横突，向上止于第二至五颈椎棘突，其中，附着于第二颈椎的肌束最大。

（3）头半棘肌　位于颈后方，夹肌的深面，头、颈最长肌的内侧，以肌腱形式起于上 6 位胸椎和第七颈椎的横突，以及第四至七颈椎的关节突，向上汇合成一阔肌止于枕骨上、下项线之间的内侧部。该肌内侧与其余部分有一定分离，称为头棘肌。

（4）多裂肌　由肌性和腱性束组成，它们于前述诸肌的深面，以肌束形式在以下起点：最下面起于骶骨背面，达第四骶骨后孔，竖脊肌的腱膜，髂后上棘和骶髂后韧带；中部起于所有腰椎，胸椎的横突；上部起于下 4 位颈椎的关节突。第一束都向上方斜行，止于其上方 2～3 个节段的棘突。甚至有肌束止于其上方相邻的椎骨。

（5）回旋肌　位于多裂肌的深面，只有胸部有发育完整的回旋肌。胸回旋肌由 11 对大致呈四边形的肌束构成，每一块肌起于横突的上后部，止于上位椎骨椎板下外缘。颈回旋肌与腰回旋肌多不规则，它们的起止点与胸回旋肌相同。

5. 棘间肌

位于上下相邻棘突尖之间成对的短肌，在棘间韧带两侧各一块，颈部最明显。

6. 横突间肌

位于椎骨横突之间的肌肉，颈部发育最完全，由横突间前、后肌组成，两者间隔以脊神经前支。横突间后肌分为内外侧部，分别由相应部位的脊神经前、后支支配。内侧部也称为横突间固有肌，借穿过它的脊神经后支而再分成内、外侧两部分。横突间肌的功能和运动方式尚不清楚。

竖脊肌下段损伤最常见的部位是腰椎横突、骶骨岬背面及髂骨后部（图 5-27）。

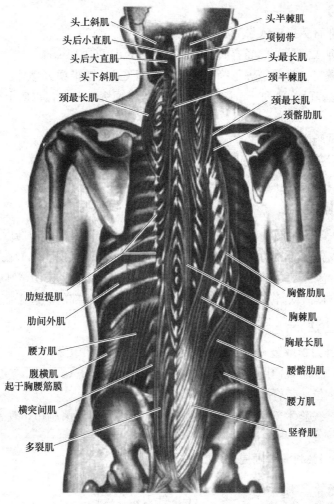

图 5-27　竖脊肌结构示意图

【病因病理】

竖脊肌下段处在人体腰骶部位，是脊柱做屈伸侧弯活动最频繁的部位，也是做这些运动时应力最集中的地方。损伤有积累性劳损和突然的暴力引起的牵拉伤两种情况，前者是人体持续过度牵拉而缓慢的损伤，或肌纤维、肌腱受到附近骨突的磨擦而缓慢地损伤。另外，突然的暴力使腰部过度前屈，或人体欲努力将脊柱从屈曲位变为伸直位，而又受到暴力的阻止，肌肉强烈收缩，而使竖脊肌的肌纤维和肌腱突然断裂而损伤。这些急慢性损伤，都需要自我修复。在修复过程中，肌肉本身瘢痕而和周围组织器官（筋膜、骨突、韧带等）粘连，造成局部血运和体液代谢障碍，周围组织的动态平衡被破坏。在这种情况下，腰部的屈伸和侧屈活动受到限制，勉强活动导致进一步损伤，所以在临床上都出现反复发作，并有逐渐加剧的趋势。

【临床表现】

腰骶部疼痛，弯腰困难，不能久坐和久立，不能持续做脊柱微屈体位的工作。患者喜欢用手或桌子的一角顶压腰骶部的疼痛部位。严重者上下床均感困难，生活不能自理。

【诊断要点】

（1）腰骶部有劳损史或暴力损伤史。

（2）骶骨岬或髂骨背部竖脊肌附着点处疼痛，且有压痛点。

（3）腰椎横突尖部或棘突下缘有疼痛和压痛（第三腰椎横突除外，因第三腰椎横突尖部损伤最常见，已单独列一节叙述。但第三腰椎横突综合征，也属于竖脊肌下段损伤的范围）。

（4）拾物试验阳性。

（5）让患者主动弯腰会使上述一些痛点疼痛明显加剧。

【针刀治疗】

（一）治疗原则

依据针刀医学关于慢性软组织损伤及网眼理论，竖脊肌下段损伤后，引起粘连、瘢痕和挛缩，造成腰骶部的动态平衡失调，而产生上述临床表现。在慢性期急性发作时，病变组织有水肿渗出刺激神经末梢使症状加剧。同时，竖脊肌损伤常常合并棘上韧带和棘间韧带的损伤，故松解应以整体松解为主，才能使腰骶部的动态平衡得到恢复。

（二）操作方法

1. 第一次针刀松解竖脊肌起点的粘连、瘢痕、挛缩和堵塞

（1）体位　让患者俯卧于治疗床上，肌肉放松。

（2）体表定位　竖脊肌起点、骶髂部压痛点。

（3）消毒　在施术部位，用碘伏消毒2遍，然后铺无菌洞巾，使治疗点正对洞巾中间。

（4）麻醉　1%利多卡因局部麻醉。

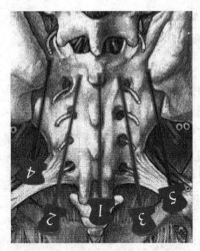

图5-28　竖脊肌起点松解示意图

（5）刀具　使用Ⅰ型针刀。

（6）针刀操作（图5-28）

①第1支针刀松解竖脊肌骶正中嵴起点　两侧髂嵴连线最高点与后正中线的交点——为第四腰椎棘突，向下摸清楚L_5棘突顶点，顺L_5棘突沿脊柱纵轴在后正中线上向下摸到的骨突部即为骶正中嵴，在此定位，从骶正中嵴顶点进针刀，刀口线与脊柱纵轴平行，针刀经皮肤、皮下组织，直达骶正中嵴骨面，在骨面上纵疏横剥2～3刀，范围不超过1cm，然后，贴骨面向骶正中嵴两侧分别用提插刀法切割2刀，深度不超过0.5cm。

②第2支针刀松解竖脊肌骶骨背面左侧起点　在第1支针刀松解竖脊肌骶正中嵴起点的基础上，从骶

正中嵴左侧旁开 2cm，在此定位，从骶骨背面进针刀，刀口线与脊柱纵轴平行，针刀经皮肤、皮下组织，直达骶骨骨面，在骨面上纵疏横剥 2～3 刀，范围不超过 1cm。

③第 3 支针刀松解竖脊肌骶骨背面右侧的起点　在第 1 支针刀松解竖脊肌骶正中嵴起点的基础上，从骶正中嵴右侧旁开 2cm，在此定位，从骶骨背面进针刀，刀口线与脊柱纵轴平行，针刀经皮肤、皮下组织，直达骶骨骨面，在骨面上纵疏横剥 2～3 刀，范围不超过 1cm。

④第 4 支针刀松解竖脊肌髂嵴背左内侧和左骶外侧嵴起点（骶髂部压痛点）　在第 1 支针刀松解竖脊肌骶正中嵴起点的基础上，从骶正中嵴左侧旁开 4cm，在此定位，从骶骨背面进针刀，刀口线与脊柱纵轴平行，针刀经皮肤、皮下组织，直达骶骨骨面，在骨面上纵疏横剥 2～3 刀，范围不超过 1cm。

⑤第 5 支针刀松解竖脊肌髂嵴背右内侧和右骶外侧嵴起点（骶髂部压痛点）　在第 1 支针刀松解竖脊肌骶正中嵴起点的基础上，从骶正中嵴右侧旁开 4cm，在此定位，从骶骨背面进针刀，刀口线与脊柱纵轴平行，针刀经皮肤、皮下组织，直达骶骨骨面，在骨面上纵疏横剥 2～3 刀，范围不超过 1cm。

2. 第二次针刀松解腰椎棘突和横突部压痛点

（1）体位　让患者俯卧于治疗床上，肌肉放松。

（2）体表定位　腰椎横突部压痛点、腰椎棘突旁压痛点。

（3）消毒　在施术部位，用碘伏消毒 2 遍，然后铺无菌洞巾，使治疗点正对洞巾中间。

（4）麻醉　1%利多卡因局部麻醉。

（5）刀具　使用Ⅰ型针刀。

（6）针刀操作

①横突松解　以 L_3 横突为例（图 5-29）。摸准 L_3 棘突顶点，从 L_3 棘突中点旁开 3cm，在此定位。刀口线与脊柱纵轴平行，针刀经皮肤、皮下组织，直达横突骨面，刀体向外

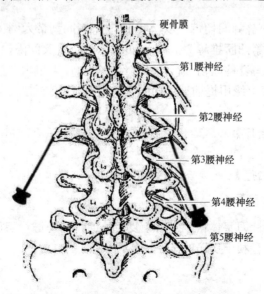

硬骨膜

第1腰神经

第2腰神经

第3腰神经

第4腰神经

第5腰神经

图 5-29　横突松解示意图

移动，当有落空感时，即到 L_3 横突尖，在此用提插刀法切割横突尖的粘连、瘢痕 2～3
刀，深度不超过 0.5cm，以松解竖脊肌、腰方肌及胸腰筋膜在横突尖部的粘连和瘢痕，
然后，调转刀口线 90°，沿 L_3 横突上下缘用提插刀法切割 2～3 刀，深度不超过 0.5cm，
以切开横突间肌。其他横突松解方法与此相同。

②棘突松解（图 5-30）

a. 第 1 支针刀松解棘上韧带及两侧棘肌　以松解 L_3 棘突为例，两侧髂嵴连线最高
点与后正中线的交点为第四腰椎棘突，向上摸清楚 L_3 棘突顶点，在此定位，从棘突顶
点进针刀，刀口线与脊柱纵轴平行，针刀经皮肤、皮下组织，直达棘突骨面，在骨面上
纵疏横剥 2～3 刀，范围不超过 1cm，然后，贴骨面向棘突两侧分别用提插刀法切割 2
刀，以松解两侧棘肌的粘连、瘢痕，深度不超过 0.5cm。其他棘突松解方法与此相同。

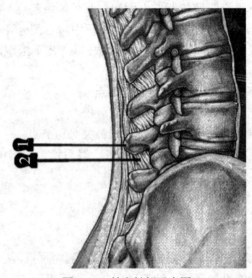

图 5-30　棘突松解示意图

b. 第 2 支针刀松解棘间韧带　以松解 L_3～L_4 棘间韧带为例。两侧髂嵴连线最高点
与后正中线的交点为第四腰椎棘突，向上即到 L_3～L_4 棘突间隙，在此定位，从 L_4 棘突
上缘进针刀，刀口线与脊柱纵轴平行，针刀经皮肤、皮下组织，直达棘突骨面，调转刀
口线 90°，沿 L_4 棘突上缘用提插刀法切割 2～3 刀，深度不超过 1cm。其他棘间韧带松
解方法与此相同。

【针刀术后手法治疗】

腰部过度屈曲 1～2 次。

【针刀术后康复治疗】

（一）目的

竖脊肌下段损伤针刀整体松解术后康复治疗的目的是进一步促进局部血液循环，加
速局部的新陈代谢，有利于疾病的早期修复。

（二）原则

竖脊肌下段损伤术后 48～72 小时可选用下列疗法进行康复治疗。

（三）方法

1. 针灸推拿疗法

（1）针刺法

处方一：肾俞、气海俞、大肠俞、志室、命门、腰眼、腰阳关及相应的夹脊穴。

操作：穴位常规消毒后，用 1 寸毫针向脊椎方向针刺，用中强刺激，留针 20 分钟。每日 1 次，10 天为 1 疗程。

处方二：手三里与曲池连线之中点。

操作：患者取立位，手半握拳端平，针刺深约 1.5 寸，针感酸、麻、胀、重。针后同时加腰部活动，主要向疼痛方向。留针 20 分钟，注意右侧腰痛取左侧穴位，左侧腰痛取右侧穴位，中间腰痛取左侧穴位。取针后患者用一手按扶在肩前部，另一手按扶在髂骨后外侧部，双手对称地施以反旋转动，使腰部旋转，直至最大限度。

（2）刺络拔罐法

处方：肾俞、腰阳关、次髎。

操作：患者俯卧，皮肤严格消毒后，医者持三棱针在痛点散刺（豹纹刺），刺出血数滴，然后在痛点行拔罐术（用大号罐）。每次留罐 10 分钟，每日 1 次，10 天为 1 疗程。

（3）耳压法

处方：腰、肾、肛、神门。

操作：将王不留行籽按压在腰、肾、肛、神门等穴位上。3 日 1 次，1 个月为 1 疗程。

（4）穴位注射法

处方：阿是穴。

操作：用 10%葡萄糖注射液 15ml 或加维生素 B_1 100mg，在肌肉痉挛压痛处按一针多向透刺原则，分别向几个方向注入药液，将 50%葡萄糖注射液 5ml 加妥拉苏林 5mg 或 5%当归注射液 3ml，注入压痛最明显处。4 日 1 次，10 次为 1 疗程。

2. 现代物理疗法

（1）超声波疗法

处方：患部。

操作：患者俯卧位，暴露骶尾部，用超声治疗仪治疗。超声输出设定为脉冲模式，时间为 10 分钟，根据患者热感及是否有酸麻胀的感觉调节档位，剂量 0.8～1.5W/cm²，每次 10 分钟，每日 1 次，5 天为一疗程。

（2）电疗法

处方：竖脊肌下段。

操作：选用药物（冰醋酸、维生素 B、维生素 B_{12}、碘等药物或乌头、川芎等中药）浸湿衬垫置于竖脊肌下段，按药物性能接阳极或阴极，另一电极置于患侧前臂（如双臂均有症状，可两前臂隔日交替进行），每次通电 20 分钟，每日 1 次，15 天为一疗程。

【针刀术后护理】

1. 生活起居护理

避风寒，保暖，注意劳逸结合，慎做重活。

2. 情志护理

多与患者沟通，向患者解释针刀疗法的基本知识及注意事项，消除其恐惧心理，以利于医患配合。

3. 对症处理及护理

术后要观察刀口的情况，保持伤口的干燥，防止感染。询问患者局部有无疼痛或麻木，若出现不适，应及时报告医生，进行处理。

4. 健康教育

加强自我保护意识，养成良好的用腰习惯，避免扭伤及腰部频繁的屈伸运动，避免腰部突然大重量负荷。伤后应积极治疗，以免加重病情。

第十二节　髂腰韧带损伤

【概述】

髂腰韧带因其肥厚而坚韧，即使受到强大的暴力损伤也不会完全断裂，只会发生局部损伤。它是稳定第四、五腰椎的强有力的结构，也通过它使髂骨和第四、五腰椎的连结更为稳固。因第四、五腰椎为人体躯干应力的集中点，腰部伸、屈和侧弯时，髂腰韧带都要受到相应的应力影响，因此损伤的机会较多。

髂腰韧带因在第四、五腰椎横突和髂嵴内侧之间，有骨性组织覆盖。病变后，疼痛部位较深，且触压不到，给诊断和治疗都带来一定的困难。所以患此病后，被治愈者不多，大多数年久不愈，或自我代偿修复自愈。

【针刀应用解剖】

髂腰韧带为一肥厚而坚韧的三角形韧带，起于第四、五腰椎横突，呈放射状止于髂嵴的内唇后半，在骶棘肌的深面。髂腰韧带覆盖于腰方肌内侧筋膜的增厚部，它的内侧与横突间韧带和骶髂后短韧带相互移行，髂腰韧带可以抵抗身体重量。因为第五腰椎在髂嵴的平面以下，这个韧带可以限制第五腰椎的旋转和在骶骨上朝前滑动（图5-31）。

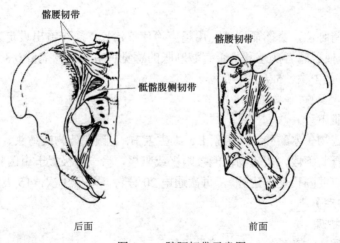

图 5-31　髂腰韧带示意图

【病因病理】

髂腰韧带的损伤，主要由腰部过度屈曲和过度扭转或侧弯引起。急性损伤较多见，伴有疼痛发作。单侧多见，双侧较少见，发生明显疼痛多为一侧，两侧较少。变为慢性钝痛时，劳作后发作，休息后好转。慢性劳损多见于长期从事过度弯腰工作者，多为两侧同时发病，一侧较少。

髂腰韧带损伤慢性期的主要病理变化为：使平衡第四、五腰椎的作用丧失，腰部呈僵硬状态。

【临床表现】

第五腰椎两侧或一侧深在性疼痛，患者只能指出疼痛部位，而指不出明显的痛点。腰部屈伸、侧屈、旋转活动受限。搬重物时容易引起剧痛。

【诊断要点】

（1）有腰部的外伤史或劳损史。

（2）在第四腰椎和第五腰椎外侧缘和髂骨内嵴之间的髂腰角处有深在性压痛。

（3）令患者正坐，向患侧背后转身，引起髂腰韧带处疼痛加剧。

【针刀治疗】

1. 治疗原则

依据针刀医学关于慢性软组织损伤的理论，髂腰韧带损伤后，引起粘连、瘢痕和挛缩，造成髂腰的动态平衡失调，而产生上述临床表现。在慢性期急性发作时，病变组织有水肿渗出刺激神经末梢使症状加剧。髂腰韧带损伤的部位主要是髂腰韧带的起点和止点，用针刀将其粘连松解、瘢痕刮除，使髂腰的动态平衡得到恢复。

2. 操作方法

（1）体位　俯卧位。

（2）体表定位　L_4、L_5横突，髂嵴后份。

（3）消毒　在施术部位，用碘伏消毒2遍，然后铺无菌洞巾，使治疗点正对洞巾中间。

（4）麻醉　1%利多卡因局部麻醉。

（5）刀具　使用Ⅰ型针刀。

（6）针刀操作（图5-32）

①第1支针刀松解髂腰韧带起点　以L_4横突为例。摸准L_4棘突顶点，从L_4棘突中点旁开3～4cm，在此定位。刀口线与脊柱纵轴平行，针刀经皮肤、皮下组织，直达横突骨面，刀体向外移动，当有落空感时，即到L_4横突尖，在此用提插刀法切割横突尖的粘连、瘢痕2～3刀，深度不超过0.5cm，以松解髂腰韧带起点，骶棘肌，腰方肌及胸腰筋膜。

②第2支针刀松解髂腰韧带止点　在髂后上棘定位，刀口线与脊柱纵轴平行，针刀经皮肤、皮下组织，直达髂后上棘骨面，针刀贴髂骨骨板进针2cm，后用提插刀法切割髂腰韧带的粘连、瘢痕2～3刀，深度不超过0.5cm。

【针刀术后手法治疗】

用拇指按压第五腰椎患侧，嘱患者向对侧过度弯腰数次即可。

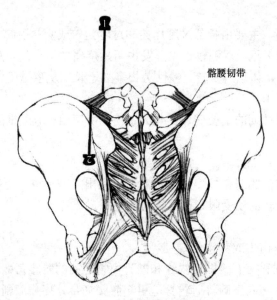

图 5-32　针刀松解示意图

【针刀术后康复治疗】

（一）目的

髂腰韧带损伤针刀整体松解术后康复治疗的目的是进一步促进局部血液循环，加速局部的新陈代谢，有利于疾病的早期修复。

（二）原则

髂腰损伤术后 48～72 小时可选用下列疗法进行康复治疗。

（三）方法

1. 针灸推拿疗法

（1）针刺法

处方一：肾俞、气海俞、大肠俞、志室、命门、腰眼、腰阳关及相应的夹脊穴。

操作：穴位常规消毒后，用 1 寸毫针向脊椎方向针刺，用中强刺激，留针 20 分钟。每日 1 次，10 天为 1 疗程。

（2）刺络拔罐法

处方：肾俞、腰阳关、次髎。

操作：患者俯卧，皮肤严格消毒后，医者持三棱针在痛点散刺（豹纹刺），刺出血数滴，然后在痛点行拔罐术（用大号罐）。每次留罐 10～15 分钟，每日 1 次，5 次为 1 疗程。

（3）穴位注射法

处方：患部穴位。

操作：患者取俯卧位，选足太阳膀胱经双侧大肠俞，上髎、中髎、次髎及阿是穴 3～4 个穴位，药物用维生素 B_{12} 500μg 加维生素 B_1 200mg，在选穴点先注射一小丘，然后边推边进 3.0～3.5cm，每个穴位注射 0.8～1.0ml。此时患者感注射区明显酸胀，让患者仰卧，腰骶部垫一薄枕，作牵抖复位治疗。

（4）耳压法

处方：腰、肾、肛、神门。

操作：将王不留行籽按压在腰、肾、肛、神门等穴位上。3 日 1 次，1 个月为 1 疗程。

2. 现代物理疗法

（1）红外线疗法

处方：患部。

操作：裸露腰背部，灯距 30～100cm 不等，视灯的功率而异，以患者有舒适的温热感为宜。每次 20 分钟，每日 2 次，10 天为 1 疗程。

（2）温热低频电疗法

处方：髂腰韧带处。

操作：将正负电极置于双侧髂腰韧带处，按病情选取止痛或按摩处方、感觉阈，20 分钟 1 次，15 次为一疗程。

（3）磁疗法

处方：髂腰韧带处。

操作：将直径 1cm 左右、表面磁感应强度为 0.05～0.1T 的磁片敷贴于治疗部位皮肤上，每个部位可敷贴 1～2 片，同名极并列或异名极并列，最多 6 片。

【针刀术后护理】

1. 生活起居护理

注意保暖，避免风寒侵袭，劳逸适度，减少腰部过度屈曲和过度扭转或侧弯。

2. 情志护理

多与患者沟通，向患者解释针刀疗法的基本知识及注意事项，消除其恐惧心理，以利于医患配合。

3. 对症处理及护理

进行切开、剥离手术，必须细心，使刀口始终紧贴横突和髂骨边缘的骨性组织，不可向深部刺入，以免损伤重要神经和血管。

4. 健康教育

日常生活中应减少腰部过度屈曲和过度扭转或侧弯。长期从事过度弯腰工作者，尤其应该加强自我保护意识以减少本病的发生。

第十三节 冈上肌损伤

【概述】

冈上肌位于肩关节囊中，是肩部应力集中的交叉点，故此肌常发生损伤。摔跤、抬重物，或其他体力劳动均可成为病因。损伤的部位大多在此肌起点，也有肌腹部损伤。若损伤位于该肌在肱骨大结节的止点处，三角肌深面，常被误诊为肩周炎；若损伤在肌腹，常被笼统诊断为肩痛，中医药也常用祛风散寒药来治疗；若损伤在冈上窝起点时，常被诊为背痛。

以上种种原因，导致冈上肌损伤方面的混乱，当然也就谈不上正确的治疗。即使有明确的诊断，由于结疤粘连较重，一般的治疗方法也很难奏效。

【针刀应用解剖】

冈上肌起自冈上窝内 2/3 及冈上筋膜，止于肱骨大结节上面，是肩袖的组成部分（图5-33）。冈上肌受肩胛上神经支配。肩胛上神经来自臂丛颈 5、6 神经的锁骨上支。冈上肌的作用是使上臂外展。

【病因病理】

冈上肌损伤大多由上肢突然猛力外展造成。严重者造成冈上肌断裂。损伤之后，日久会造成损伤处结疤粘连。上肢外展时，使结疤处受到牵拉，而引起急性发作。

【临床表现】

外伤后，冈上肌发生肌腱断裂，有剧烈疼痛，肩关节外展受限（仅能达到 70°）。急慢性均有此临床表现。慢性期，有持续性疼痛，受凉加重，甚至影响睡眠。

【诊断要点】

（1）患者有明确的冈上肌外伤史或间接造成冈上肌受损的病史。

（2）在冈上肌肌腱或肌腹处有明显的压痛点。

（3）患者自主外展患侧上肢，引起压痛点处的疼痛加剧。

【针刀治疗】

1. 治疗原则

依据针刀医学关于慢性软组织损伤的理论和网眼理论，冈上肌损伤后，引起粘连、瘢痕和挛缩，造成肩背部软组织的动态平衡失调，产生肩痛、背痛等临床表现。慢性期急性发作时，病变组织有水肿渗出刺激神经末梢使症状加剧。冈上肌损伤的部位主要是肌肉的起止点，即冈上窝内 2/3 和肱骨大结节。针刀治疗适应于损伤在 3 周以上的陈旧性冈上肌损伤，时间越久，治疗效果越明显。用针刀将其附着点处的粘连松解、瘢痕刮除，使冈上肌的动态平衡得到恢复。

2. 操作方法

（1）体位　端坐位。

（2）体表定位　冈上肌起止点。

（3）消毒　在施术部位，用碘伏消毒 2 遍，然后铺无菌洞巾，使治疗点正对洞巾中间。

（4）麻醉　用 1%利多卡因局部浸润麻醉，每个治疗点注药 1ml。

（5）刀具　使用 I 型针刀。

（6）针刀操作（图5-33）

①第 1 支针刀松解冈上肌起点。在冈上肌起点寻找压痛点定位，刀口线与冈上肌纤维走行一致，针刀体与皮肤呈 90°角，按针刀四步进针规程进针刀，经皮肤、经皮下组织，达冈上窝骨面，纵疏横剥 2～3 刀。

②第 2 支针刀松解冈上肌止点。在肱骨大结节冈上肌止点处定位，刀口线与冈上肌肌纤维方向一致，针刀体与皮肤呈 90°角，按针刀四步进针规程进针刀，直达骨面，纵疏横剥 2～3 刀。

③术毕，拔出针刀，局部压迫止血 3 分钟后，创可贴覆盖针眼。

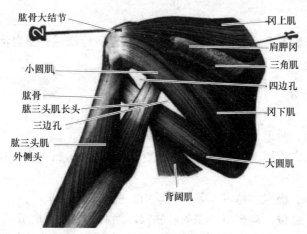

图 5-33　冈上肌损伤针刀松解示意图

（7）注意事项　若冈上肌损伤经针刀治疗疗效不佳时，有以下两种原因。

①神经根型颈椎病　因为冈上肌受肩胛上神经支配，而肩胛上神经来自于 $C_5 \sim C_6$ 脊神经根，所以 $C_5 \sim C_6$ 脊神经受压迫引起的神经根性颈椎病也可以引起冈上肌部位的疼痛和酸胀。冈上肌和神经根型颈椎病的鉴别要点如下：

a. 神经根型颈椎病痛且多有麻木，并向上肢放射，达手指。冈上肌损伤仅痛至肩部，很少有麻木。

b. 冈上肌损伤在冈上肌走行区都有明显痛点，神经根型颈椎病在冈上肌走行区，痛点不明确，患者主诉从颈至肩，从肩至臂都有疼痛，呈块状或线状分布。

c. 冈上肌有明显的外伤史。神经根型颈椎病多无明显的外伤史。

d. 神经根型颈椎病颈椎棘突旁多有明显压痛点。冈上肌损伤，在颈椎棘突旁多无压痛点。

②肩胛上神经卡压综合征　详见肩胛上神经卡压综合征章节的针刀松解。

【针刀术后手法治疗】

（1）针刀术后，患者正坐位，在肩关节下垂并稍内收的姿势下，稍外展肩关节，医生一手托肘上部，一手在冈上肌处用大拇指按压 1～2 次，并过度内收患侧上肢 1 次，以牵拉冈上肌。

（2）患者正坐位，医生立于患者患侧与患者并排，面向前。医生以左手前臂自后侧插于患者腋下，右手持患者手腕，两手做对抗牵引。牵引时，将前臂向前旋转，徐徐下落。医生两膝分开屈曲，将患侧腕部夹于两膝之间。同时，医生用插于腋下的左前臂将患者上臂向外侧牵拉，使肱骨大结节突出。用右手拇指掌面压于肱骨大结节前下方，用力向后上部按揉、弹拨冈上肌肌腱。与此同时，两腿松开夹住的手腕，医生两手握住患者手腕向上拔伸，分别向前、后活动其肩关节 2～3 次。

【针刀术后康复治疗】

（一）目的

冈上肌损伤针刀整体松解术后康复治疗的目的是进一步调节肩部弓弦力学系统的力平衡，促进局部血液循环，加速局部的新陈代谢，有利于损伤组织的早期修复。

（二）原则

冈上肌损伤行针刀手术后 48～72 小时可选用下列疗法进行康复治疗。

（三）方法

1. 针灸推拿疗法

（1）毫针法

处方一：巨骨、曲垣、肩髃、曲池、外关、合谷。

操作：以上各穴均用平补平泻手法，留针 30 分钟，每日 1 次，10 次为 1 疗程，疗程间隔 4 日。

处方二：肩髃、极泉、肩贞、条口、承山、曲池、手三里。

操作：令病人坐位，肩平举，深刺肩髃穴，然后刺极泉透肩贞、曲池、手三里穴，再针刺条口透承山。以上各穴得气后留针 20 分钟，隔日 1 次，5 次为 1 疗程。

（2）三棱针法

处方：曲池、肩贞、肩髃、肩前、肩后局部。

操作：皮肤常规消毒后，对准穴位及周围有瘀血现象的静脉血管，用三棱针迅速刺入 0.1 寸，随即迅速退出，使出血量达 10～20ml 为佳，血止后拔罐 5 分钟，隔 10 日 1 次。

（3）皮肤针法

处方：病变局部，尤其是压痛点处。

操作：局部皮肤常规消毒后，用梅花针叩打局部皮肤，着重叩打压痛点处，使皮肤发红并有少量出血点。隔日 1 次，6 次为 1 疗程。

（4）耳针法

处方：肩、肩关节、肾上腺、神门、皮质下。

操作：常规消毒后，用 25 号 0.5 寸毫针，对准敏感点，快速刺入 0.1 寸多深至软组织，以不穿透对侧皮肤为度，捻针数秒钟后留针 30 分钟。每日 1 次，10 次为 1 疗程。

（5）穴位注射法

处方：肩峰下部位。

操作：常规消毒后，用 2% 普鲁卡因 5～8ml 加 25mg 强的松龙，在肩峰下进针，封闭袖状肌腱，6 日 1 次，连续 4 次。

（6）推拿法

处方：患侧局部按揉分筋法。

操作：患者正坐，术者先用拿法，拿捏冈上部、肩部、上臂部，自上而下；然后术者用拇指在冈上肌部位做局部弹拨、按揉、分筋法；最后术者一手按肩部，一手拿腕部，相对用力拔伸肩关节，拿腕之手做肩摇法，以两手扣住患侧手大、小鱼际部，在向下牵引的同时做上肢的牵抖法，以松解冈上肌腱与周围组织粘连，改善关节活动度。每次 30 分钟，每天 1 次，5 天为 1 疗程。

2. 现代物理疗法

（1）超短波疗法

处方：患部。

操作：应用超短波治疗仪，电源 220V、50Hz，功率 200W，波长 7.37m，电极

20cm×15cm，间隙 1～2cm；并置安放于患侧，连续振动与间歇振动交替进行，温度控制在 50℃～60℃，以患者能耐受为度。每天 1 次，每次 30 分钟，10 天为 1 个疗程。

（2）红外线疗法

处方：患部。

操作：暴露患侧肩背部，在冈上窝处用 TDP 灯照射。照射时注意照射距离，以患者耐受为准，不宜过近，以防烫伤。

3. 现代康复疗法

操作：急性期肿痛难忍者可作短期三角巾悬吊制动，肿痛缓解后进行功能锻炼，前后左右甩手，每天 1 次，每次 30 分钟，10 天为 1 个疗程。

【针刀术后护理】

1. 生活起居护理

肩关节在静止状态时，冈上肌则承受上肢重力的牵拉，所以长期提重物、单肩挎包都会增加冈上肌的承受力量，使其起点部劳损。人到中年以后，由于气血渐衰，使冈上肌失去濡养而易变性，复受轻微外伤或用力过度，或局部感受风寒湿邪等，都可使冈上肌劳损。因此在日常生活中，患者应尽量避免手提或肩背重物，避免肩关节过多地外展、外旋而使冈上肌损伤加重，还应注意肩背部的保暖，避免受到风寒湿邪的侵袭而加重病情。

2. 饮食护理

患者的饮食宜清淡、营养丰富，多食一些宜消化且含维生素丰富的食物，禁食辛辣肥甘厚腻之品。同时应该多食含钙丰富的食物如乳制品，牛奶、酸奶中的钙含量较多。饮用时加入维生素 A，维生素可促进钙的吸收。此外，鱼、虾（虾皮）亦含优质钙，动物骨头汤填精益髓也是上好的滋补佳品。日常食物中搭配蛋类、杂粮、豆制品。

3. 情志护理

患者由于疼痛及肩关节外展受限而影响到日常正常生活，往往表现出焦虑、悲观、急躁等情志抑郁现象，因此医者应该及时和患者进行沟通，鼓励其多和病友及家属交流，并向其讲述与本病相关的一些基本知识和针刀治疗本病的特色和疗效，让其对病情的康复充满信心，消除顾虑，能够积极配合医者完成各项治疗。

4. 对症处理及护理

对于局部疼痛剧烈者，可用三角巾悬吊患肢 1 周左右。

5. 健康教育

疼痛减轻后开始做肩关节前屈、后伸、外展、内收、内旋、外旋活动，每遍 5～10 次，力量由轻到重，范围从小到大，循序渐进。

第十四节　冈下肌损伤

【概述】

冈下肌损伤在临床较为常见，且损伤多位于该肌起点。慢性期疼痛非常剧烈，患者常诉在肩胛冈下有钻心样疼痛。此种剧痛采用一般治疗方法，无明显疗效，严重者给予吗啡、盐酸哌替啶也只能缓解片刻。针刀对该病有明显的疗效。

【针刀应用解剖】

冈下肌起自冈下窝内 2/3 及冈下筋膜，止于肱骨大结节后面，是肩袖的组成部分。冈下肌受肩胛上神经支配。肩胛上神经来自臂丛颈 5、6 神经的锁骨上支。冈下肌的作用是使上臂外旋。

【病因病理】

冈下肌大多由于上肢突然过度外展或内旋而遭受损伤。起始部的损伤多于止端的损伤。起始部损伤初期，在冈下窝处多有电击样疼痛，常累及肩峰的前方。止点损伤，在肱骨大结节后面有明显的疼痛。腱下滑液囊，大多数也是损伤引起，可以一并治疗。

冈下肌起始部损伤，慢性期疼痛较剧烈，其原因为：第一，肩胛上神经止于冈下窝，冈下肌起始部神经末梢较多，且敏感；第二，冈下肌在起始部损伤多较重。随着时间的延长，结疤粘连较重，挤压神经末梢也较严重。

【临床表现】

损伤初期，在冈下窝及肱骨大结节处多有明显胀痛，若在冈下肌起始部损伤，冈下窝处常发作钻心样疼痛。上肢活动受限，若被动活动患侧上肢，有时会引起冈下肌痉挛性疼痛。

【诊断要点】

（1）患者有明确的冈下肌外伤史或间接引起冈下肌损伤的病史。

（2）在冈下窝和肱骨大结节处疼痛且有压痛。

（3）让患者上肢自主内收外旋，引起疼痛加剧，或根本不能完成此动作。

【针刀治疗】

1. 治疗原则

依据针刀医学关于慢性软组织损伤的理论，冈下肌损伤后，可引起粘连、瘢痕和挛缩，造成肩背部软组织的动态平衡失调，产生冈下窝钻心样疼痛和肩痛等临床症状。慢性期急性发作时，有水肿渗出刺激神经末梢，可使上述临床表现加剧。依据上述理论，冈下肌损伤的部位主要是冈下窝，该肌在肱骨大结节上的起止点。用针刀将其附着处的粘连松解、瘢痕刮除，使冈下肌的动态平衡得到恢复。

2. 操作方法

（1）体位　端坐位。

（2）体表定位　冈下肌起止点。

（3）消毒　在施术部位，用碘伏消毒 2 遍，然后铺无菌洞巾，使治疗点正对洞巾中间。

（4）麻醉　1%利多卡因局部麻醉。

（5）刀具　使用Ⅰ型针刀。

（6）针刀操作（图 5-34）

①第 1 支针刀松解冈下肌起点。刀口线和冈下肌肌纤维平行，针刀体和肩胛骨平面成 90°角，按针刀四步进针规程进针刀，达骨面后，纵疏横剥 2～3 刀，范围不超过 1cm。

②第 2 支针刀松解冈下肌止点。刀口线与冈下肌肌纤维方向一致，针刀体与皮肤呈 90°角，按针刀四步进针规程进针刀，直达肱骨大结节后面骨面，纵疏横剥 2～3 刀，范围不超过 0.5cm。

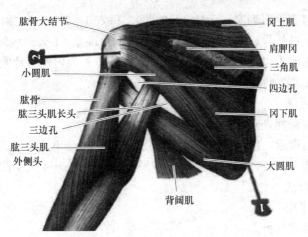

图 5-34　冈下肌损伤针刀松解示意图

③术毕，拔出针刀，局部压迫止血 3 分钟后，创可贴覆盖针眼。

【针刀术后手法治疗】

应用阻抗抬肩手法。患者端坐位，医生用手掌压住患侧肘关节，嘱患者用力抬肩，当抬到最大位置时，医生突然放开按压的手掌，使冈下肌最大限度地收缩，1 次即可。

【针刀术后康复治疗】

（一）目的

冈下肌损伤针刀整体松解术后康复治疗的目的是进一步调节肩部弓弦力学系统的力平衡，促进局部血液循环，加速局部的新陈代谢，有利于损伤组织的早期修复。

（二）原则

冈下肌损伤行针刀手术后 48～72 小时可选用下列疗法进行康复治疗。

（三）方法

1. 针灸推拿疗法

（1）毫针法

处方一：患侧阿是穴、天宗、肩贞、肩髎、肩井。

操作：病人俯卧位，胸下垫枕头，头转向健侧，双上肢屈肘置于头部两侧，穴位处及术者双手常规消毒，选用 0.38mm×50mm 毫针，指切进针后行平补平泻手法，留针 30 分钟后出针，压迫针孔片刻，每天 1 次。10 天为 1 疗程。

处方二：患侧冈下窝最明显压痛点。

操作：患者俯卧位，在患侧的冈下肌起点肌腹及止点处按压，找出压痛最明显的点，大多在痛性筋束上，用 75% 酒精棉消毒后，再用 2 寸毫针沿肌纤维走行方向，斜刺或直刺 0.5～1.5 寸，采用中强刺激手法，大幅度捻转提插，留针 20 分钟，留针期间行针 2～3 次。

（2）火针法

处方：火针点刺大杼、天宗和臑俞，每周 1 次。

操作：络合碘消毒穴位局部后，中型火针快速点刺患侧大杼（0.5～1 寸）、天宗和臑俞（均以深达肩胛骨面为度，一般 1～2 寸），每穴 1～2 针，针后一般会有较强温热胀感经肩关节向上肢传导，部分病人会出现上肢无力现象（1 天内缓解），出针后创可贴贴盖针眼（如有出血先以无菌棉球重压针口至血止），3 天内保持针眼干燥。每周 1 次，2 次为 1 疗程，每穴针刺次数不得超过 3 次。

（3）刺络拔罐法

处方：冈下窝最痛处点刺拔罐。

操作：常规消毒后，在冈下窝最痛处用三棱针刺 5～7 下后，迅速拔罐 10 分钟，起罐后用消毒棉签擦干血迹，创可贴贴敷。每周治疗 2 次，3～4 天 1 次。

2. 现代物理疗法

（1）红外线疗法

处方：冈下窝疼痛处。

操作：患者坐位或俯卧位，暴露冈下窝处，远红外线直接照射患处 30 分钟。照射时注意照射距离，以患者耐受为准，不宜过近，以防烫伤。

（2）中频电疗法

处方：冈下窝疼痛处。

操作：采用高级电脑中频治疗系统，根据患者实际情况选用适宜的电极板，并置于患部，避开局部破损的地方。处方波形为方波、指数波和三角波交替进行，工作幅度为连续运行、间歇加载，载波频率 4000～5000Hz，扫频 2000Hz，调制频率 50～80Hz，剂量以患者耐受为度。每天 1 次，每次 20 分钟，10 天为 1 个疗程。

（3）超短波疗法

处方：冈下窝疼痛处。

操作：应用超短波治疗仪，电源 220V、50Hz，功率 200W，波长 7.37m，电极 20cm×15cm，间隙 1～2cm。并置安放于患侧，连续振动与间歇振动交替进行，温度控制在 50℃～60℃，以患者能耐受为度。每天 1 次，每次 30 分钟，10 天为 1 个疗程。

【针刀术后护理】

1. 生活起居护理

肩关节频繁、大幅度活动，特别是过度外展内旋的动作及超体位内收的动作，使冈下肌突然剧烈收缩或过度被牵拉而易导致撕裂损伤，或局部感受风寒湿邪等，都可使冈下肌劳损。因此在日常生活中，患者应尽量避免肩关节过多地外展内旋及内收而使冈下肌损伤加重，还应注意肩背部的保暖，避免受到风寒湿邪的侵袭而加重病情。在患病期间，避免参加剧烈户外活动，如打排球、投标枪、拔河等都可使冈下肌纤维撕裂，日久机化粘连。

2. 饮食护理

患者的饮食宜清淡、营养丰富，多食一些宜消化且含维生素丰富的食物，禁食辛辣肥甘厚腻之品。同时应该多食含钙丰富的食物如牛奶、鸡蛋等。

3. 情志护理

患者常有肩背部和上臂部的疼痛感，肩关节外展与旋转活动受限，损伤日久的，在冈下窝处不仅疼痛且有麻木感，有时局部皮肤感觉减退。部分患者有肩背部沉重感或背部、胸部、上臂凉麻感及蚁行感，也有些患者上臂内侧有麻木感。因为患病而影响到日常正常生活，患者因此会有心理负担，出现焦虑、担心、悲观、急躁、恐惧、紧张等情志抑郁现象，因此医者应该及时和患者进行沟通，以亲切的语言同患者交谈，向其解释该病的病因机制，使其对自己的病情有所了解，消除思想包袱及心理压力，保持情绪稳定，让其对病情的康复充满信心，消除顾虑，能够积极配合医者完成各项治疗。

4. 对症处理及护理

术后要观察刀口的情况，保持伤口的干燥，防止感染。询问患者局部有无疼痛或麻木，若出现不适，应及时报告医生，进行处理。

第十五节 肱二头肌短头肌腱炎

【概述】

肱二头肌短头肌腱炎是一种常见病。肱二头肌是上肢屈肌，由于上肢频繁的屈伸、后旋易发生劳损。因上肢做伸屈和前臂前后旋转活动最多，故此病发病率很高。本病易误诊为肩周炎。用强的松龙封闭亦可见效，但多不巩固。针刀医学对本病有着全新的认识，并取得了良好的疗效。

【针刀应用解剖】

肱二头肌呈梭形，起端有两个头，长头以长腱起自肩胛骨盂上结节，通过肩关节囊，经结节间下降，肱二头肌短头起自肩胛骨喙突尖部，喙肱肌外上方，在肱骨下 1/3 处与肱二头肌长头肌腹融合，并以一腱止于桡骨粗隆。肱二头肌的主要功能是屈肘，当前臂处于旋前位时，能使其旋后。此外，还能协助屈上臂。

喙突部的解剖结构（图 5-35）：肩胛骨喙突顶点范围只有 $0.8cm^2$ 左右，却有 5 个解剖结构，喙突外 1/3 为肱二头肌短头起点，中 1/3 为喙肱肌起点，内 1/3 为胸小肌起点，外上缘为喙肩韧带，内上缘为喙锁韧带（即锥状韧带和斜方韧带）。

【病因病理】

肱二头肌短头和喙肱肌起始腱相邻并列，而肱二头肌短头和喙肱肌的作用和活动方向是不同的。喙肱肌可内收前臂，屈臂向前，而肱二头肌可屈肘，使前臂旋后。所以两块肌肉的肌腱经常交错磨擦而损伤。如遇突然的屈肘、后旋前臂的动作，也容易损伤肱二头肌短头肌腱。另外，如喙突滑液囊和喙肱肌滑液囊有病变而闭锁，使喙肱肌和肱二头肌短头失去润滑，肱二头肌短头就会严重磨损而发病。肱二头肌短头损伤或劳损后，局部瘢痕粘连，使局部血运和体液新陈代谢产生障碍，而引起肌腱部位的变性。

【临床表现】

患者多表现为肩部喙突处疼痛，也可蔓延到全肩部疼痛，肩关节外展后伸活动时疼痛加剧，内收、内旋位时疼痛可以缓解。随着疼痛的发展，肩关节逐渐僵硬，活动功能障碍，肩臂上举、外展、后伸及旋后摸背功能受限。

【诊断要点】

（1）肩部有急慢性损伤史。

（2）在喙突处有明显疼痛和压痛。

（3）上肢后伸，摸背和上举受限。

（4）注意和肩周炎及肩部其他软组织损伤疾患相鉴别。

（5）X线检查排除肩部其他病变。

【针刀治疗】

（一）治疗原则

依据针刀医学关于慢性软组织损伤的理论和网眼理论，肱二头肌短头肌腱起点损伤后导致起点处发生粘连、瘢痕和挛缩，同时造成喙突部位相邻组织如喙肱肌、胸小肌的粘连瘢痕，引起局部的动态平衡失调，产生上述临床表现。在慢性期急性发作时，有水肿渗出刺激神经末梢，使上述临床表现加剧。依据上述理论，肱二头肌短头肌腱损伤的主要部位是该肌腱在喙突外附着点处、喙肱肌外上方、胸小肌外侧的附着处。用针刀将其附着点处的粘连松解、瘢痕刮除，使局部的动态平衡得到恢复，该病即可得到治愈。

（二）操作方法

1. 第一次针刀松解喙突部的粘连和瘢痕

（1）体位　端坐位。

（2）体表定位　肱二头肌短头起点的压痛点—喙突点。

（3）消毒　在施术部位，用碘伏消毒2遍，然后铺无菌洞巾，使治疗点正对洞巾中间。

（4）麻醉　1%利多卡因局部麻醉。

（5）刀具　使用Ⅰ型针刀。

（6）针刀操作（图5-35）　针刀松解肱二头肌短头的起点即喙突顶点的外1/3：指压喙突压痛点，针刀体与皮肤垂直，刀口线与肱骨长轴一致，按针刀四步进针规程进针刀，直达喙突顶点外1/3骨面，纵疏横剥二刀，范围不超过0.5cm，然后针刀再向内下方向提插2~3刀，以松解肱

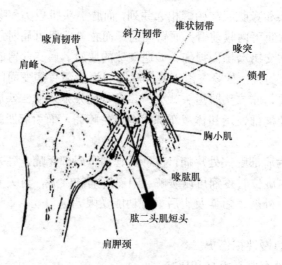

图5-35　针刀松解示意图

二头肌短头与喙肱肌的粘连瘢痕。术毕，拔出针刀，局部压迫止血 3 分钟后，创可贴覆盖针眼。

2. 第二次针刀松解在肱骨结节间沟处的压痛点定位

松解方法与肱二头肌长头肌腱炎针刀松解方法相同。

【针刀术后手法治疗】

针刀术后，将肘关节屈曲，肩关节外展、后伸、略外旋，在肱二头肌短头肌腱拉紧的情况下，用另一手拇指在喙突部用弹拨理筋法。接着在局部按压 5 分钟，再摇动肩关节。治疗后，应鼓励患者做肩关节功能锻炼。

【针刀术后康复治疗】

（一）目的

肱二头肌短头肌腱炎针刀整体松解术后康复治疗的目的是进一步调节肩部弓弦力学系统的力平衡，促进局部血液循环，加速局部的新陈代谢，有利于损伤组织的早期修复。

（二）原则

肱二头肌短头肌腱炎行针刀手术后 48～72 小时可选用下列疗法进行康复治疗。

（三）方法

1. 针灸推拿疗法

（1）针刺法

处方：肩井、肩髃、肩贞、曲池、合谷等穴。

操作：患者取侧卧位，肩部放松，患肩朝上，选择直径 0.3mm、长 50mm 毫针，在患肢选取肩井、肩髃、肩贞、曲池、合谷等穴，穴位常规消毒，行平补平泻手法，均留针 15 分钟，阿是穴针上加灸。针灸治疗每日 1 次，6 次为 1 个疗程。

（2）推拿法

处方：患侧上肢。

操作：患者取坐位，术者立于伤侧。推揉按肩部法：术者以双手的大鱼际或掌根着力，在患肩前、后由上而下地分推一遍，继之滚、揉肩关节周围一遍，拇指依次按压肩内俞、肩髎、肩贞片刻，重点在肩前部。弹拨摇肩理筋法：术者弹拨患者的肱二头肌短头肌腱 5～6 次，令病人伤肢做由小到大范围的前屈后伸和外展活动，然后在保持上肢外展位的同时顺该肌纤维方向使用理筋法 7～8 遍。再用一手固定肩部，另一手托住肘关节做顺时针或逆时针摇法 5～6 次，配合做前屈上举、反手摸棘、外展高举、手摸健肩的被动运动。以上手法反复 3～4 遍。最后，揉肩前部，按曲池、列缺、合谷片刻，拍打肩背和搓揉上肢 3 遍。每日 1 次。

2. 现代物理治疗

（1）TDP 音频电疗法

处方：病变肩臂部。

操作：①采用特定电磁波治疗器，功率 350W，频谱范围 2～25μm，辐射板直径 166mm，垂直照射于病变局部，灯距 30～50cm，温度适中，治疗时间 30～40 分钟，每天 1 次。②采用音频电疗机，频率 2～2.5kHz，电流 15～30mA，对置法，治疗时间 25～30 分钟，每天 1 次。

（2）激光照射法

处方：天府、侠白、天泉、曲泽。

操作：采用半导体激光治疗机。穴取天府、侠白、天泉、曲泽，直接照射，功率 350～450mW，光束直径 3～5mm，每个穴位照 5 分钟，每日 1 次，5 次为 1 疗程。

（3）体外冲击波疗法

处方：肱二头肌短头肌腱。

操作：采用冲击波骨科治疗机，调节反射体第二焦点至治疗部位，以超声定位点或压痛点为中心，工作电压 8～12kV，治疗次数 2～3 次，每次冲击 800～1000 次，两次治疗间隔 3 天。

（4）中频电疗法

处方：患侧肩臂部。

操作：采用高级电脑中频治疗系统，根据患者实际情况选用适宜的电极板，对置或者并置于患部，避开局部有破损的地方。波形为方波、指数波和三角波交替进行，剂量以患者耐受为度。每天 1 次，每次 20 分钟，10 天 1 个疗程。

（5）超短波治疗

处方：患肩。

操作：先将两个电极板放在患肩前后为前后对置位置，时间 15～20 分钟，输量微热量，以患者耐受为度，每日 1 次，6 次为 1 疗程，休息 4 天后再进行下 1 个疗程。

3. 现代康复疗法

处方一：棍棒操。

操作：立位，双手体前握棒，双手距离视肩活动障碍程度决定，轻者与肩同宽，重者相对宽些。做前平举、左右摆动作。然后在体后做左右摆及上提动作。还可将棒斜置于背后，患肢手握棒下端，健手握上端并斜向外上做推拉动作。

处方二：等长收缩练习。

操作：在医者的指导下让病人作上臂向前、向后、内收、外展及旋前、旋后动作，但不让肩部有运动动作出现，而达到肩部各肌肉的等长收缩练习的目的。

【针刀术后护理】

1. 生活起居护理

在日常生活和工作中，若肘关节常处于屈曲位，肱二头肌处于紧张状态，起点处持续被牵拉而引起肱二头肌短头肌腱的劳损，或肩关节长期做外展、后伸活动，短头肌腱在小结节上滚滑、摩擦引起慢性劳损而发病。因此在患病期间，患者应避免患肢的负重及过度活动，注意保持患肢的休息，利于病情的恢复。肱二头肌短头肌腱炎属于祖国医学的"痹证"范围，多由风寒湿邪侵袭肩部经脉，导致经脉气机阻滞，气血运行不畅，经筋作用失常而发生本病。所以在治疗期间患者要加强防寒保暖，避免受到风寒湿邪的侵袭而使病情反复。

2. 饮食护理

患者的饮食宜清淡、营养丰富，多食一些宜消化且含维生素丰富的食物，禁食辛辣肥甘厚腻之品。同时应该多食含钙丰富的食物如牛奶、鸡蛋等。

3. 情志护理

患者在活动上肢时，特别是在上臂做外展、外旋动作时，感觉疼痛明显，有时疼痛向肘部放散或伴有手的麻木感。患者上肢后伸，摸背和上举动作受限，做梳头动作困难。这些症状表现给患者带来了一定的思想压力，担心病情加重或不易治疗而影响自己的日常生活及工作，所以会感到焦虑、悲观、恐惧、紧张，家属应给予关心与安慰，不要给患者更大的心理压力。同时医生应该及时和患者进行沟通，向其解释该病的病因机制，使其对自己的病情有所了解，消除思想包袱及心理压力，保持情绪稳定，让其对病情的康复充满信心，消除顾虑，能够积极配合医者完成各项治疗。

4. 对症处理及护理

术后要观察刀口的情况，保持伤口的干燥，防止感染。询问患者局部有无疼痛或麻木，若出现不适，应及时报告医生，进行处理。

第十六节　肱二头肌长头肌腱炎

【概述】

肱二头肌长头肌腱炎是一种常见病，可影响患侧上肢提物和外展。此病发病缓慢，多为磨擦劳损所致，且迁延难愈。过去常因非手术疗法难以奏效，而行手术治疗，将肱二头肌长头肌腱于结节间沟里切断，其远端与肱二头肌短头缝合，以此来解除肱二头肌长头在结节间沟内的磨擦，使症状消失。但手术后患肢的运动功能较手术前明显降低。

【针刀应用解剖】

肱二头肌长头起于肩关节盂上粗隆，肌腱通过关节囊内，关节囊滑膜在肌腱的表面包绕，形成结节间沟滑液鞘，经结节间沟穿出后，滑膜附着于囊外。在肱骨结节间沟部，由肱二头肌长头滑液鞘、肱横韧带和肱骨结节间沟共同形成一个骨纤维管道（图5-36）。由于肱横韧带损伤，粘连、瘢痕形成后，可引起肱二头肌长头在骨纤维管道内通过困难，导致肩关节功能障碍。

【病因病理】

在上肢活动时，肱二头肌长头除了在腱鞘内做上下滑动外，还做外展、内收的横向运动。但由于腱鞘被固定在肱骨结节间沟内，两侧有肱骨结节的骨性突起阻止，使肱二头肌长头保持在结节间沟内活动，但也因此常受到横向应力的损伤和磨擦力的损伤。

肱二头肌长头腱鞘炎的实质是一种慢性损伤性疾病。只有在上肢做频繁活动引起急性发作时，才引起炎性反应。

由于慢性损伤，腱鞘壁增厚结疤及肌腱本身的劳损变性，使腱鞘相对变窄，致使肌腱在结节间沟骨纤维管道内活动受限而发病。有急性损伤时，也可引起本病，急性期过后形成慢性疾病。

【临床表现】

患病初期患肢活动时，在肩前内下方，约肩峰下3cm处，相当于肱骨结节间沟处隐可有疼痛不适。随病程的延长，症状逐渐加剧，疼痛明显，上肢活动受限，患肢携物、外展、内旋时，症状加剧，有时局部尚有轻度肿胀。

【诊断要点】

（1）有劳损史或外伤史。

（2）在肩前偏内下方约 3cm 处有疼痛或压痛。

（3）自主屈曲肘关节后，外旋、内旋上臂引起疼痛加剧。

（4）X 线检查排除肩部其他疾病。

【针刀治疗】

（一）治疗原则

肱二头肌长头腱鞘损伤的部位位于肱骨结节间沟的骨纤维管道内，鞘内有肱二头肌长头狭长的腱，在上肢活动时，长头腱在骨纤维管道内上下滑动。用针刀将肱横韧带处的粘连瘢痕松解，使肱二头肌长头的动态平衡得到恢复，此病即可得到治愈。

（二）操作方法

1. 第一次针刀松解肱横韧带处的粘连和瘢痕

（1）体位　端坐位。

（2）体表定位　肩关节肱骨结节间沟处的压痛点。

（3）消毒　在施术部位，用碘伏消毒 2 遍，然后铺无菌洞巾，使治疗点正对洞巾中间。

（4）麻醉　1%利多卡因局部麻醉。

（5）刀具　使用Ⅰ型针刀。

（6）针刀操作（图 5-36）

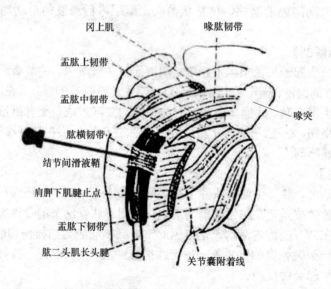

图 5-36　肱横韧带针刀松解示意图

以结节间沟的压痛点为进针刀点，刀口线方向和肱二头肌长头方向平行，针体与皮肤呈 90°垂直，按针刀四步进针规程进针刀，达结节间沟骨面，沿结节间沟前、后壁向后、向前分别铲剥 2～3 刀，以切开部分肱横韧带的粘连和挛缩。术毕，拔出针刀，局部压迫止血 3 分钟后，创可贴覆盖针眼。

2. 第二次针刀松解喙突的粘连和瘢痕　松解方法与肱二头肌短头肌腱炎喙突处的

针刀松解方法相同。

【针刀术后手法治疗】

针刀术后，用推、按、擦法作用于肩前部肱二头肌长头肌腱处，或于局部轻轻弹拨。令患者屈曲肘关节，医生握住患肢腕上部做对抗牵拉，将患肢拉至伸直位。

【针刀术后康复治疗】

（一）目的

肱二头肌长头肌腱炎针刀整体松解术后康复治疗的目的是进一步调节肩部弓弦力学系统的力平衡，促进局部血液循环，加速局部的新陈代谢，有利于损伤组织的早期修复。

（二）原则

肱二头肌长头肌腱炎行针刀手术后 48～72 小时可选用下列疗法进行康复治疗。

（三）方法

1. 针灸推拿疗法

（1）针刺法

处方一：肩髃、肩髎、臂臑、曲泽、合谷。

操作：穴位常规消毒，毫针刺。中等强度刺激，平补平泻，留针 30 分钟（留针期间也可用 TDP 局部照射），每天 1 次，10 日为 1 疗程。

处方二：患肩结节间沟压痛点处。

操作：在患肩结节间沟压痛点处，局部常规消毒后，取五枚 0.3mm×40mm 的毫针先在压痛点中心刺一针，然后在其上下左右各刺一针（中心旁开 3mm），五针深度相等，行针得气并使针感自肩关节内缘向肘部方向传导，此时术者用拇、食指腹将五枚毫针针柄捏合并齐，用中指指腹抵住针身，中指指端紧依针旁的肌肤上，微微摆动针体，致酸胀感最强时，稳住针身，直至针处出现热感，并向肘部方向传导后留针 20 分钟。每天 1 次，5 次 1 疗程。

（2）生物全息疗法

处方：患肢生物全息第二掌骨侧全息穴位群的上肢穴位。

操作：患者仰卧于硬板床上，嘱患者患肢手如松握鸡卵状，肌肉自然放松，虎口朝上，食指尖与拇指尖相距约 3mm 放于床面上，在上肢穴位处常规消毒后，取 28 号 1 寸针灸针，沿第二掌骨拇指侧的边缘垂直于拇食二指所在的平面刺入，针入后如无强针感，则需将针尖稍微变换一下方向（不必拔针），以探求针感最强点。留针 40 分钟，其间每隔 5～10 分钟，略转动或提插运针，以重新探到针感最强点。同时嘱患者活动患肩，多做受限方向的活动，每日 1 次，3 次为 1 个疗程。

（3）推拿法

处方：整个肩部及上肢。

操作：①在整个肩部及上肢分别施以揉法、滚法、拿法、抖法，重点是阿是穴，约 40 分钟。②沿肱二头肌长头肌腱自上而下用一指禅推法，弹拨肱二头肌长头肌腱 3～5 次，并配合患肢做各方向运动活动。③医者握患肢作旋转、拔伸手法，并将患肢上抬至最大限度，然后医者双手猛向上扳拿，力度视患者能耐受为度，反复 2～3 次。

2. 现代物理治疗

（1）激光照射疗法

处方：患侧肩髃、巨骨、曲池。

操作：采用半导体激光治疗机。穴取肩髃、巨骨、曲池，直接照射，功率350～450mW，光束直径3～5mm，每个穴位照5分钟，每日1次，5次为1疗程。

（2）体外冲击波疗法

处方：肱二头肌长头肌腱。

操作：采用冲击波骨科治疗机，调节反射体第二焦点至治疗部位，以超声定位点或压痛点为中心，工作电压8～12kV，治疗次数2～3次，每次冲击800～1000次，两次治疗间隔3天。

（3）TDP音频电疗法

处方：肱二头肌长头肌病变局部。

操作：①采用特定电磁波治疗器（简称TDP），功率350W，频谱范围2～25μm，辐射板直径166mm，垂直照射于病变局部，灯距30～50cm，温度适中，治疗时间30～40分钟，每天1次。②采用音频电疗机，频率2～2.5kHz，电流15～30mA，对置法，治疗时间25～30分钟，每天1次。

（4）超短波疗法

处方：患侧肩臂部。

操作：先将两个电极板放在患肩前后为前后对置位置，时间15～20分钟，输量微热量，以患者耐受为度，每日1次，6次为1疗程，休息4天后再进行下1个疗程。

3. 现代康复疗法

处方一：徒手操。

操作：立位，腰向前弯90°，上肢伸直自然下垂，做摆动和画圆活动；再双上肢体前交叉，侧平举过顶，屈肘双手触枕部。再立位，背靠墙，屈肘90°，上臂及肘部紧贴墙并靠拢躯干，以拇指触墙，然后反向以拇指触胸。然后立位，双手在背后相握，伸肘，以健肢带动患肢内收。双拇指沿腰椎棘突上移，至最高处。最后，立位面向墙，足尖距墙20～30cm，以患肢指尖触墙，上移至最高处。上述动作各重复10～20次。

处方二：吊环。

操作：双手分别握住吊环两端，通过滑轮，健肢拉患肢做外展、前屈动作。

【针刀术后护理】

1. 生活起居护理

在日常生活中，由于投掷动作不慎、用力过猛、直接撞击等，可引起肱二头肌肌腱的急性损伤，引起腱鞘的充血、水肿。或由于肩部单调重复的动作，肩关节超常限度运动，使肱二头肌收缩与舒张频率过高造成肱二头肌的劳损而发病。因此在患病期间，患者应避免过频过重地投掷、抬举、搬提动作，注意休息，减少患肢的运动，利于病情的恢复。肱二头肌长头肌腱炎属于中医学的"痹证"范围，多由风寒湿邪乘人劳倦及外伤时，侵袭肩部经脉，导致经脉气机阻滞，气血运行不畅，经筋作用失常而发生本病。所以在治疗期间患者要加强防寒保暖，避免受到风寒湿邪的侵袭而使病情反复。

2. 饮食护理

患者的饮食宜清淡、营养丰富，多食一些宜消化且含维生素丰富的食物，禁食辛辣肥甘厚腻之品。同时应该多食含钙丰富的食物如牛奶、鸡蛋等。

3. 情志护理

患者由于肩部酸胀、困乏不适感，肩前外侧间歇性或持续性钝痛，影响全关节及三角肌，导致日常生活中上肢活动受限而造成心理压力过大。家属应给予谅解与安慰，不要给患者更大的心理压力。同时医生应该及时和患者进行沟通，向其解释该病的病因机制，使其对自己的病情有所了解，消除思想包袱及心理压力，保持情绪稳定，让其对病情的康复充满信心，消除顾虑，能够积极配合医者完成各项治疗。

4. 对症处理及护理

术后要观察刀口的情况，保持伤口的干燥，防止感染。询问患者局部有无疼痛或麻木，若出现不适，应及时报告医生，进行处理。

第十七节　肱骨外上髁炎

【概述】

肱骨外上髁炎是临床上的一种常见病、多发病，一般认为，伸肌总腱起始部（即肱骨外上髁部）的损伤或撕裂所产生的无菌性炎症，是引起本病的主要原因。目前对其发病机制的争论仍然较大，有学者认为，该病是肱骨外上髁部伸肌总腱起始处的慢性肌筋膜炎，还有学者认为该病是由无菌性炎症引起的肱骨外上髁及其附近结构疼痛的综合征，也有学者通过开放性手术观察到穿出伸肌总腱处的血管、神经束受到卡压是本病的病因。

【针刀应用解剖】

肱骨外上髁形态扁平，位于肱骨下端的外侧、肱骨小头的外上方，与内上髁不在一条水平线上，而略高于内上髁。外上髁未被包于关节囊内，其前外侧有一浅压迹，为前臂伸肌总腱的起始部。其前方上部为桡侧腕长伸肌腱的起始部，下部为桡侧腕短伸肌腱与指伸肌、小指伸肌腱的起始部；在其后面，由上向下依次为桡侧腕短伸肌、指伸肌、小指伸肌及旋后肌腱的起始部，其最内侧为肘肌的起点。肱骨外上髁的下部还有桡侧副韧带的起始部，并与桡侧腕短伸肌起始腱的纤维交织在一起。

肱骨外上髁的血供较恒定，其来源有二：一支为肱骨滋养动脉的降支；另一支为肱深动脉所发出的分支。

肱骨外上髁处的神经支配，主要有桡神经的前臂背侧皮神经及由桡神经分出的肘肌支分支（图5-37）。

【病因病理】

该病好发于经常做前臂旋转、伸屈肘关节运动的劳动者或运动员，大多由积累性损伤引起。伸腕肌、伸指总肌、旋后肌附着点处肌腱内部轻度撕裂和局部轻微出血、机化，在自我修复过程中产生的粘连、瘢痕，挤压该处的神经血管束，引起疼痛。

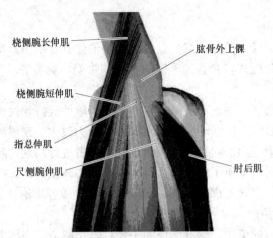

图 5-37　肱骨外上髁结构示意图

触诊时可于患侧肱骨外上髁深处发现一锐边，即内部瘢痕。正是这些瘢痕和粘连阻碍该处的血液循环，挤压该处的血管神经束，妨碍这些肌肉的功能活动，造成了臂部的功能障碍。由于发病后患者往往勉强运用上肢去完成生活自理，而使该处诸肌撕裂加重，牵拉与该处有牵连的神经支，致使与该处有联系的肌肉痉挛、疼痛而涉及前臂和肩前部。

【临床表现】

一般起病缓慢，因急性损伤而发病者较为少见。发病后疼痛涉及肩前部和前臂，局部有时会出现轻度的肿胀，活动前臂后疼痛加重，不能做握拳、旋转前臂动作，握物无力，严重者握在手中的东西会自行掉落。

【诊断要点】

①一般无明显外伤史，但常见于有经常使用前臂活动的劳损史。

②肘关节旋转活动受限，肱骨外上髁处压痛明显。

③旋臂屈腕试验阳性。

【针刀治疗】

1. 治疗原则

依据针刀医学关于慢性软组织损伤的理论和网眼理论，肱骨外上髁附着的肌腱损伤后引起代偿性的自我修复和自我调节，形成局部的粘连、瘢痕和挛缩，造成局部的动态平衡失调，产生临床表现。在慢性期急性发作时，有水肿渗出刺激神经末梢，而使上述临床表现加剧。依据上述理论，用针刀将损伤的肌腱粘连松解、瘢痕刮除，使局部的动态平衡得到恢复，此病可得到治愈。

2. 操作方法

（1）体位　坐位，将肘关节屈曲 90°平放于治疗桌面上。

（2）体表定位　肱骨外上髁压痛明显处。

（3）消毒　在施术部位，用碘伏消毒 2 遍，然后铺无菌洞巾，使治疗点正对洞巾中间。

（4）麻醉　1%利多卡因局部麻醉。

（5）刀具　使用 I 型针刀。

（6）针刀操作（图 5-38）　常规消毒铺巾，找到压痛点，针刀刀口线和前臂纵轴方向一致，针体与皮肤呈 90°垂直，按照针刀四步进针规程刺入，针刀经皮肤、皮下组织，至肱骨外上髁顶点，先纵疏横剥 2～3 刀，然后向前沿肱骨外上髁前面的骨面紧贴骨面铲剥 2～3 刀，范围不超过 0.5cm。再提针刀于皮下，顺前臂肌肉肌纤维方向，向前臂方向提插疏通一下伸腕肌、指总伸肌、尺侧腕伸肌之间的粘连，然后出针。可同时使用 25mg 强的松龙和 2%的利多卡因 1ml 在肱骨外上髁周围封闭 1 次，疗效更佳。如无明显炎性肿胀渗出，则不必打封闭。若治疗 5 天后未痊愈者，可再做 1 次治疗，一般仅治疗 1 次即可痊愈，最多不超过 3 次。

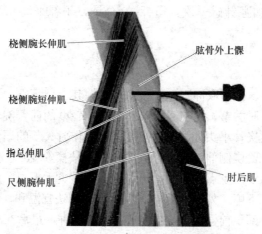

桡侧腕长伸肌　　　　　　　　　肱骨外上髁

桡侧腕短伸肌

指总伸肌

尺侧腕伸肌　　　　　　　　　肘后肌

图 5-38　肱骨外上髁炎针刀松解示意图

（7）注意事项　肱骨外上髁炎 3 次针刀治疗可痊愈，若 3 次针刀治疗后无明显疗效，就应考虑是否合并颈椎病，再仔细询问病史，检查患侧上肢有无感觉过敏或感觉迟钝，如有颈椎病等其他表现，应按颈椎病进行针刀治疗，若在局部反复多次做针刀，不但没有效果，反而会损伤正常组织。

【针刀术后手法治疗】

针刀术后，患者正坐，医生坐于患者患侧，右手持患侧腕部使患者前臂处于旋后位，左手用屈曲的拇指端压于肱骨外上前方，其他四指放于肘关节内侧，医生以右手逐渐屈曲患者肘关节至最大限度，左手拇指用力按压患者肱骨外上前方，然后再伸直肘关节，同时医生左手拇指推至患肢桡骨头前面，沿桡骨头前外缘向后弹拨腕伸肌起点，术后患者有桡侧 3 指麻木感及疼痛减轻的现象。

弹拨方法很多，亦可将患肢前臂旋后、曲肘，安置桌上，肘下垫以软物。医生以双手食指和中指将肱桡肌与伸腕肌向外扳，然后嘱患者将患侧前臂旋前，用拇指向外方推邻近桡侧腕长伸肌和桡侧腕短伸肌，反复数次。

【针刀术后康复治疗】

（一）目的

肱骨外上髁炎针刀整体松解术后康复治疗的目的是进一步调节肘部弓弦力学系统的力平衡，促进局部血液循环，加速局部的新陈代谢，有利于损伤组织的早期修复。

（二）原则

肘部软组织扭挫伤行针刀手术后 48～72 小时可选用下列疗法进行康复治疗。

（三）方法

1. 针灸推拿疗法

（1）针刺法

处方：曲池、经渠、合谷、三间、间使。

操作：依次针刺曲池、经渠、合谷、三间及间使。针刺时针感要强烈，留针时，采取每隔 10 分钟重复加强针感一次，留针 30 分钟，平补平泻。每日 1 次，1 周为 1 个疗程。

（2）推拿法

处方：患处。

操作：患者坐位，也可取仰卧位。医生一手握其上臂下端，另一手握住其腕部，先作对抗用力拔伸牵引肘关节，握腕部的一手同时作轻度的前臂旋转活动，握上臂下端一手的大拇指同时按揉桡骨小头处，在牵伸过程中再作肘关节的屈伸活动，然后从肱骨外上髁经肱桡关节沿前臂桡侧伸腕肌作轻柔的弹拨和按揉约 10 分钟，然后用轻柔的㨰法从肘部沿前臂背侧治疗，重点在肘部，再分别在臂臑、手五里、肘髎、尺泽、孔最、曲池、手三里、上廉、下廉、外关、合谷等穴点按。手法宜温和，约 10 分钟。接着用轻快的拿法从上臂经肘部至前臂往返轻柔操作约 10 分钟，最后在患肢上从近端至远端用拍击法结合搓法结束治疗。每日 1 次，连续 7 天，1 周为 1 个疗程。

2. 现代物理疗法

（1）中频疗法

处方：曲池、手三里、外关、合谷穴。

操作：患者坐位或仰卧位。采用北京产 K8832-T 型电脑中频多功能治疗仪，刺激强度以病人能耐受为度。20 分钟/次，每日 1 次，20 次为 1 疗程。

（2）超声波疗法

处方：患处。

操作：采用上海华山医用仪器厂生产 ZY-2 超声波治疗仪。治疗时将涂有液体石蜡为耦合剂，直径 2cm 的声头，直接紧贴于局部压痛点适当加压，缓慢圆圈移动治疗，输出频率 800Hz，连续波，功率 0.5～0.7W/cm²，15 分钟/次，1 天 1 次，12 次为 1 个疗程。

（3）激光疗法

处方：患处。

操作：采用 SUNDOM-3001 型半导体激光治疗机照射患处，每天 1 次，3 次为 1 个疗程，连续治疗 2 个疗程。

3. 运动疗法

一般练习为每周 2 次，每次 10～15 分钟。①坐在凳子上，前臂放松地置于腿上，伸直肘部，手握哑铃，掌心朝上，慢慢地向上做弯曲运动到不能再弯的位置时保持 3～5 秒，然后慢慢地放回原位。②掌朝下重复上面的动作。③使肘部成 90℃，贴在身体的一侧夹紧。手握哑铃，掌心朝上，慢慢转动前臂，转至掌心朝下，然后慢慢转动前臂恢复到开始的姿势。这样练习可以加强前臂、腕部的力量。④常用有效的练习就是随身携带橡胶球或握力器，随时随地握力练习，在前臂有疲劳感后休息，等疲劳恢复后再继续练习。此外，一些肘部关节周围肌肉的静力练习或做俯卧撑都是较好的运动治疗方法。

【针刀术后护理】

1. 生活起居护理

本病发病可因急性扭伤或拉伤而引起，但多数患者发病缓慢，无明显外伤史，多见于需反复做前臂旋转及用力伸腕动作的成年人，如家庭妇女、羽毛球或网球运动员。因此在患病期间，患者应避免患肢的剧烈运动，保持患肢的休息，利于病情的恢复。本病也可因感受风、寒、湿邪致使经脉不通，气血凝滞，关节组织粘连而使关节活动受限，局部疼痛。所以患者要加强患肢的保暖，避免受到风寒湿邪的侵袭而使病情加重。

2. 饮食护理

患者的饮食宜清淡、营养丰富，多食一些宜消化且含维生素丰富的食物，禁食辛辣肥甘厚腻之品。同时应该多食含钙丰富的食物如牛奶、鸡蛋等。

3. 情志护理

患者常感肘外侧持续性酸痛，有时疼痛感可向前臂外侧及肩部放散，尤其是上肢在做旋转背伸、提、拉、端、推等动作时疼痛更为剧烈，在拧毛巾、端茶倒水、扫地、扣纽扣等动作时感觉疼痛加重，影响了患者正常的日常生活。有时患者感觉握物无力，容易失手落物。所以患者常有焦虑、悲观、恐惧、紧张的重大思想压力。家属应给予谅解与安慰，不要给患者更大的心理压力。同时医生应该及时和患者进行沟通，向其解释该病的病因机制，使其对自己的病情有所了解，消除思想包袱及心理压力，保持情绪稳定，让其对病情的康复充满信心，消除顾虑，能够积极配合医者完成各项治疗。

4. 对症处理及护理

针刀术后应注意休息，勿使肘关节活动过多，避免患肢过频的伸屈动作，还应加强防寒保暖。

第十八节　肱骨内上髁炎

【概述】

肱骨内上髁炎常由损伤或劳损引起，表现为肱骨内上髁处及周围软组织疼痛。传统观念认为本病多见于学生，又称学生肘，实际上学生患此病者并不多。

【针刀应用解剖】

肱骨的下端较宽扁，呈三角形，并微向前卷曲，与肱骨骨干的长轴形成一50°～80°的前倾角。肱骨的两端变宽而向两侧隆起的部分，称为肱骨内、外上髁。肱骨内上髁较大，突出显著，故易于皮下触及，但低于肱骨外上髁平面。与肱骨外上髁相同，肱骨内上髁亦位于关节囊外（图5-39）。

肱骨内上髁前下的结构较粗糙，由上向下依次为旋前圆肌、桡侧腕屈肌、掌长肌及指浅屈肌的附着点。其后面最内侧的上方有尺侧腕屈肌附着，下方有尺侧副韧带附着。肱骨内上髁的后外侧部分较光滑，有一纵形的浅沟，称为尺神经沟，有同名神经走行于

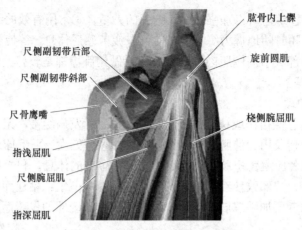

图 5-39　肱骨内上髁结构示意图

其内，该沟与肱骨内上髁、尺侧腕屈肌、尺侧副韧带等构成一管状结构，称为肘管，内有尺神经、尺侧返动脉等通过。尺神经于肘管的上方发出肘关节支，该神经在肘管处或在出肘管后发出肌支。

肱骨内上髁的血供主要由尺侧上、下副动脉及尺侧返动脉、骨间返动脉所发出的滋养动脉的降支经肱骨内上髁的内侧与后侧进入内上髁部。

肱骨内上髁的神经支配主要来自肌皮神经所发出的骨膜支。

【病因病理】

急性牵拉和积累性损伤引起肱骨内上髁处的屈肌总腱和旋前圆肌腱起点部位部分断裂、出血或渗出。长期伏案使肱骨内上髁受压，引起缺血，在修复过程中形成粘连、瘢痕，肌腱挛缩，引起顽固性疼痛。瘢痕粘连也可挤压尺神经皮支，引起神经性疼痛。

【临床表现】

患者肘内侧疼痛，病情时轻时重。急性发作时，患肢肘关节屈曲和前臂旋前时疼痛加重，使肘关节活动受限，严重影响日常生活。

【诊断要点】

（1）多见于青壮年，有肘部急性损伤或肘部慢性劳损史。

（2）肱骨内上髁处有疼痛及压痛，有时可在肱骨内上髁处触及黄豆大小的硬性结节。

（3）肘关节屈曲和前臂用力旋前时，疼痛加剧。

【针刀治疗】

1. 治疗原则

依据针刀医学关于慢性软组织损伤的理论，肱骨内上髁处附着的肌腱损伤后，引起粘连、瘢痕和挛缩，造成肘内侧端的动态平衡失调，产生上述临床表现。在慢性期急性发作时，有水肿渗出刺激神经末梢，使上述临床表现加剧。依据上述理论，用针刀将其附着点处的粘连松解、瘢痕刮除，使肘内侧端的动态平衡得到恢复，此病可得到治愈。

2. 操作方法

（1）体位　俯卧位，肩关节前屈 90°，肘关节屈曲 90°。

（2）体表定位　肱骨内上髁压痛明显处。

（3）消毒　在施术部位，用碘伏消毒 2 遍，然后铺无菌洞巾，使治疗点正对洞巾中间。

（4）麻醉　1%利多卡因局部麻醉。

（5）刀具　使用Ⅰ型针刀。

（6）针刀操作（图5-40）　常规消毒铺巾，在定位点找到压痛最明显处，针刀刀口线和前臂纵轴方向一致，针体与皮肤呈90°，按照针刀四步进针规程进针刀，经皮肤、皮下组织，达肱骨内上髁顶点，先纵疏横剥2～3刀，然后调转刀口线，紧贴骨面铲剥2～3刀，范围不超过0.5cm。可同时使用25mg强的松龙和2%的利多卡因1ml在肱骨内上髁周围封闭1次，疗效更佳。如无明显炎性肿胀渗出，则不必打封闭。5天后还未愈，再做1次治疗。一般只做1次即可治愈，最多不超过3次。

（7）注意事项　治疗过程中注意勿伤及尺神经，如在施术过程中，患者前臂尺侧或者小指麻木，说明针刀碰到了尺神经，应将针刀退至皮下，稍调整角度后再进针刀（图5-41）。

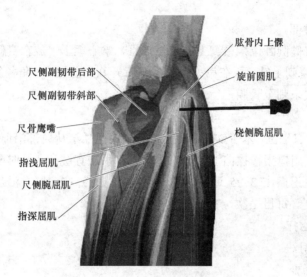

图5-40　肱骨内上髁炎针刀松解示意图

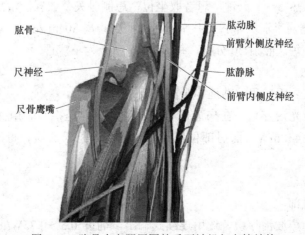

图5-41　肱骨内上髁周围的重要神经与血管结构

【针刀术后手法治疗】

治疗手法与肱骨外上髁炎相似，只是部位在肱骨内上髁处。

【针刀术后康复治疗】

（一）目的

肱骨内上髁炎针刀整体松解术后康复治疗的目的是进一步调节肘部弓弦力学系统的力平衡，促进局部血液循环，加速局部的新陈代谢，有利于损伤组织的早期修复。

（二）原则

肱骨内上髁炎行针刀手术后 48～72 小时可选用下列疗法进行康复治疗。

（三）方法

1. 针灸推拿疗法

（1）针刺法

处方：患侧肘部。

操作：患者取健侧卧位，患侧上肢自然伸直，掌心朝上，放在身侧（充分暴露肱骨内上髁），压痛点直刺 1 针，再在第 1 针的上下旁开 0.5 寸呈 45°角各斜刺 1 针，针刺方向朝向第 1 针，要求刺至骨膜，得气留针 30 分钟。

（2）推拿法

操作：让患者取坐位，术者立于患侧，用轻柔地捏揉法从肘部沿前臂背侧捏揉治疗，重点在肘部内侧；用拇指按揉曲池、手三里等穴，手法宜缓和，同时配合轻快的拿揉法拿尺侧腕屈肌，往返操作 3～5 遍；再搓、揉上肢，重点在前臂。沿尺侧腕屈肌用擦法治疗，以透热为度。每日 1 次，7 天为 1 疗程。

2. 现代物理治疗

（1）TDP 照射法

处方：患侧痛处。

操作：用 TDP 电磁波谱治疗器照射治疗。将电源插头插入 220V 或 110V 插座内，打开电源开关，预热 3～5 分钟。患者取坐位，患侧肘关节放置于治疗床上，肘关节伸直，用 TDP 治疗器对准肘关节内侧疼痛部位，照射距离 30cm 左右，功率调节以病人感觉温热舒适为宜，每次照射 30 分钟，每天 1 次，7 天为 1 疗程。

（2）激光疗法

处方：阿是穴、手三里、曲池、少海、天井等。

操作：采用激光治疗仪，在病患部位取 2 个最明显压痛点，用探头进行照射，激光输出功率 350～450mW，照射部位以无感觉为佳，每天 2 次，每次 5 分钟，7 天为 1 疗程。

（3）超声波疗法

处方：患侧肘部。

操作：采用超声波治疗机，选用连续式输出，剂量 0.5～0.75W/m²，以双氯芬酸钠乳膏为耦合剂，探头直接紧贴于局部压痛点适当加压，缓慢圆圈移动治疗，10 分钟/次，

7次为1疗程。

（4）冲击波疗法

操作：用冲击波治疗机进行标准治疗，在非麻醉下，对患者进行疼痛定位，用耦合剂涂抹在指定位置，同时冲击治疗探头贴于疼痛位置，冲击波频率为 10Hz，治疗探头 15mm，治疗压力 1～2bar，手持压力低至中，治疗 3 次，治疗间隔为 7 天。

【针刀术后护理】

1. 生活起居护理

本病常由损伤或劳损引起，因此在患病期间，患者应避免患肢的剧烈运动，保持患肢的休息，利于病情的恢复。本病也可因感受风、寒、湿邪致使经脉不通，气血凝滞，关节组织粘连而使关节活动受限，局部疼痛。所以患者要加强患肢的保暖，避免受到风寒湿邪的侵袭而使病情加重。

2. 饮食护理

应该给予营养丰富、含多种矿物质和维生素的饮食。特别要注意钙质的补充。可以多食水果，蔬菜以及排骨汤、鸡蛋、鲜肉汤等，促进身体的恢复。

3. 情志护理

患者多表现为焦虑、急躁、悲观、情绪不稳定，导致病情加重。因此，我们应及时做好心理护理，向患者介绍本病的有关知识，使其对本病有正确的认识，并详细了解患者存在的心理负担，针对原因给予正确的心理疏导，消除顾虑，稳定情绪，让患者保持乐观的心态，积极配合治疗。

4. 对症处理及护理

术后要观察刀口局部有无肿胀或渗出液，保持伤口的清洁干燥，防止感染，发现异常情况立刻进行处理。

第十九节　桡骨茎突部狭窄性腱鞘炎

【概述】

桡骨茎突部狭窄性腱鞘炎是指发生于桡骨茎突部骨-纤维管道的损伤性炎症，以该部位疼痛为主要表现，疼痛可放射到手指和前臂，多发生于新产妇及照顾婴幼儿的中老年妇女。在腱鞘炎中以狭窄性腱鞘炎较为难治，一般保守疗法难以奏效。过去对该病的治疗也有多种，如推拿方法、针灸、理疗、中西药等，但疗效多不巩固。针刀医学对该类疾病发病机制进行了探讨，将其应用于临床，疗效较好。

【针刀应用解剖】

桡骨下端外侧面粗糙，向远侧延伸为茎突，茎突基底稍上方有肱桡肌附着，茎突末端有桡侧副韧带附着。在桡骨茎突的外侧，有 1 条浅沟，拇长展肌腱及拇短伸肌腱共同经此沟外面的骨纤维性腱管到达拇指，腕背韧带附着于桡骨下端的外侧缘及桡骨茎突（图5-42）。

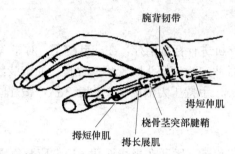

图 5-42 腕关节桡侧解剖结构示意图

【病因病理】

在腕部桡骨下端茎突处有一腱鞘，鞘内有拇长展肌腱和拇短伸肌腱通过，进入拇指背侧。正常情况下，两肌腱只能紧密地通过这一坚韧的腱鞘。由于腱沟表浅而狭窄，底面凹凸不平，沟面又覆盖着伸肌支持带。加上长时间外展拇指时，肌腱在狭窄的腱鞘内不断地运动、摩擦，造成积累性劳损，使腱鞘组织纤维轻度撕裂、破裂，轻度出血、水肿，在水肿吸收和修复过程中，腱鞘内壁不断结疤增厚而狭窄，使两肌腱受挤压和粘连。由于腱鞘内层不断结疤，在一定条件下，鞘内肌腱发生粘连，肌肉又受挤压，在拇指做勉强外展内收活动中，造成肌腱和鞘内壁的撕裂，使拇长展肌和拇短伸肌腱痉挛、疼痛、局部肿胀。

【临床表现】

一般发病缓慢，桡骨茎突周围疼痛，疼痛可放射到手指和前臂。常可见腕部有肿胀或肿块，拇指和腕部活动受限。

【诊断要点】

（1）桡骨茎突处压痛明显。

（2）让患侧拇指内收屈曲放于掌心，握拳，再使腕部向尺侧倾斜，可引起桡骨茎突处剧烈疼痛。

【针刀治疗】

（1）体位 坐位，患者握拳将患侧腕部放于治疗桌面上。

（2）体表定位 用龙胆紫在桡骨茎突压痛明显处定位，作为针刀闭合性手术进针点。

（3）消毒 在施术部位，用碘伏消毒2遍，然后铺无菌洞巾，使治疗点正对洞巾中间。

（4）麻醉 1%利多卡因局部麻醉。

（5）刀具 使用Ⅰ型针刀。

（6）针刀操作（图 5-43） 常规消毒后，针刀刀口线和桡动脉平行，针刀体与皮肤垂直刺入，感觉刀下有韧性感，用提插刀法在纤维鞘管上切2～3刀，然后针刀达骨面，在腱鞘内纵疏横剥2～3刀，出针刀后，创可贴覆盖针眼。

（7）注意事项

①找准解剖位置，勿伤及桡动脉。

②如肿胀粘连严重，应注意勿损伤桡神经浅支，方法是进针刀速度不可太快，只要按四步进针规范操作，在进针过程中，完全可以避开神经。

针刀治疗1次后，未治愈者，5天后再做1次，一般不超过3次即可痊愈。

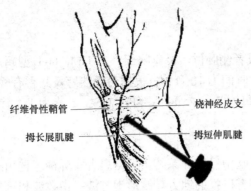

纤维骨性鞘管　　　桡神经皮支
拇长展肌腱　　　拇短伸肌腱

图 5-43　桡骨茎突部狭窄性腱鞘炎针刀松解示意图

【针刀术后手法治疗】

先用拇指重点揉按桡骨茎突部及其上下方，达到舒筋活血的目的。然后一手握住患侧腕部，另一手食指及中指夹持拇指，其余手指紧握患者其他四指进行对抗牵引，并使患者腕部向尺侧和掌侧屈曲，同时，缓缓旋转推按桡骨茎突，重复操作 3～4 次。

【针刀术后康复治疗】

（一）目的

针刀术后康复治疗的目的是为了促进局部血液循环，加快局部的新陈代谢，以利于组织的早期恢复。

（二）原则

针刀术后 48～72 小时后可选用下列疗法进行康复治疗。

（三）方法

1. 针灸推拿疗法

（1）针刺法

处方：列缺、合谷、阳溪、阿是穴。

操作：穴位常规消毒后，毫针刺。取阿是穴为主穴，以其为中心向四周透刺 2～4 针，顺腱鞘方向倾斜，其他穴位均以局部产生酸胀感为度，留针 30 分钟（留针期间也可用 TDP 局部照射），每天或隔日 1 次，10 日为 1 疗程。

（2）隔姜灸法

处方：阿是穴、列缺、阳溪、阳池、腕骨、合谷。

操作：切取厚约 2 分的生姜 1 片，在中心处用针穿刺数孔，上置艾炷放在穴位上旋灸。每次选 2～3 个穴位，连续施灸 5～7 壮，以局部皮肤潮红为度。每日 1 次，5 次为 1 疗程。

2. 现代物理疗法

（1）超短波疗法

处方：患部。

操作：应用超短波治疗仪，电源 220V、50Hz，功率 200W，波长 7.37m，电极 20cm×15cm，间隙 3～4cm；并安放在患侧，连续振动与间歇振动交替进行，温度控制在 50℃～60℃，以患者能耐受为度。每天 1 次，每次 30 分钟，10 天为 1 个疗程。

（2）超声波疗法

处方：患部。

操作：患者坐位或者侧卧位，暴露腕部，用 DM-200 L 型超声波治疗仪治疗。超声输出设定为脉冲模式，时间为 10 分钟，根据患者热感及是否有酸麻胀的感觉调节档位。剂量 0.8～1.5W/cm²，每次 8～12 分钟。每日 1 次，5 次为 1 个疗程。

（3）中频电疗法

处方：患侧。

操作：采用高级电脑中频治疗系统，根据患者实际情况选用适宜电极板，对置或者并置于患部，避开局部有破损的地方。波形为方波、指数波和三角波交替进行，工作幅度为连续运行、间歇加载，载波频率 4000～5000Hz，调制频率 50～80Hz，剂量以患者耐受为度。每天 1 次，每次 20 分钟，10 天 1 个疗程。

【针刀术后护理】

1. 生活起居护理

由于长时间外展拇指时，肌腱在狭窄的腱鞘内不断地运动、摩擦，造成积累性劳损而发病。患病期间，患者尽量避免患手拧提重物，注意患手的休息及放松。本病也可因感受风、寒、湿邪致使经脉不通，气血凝滞，致使桡骨茎突部肌腱粘连而引起疼痛和局部肿胀。所以患者要加强患处的保暖，避免受到风寒湿邪的侵袭而使病情加重。

2. 饮食护理

患者的饮食宜清淡、营养丰富，多食一些宜消化且含维生素丰富的食物，禁食辛辣肥甘厚腻之品。同时应该多食含钙丰富的食物如牛奶、鸡蛋等。

3. 情志护理

由于桡骨茎突周围疼痛，拇指和腕部活动受限而影响患者的日常生活及工作。患者多表现为焦虑、急躁、情绪不稳定而心情抑郁，心理压力大。因此，我们应及时做好心理护理，向患者介绍本病的有关知识，使其对本病有正确的认识，并详细了解患者存在的心理负担，针对原因给予正确的心理疏导，消除顾虑，稳定情绪，让患者保持乐观的心态，积极配合治疗。

4. 对症处理及护理

术后要观察刀口的情况，保持伤口的干燥，防止感染。询问患者局部有无疼痛或麻木，若出现不适，应及时报告医生，进行处理。

5. 健康教育

发病及治疗中避免过多拇外展及伸拇动作，预防风寒湿邪侵袭。肿胀缓解、疼痛减轻后开始作外展伸拇活动，每遍 10 次，力量由轻到重，范围从小到大。

第二十节　屈指肌腱鞘炎

【概述】

由于手指伸屈频繁，屈指肌腱和腱鞘因磨擦劳损而发病，尤其以拇指和食指腱鞘炎最为常见。另外由于手指掌侧指横纹处无皮下组织，皮肤直接与腱鞘相连。外伤直接可达腱鞘处造成腱鞘炎。因此，屈指肌腱鞘炎大多在手指掌侧指横纹处。

此病多采用矫形外科的手术松解腱鞘治疗，一般保守疗法收效甚微。采用针刀治疗该病，简单安全、见效快。

【针刀应用解剖】

屈指肌腱鞘包绕指浅屈肌腱和指深屈肌腱，此腱鞘由外层腱纤维鞘及内层滑液鞘组成。腱纤维鞘是由掌侧深筋膜增厚所形成的管道，附着于指骨关节囊的两侧，对肌腱起着固定和润滑的作用。肌腱滑液鞘是包绕肌腱的双层套管状的滑液鞘，分脏层和壁层。脏层包绕肌腱，壁层紧贴腱纤维鞘的内侧面。滑液鞘起着保护和润滑肌腱、避免磨擦的作用。

【病因病理】

屈指肌腱鞘炎由磨擦劳损引起。损伤后，腱鞘修复结疤，滑液分泌减少，使磨擦损伤加剧。

【临床表现】

患指伸屈受限，多在指掌侧，指横纹处疼痛，或有肿胀，严重者不能执筷和扣钮扣，病程日久者，患者多诉指关节处有弹响声。在压痛点处多可触及条索状、块状硬结。

【诊断要点】

（1）手指损伤或劳损史。

（2）手指掌面指横纹处疼痛、压痛，夜间较甚。

（3）手指伸屈功能障碍。

【针刀治疗】

（1）体位　坐位，拇指外展位，掌心向上平放于治疗台上。

（2）体表定位　用龙胆紫在拇指及 2～5 指掌指关节掌侧触到串珠状硬节处定位，作为针刀闭合性手术进针点。

（3）消毒　在施术部位，用碘伏消毒 2 遍，然后铺无菌洞巾，使治疗点正对洞巾中间。

（4）麻醉　1%利多卡因局部麻醉。

（5）刀具　使用 Ⅰ 型针刀，专用弧形斜刃针刀。

（6）针刀操作

①第 1 支针刀松解拇指屈指肌腱鞘　摸清楚增厚串珠状腱鞘，从串珠的近端进针，斜面刀刃向上，刀口线与拇指屈指肌腱走行方向一致，针刀体与皮肤呈 90°角刺入。通过皮肤达皮下组织即有一落空感，此时，将针刀体向拇指近端倾斜，使针刀体与拇指皮肤面呈 0°角，刀下寻找环形卡压腱鞘近侧后，将针刀推入腱鞘，边推边切，直到有落空感为止（图 5-44）。

②第 2、3 支针刀分别松解示指、环指的屈指肌腱鞘　摸清楚增厚串珠状腱鞘，从串珠的近端进针，斜面刀刃向上，刀口线与拇指屈指肌腱走行方向一致，针刀体与皮肤呈 90°角刺入。通过皮肤达皮下组织即有一落空感，此时，将针刀体向手指近端倾斜，使针刀体与手指皮肤面呈 0°角，刀下寻找环形卡压腱鞘近侧后，将针刀推入腱鞘，边推边切，直到有落空感为止（图 5-45）。

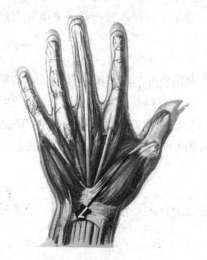

图 5-44 拇指屈指肌腱鞘炎针刀松解示意图

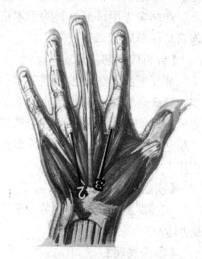

图 5-45 示指、环指的屈指肌腱
鞘炎针刀松解示意图

（7）注意事项

①针刀松解拇指的纤维鞘时，由于拇指处于外展位，故拇指肌腱的走行方向与其他 4 指肌腱的走行方向是不一致的。所以，针刀体要与拇指的肌腱走行一致，而不能与其他 4 指的肌腱走行方向一致。反之，在做其他 4 指的纤维鞘切开时，针刀体要与 4 指的肌腱走行方向一致，而不能与拇指肌腱的走行方向一致。否则容易切断肌腱，导致针刀手术失败，引起医疗事故的发生（图 5-46）。

②针刀不到骨面进行切割，因为环形卡压纤维鞘较厚，如想通过在骨面上的纵疏横剥将卡压环铲开，针刀必然要经过肌腱到骨面，纵

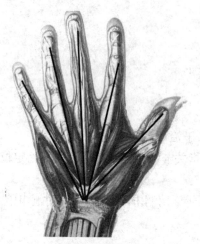

图 5-46 各屈指肌腱走行方向示意图

疏横剥对肌腱的损伤就会明显加大，造成术后反应加重，功能恢复明显延长。

【针刀术后手法治疗】

过度掌屈背屈手指 2～3 下。

【针刀术后康复治疗】

（一）目的

针刀术后康复治疗的目的是为了促进局部血液循环，加快局部的新陈代谢，以利于组织的早期恢复。

（二）原则

针刀术后 48～72 小时后可选用下列疗法进行康复治疗。

（三）方法

1. 针灸推拿疗法

（1）针刺法

处方：内关、曲池、手三里、阿是穴。

操作：穴位局部常规消毒后，毫针刺入，阿是穴是如条索状区域，沿条索状区域针刺 2~3 针，得气后留针 30 分钟。每日或隔日 1 次，6 次为 1 个疗程。

（2）灸法

处方：压痛点局部。

操作：点燃艾条，悬于患处上方约 3cm 高度，行温和灸，一般灸 20~30 分钟至皮肤红晕潮湿为度。每日 1 次，10 次为 1 疗程。

（3）推拿法

处方：腕部。

操作：患者坐位或俯卧位，医者采用捏拿法、按揉法等手法对患者腕关节进行放松，可适当加入手腕的拔伸法，同时嘱咐患者进行手指的主动屈伸。施术 30 分钟，每日或隔日 1 次，10 天为 1 疗程。

2. 现代物理疗法

（1）超声波疗法

处方：患部。

操作：患者坐位或者侧卧位，暴露腕部，用 DM-200 L 型超声波治疗仪治疗。超声输出设定为脉冲模式，时间为 10 分钟，根据患者热感及是否有酸麻胀的感觉调节档位。剂量 0.8~1.5W/cm²，每次 8~12 分钟，每日 1 次，5 次为 1 个疗程。

（2）红外线疗法

处方：患部、手三里、曲池。

操作：局部消毒，针刺后用 TDP 灯照射 30 分钟，灯距 30~40cm，配合针刺疗法使用，每日 1 次，6 次为 1 个疗程。

（3）中频电疗法

处方：患侧。

操作：采用高级电脑中频治疗系统，根据患者实际情况选用适宜电极板，对置或者并置于患部，避开局部有破损的地方。波形为方波、指数波和三角波交替进行，工作幅度为连续运行、间歇加载，载波频率 4000~5000Hz，调制频率 50~80Hz，剂量以患者耐受为度。每天 1 次，每次 20 分钟，10 天 1 个疗程。

【针刀术后护理】

1. 生活起居护理

患者应减少局部的活动，尤其是运动员应暂时停止手腕部的专项练习，并可由自己或者借助他人进行按摩治疗：局部采用拇指的按揉手法，每日两次，每次 10 分钟左右。

2. 情志护理

教育患者应尽早就医，积极配合，不宜轻视病情；耐心细致的告知患者针刀手术的规则及注意事项，并安慰患者，消除其恐惧心理，以最佳的心理状态接受治疗。

3. 对症处理及护理

具有急性症状及发病不超过 1 个月的患者，可采用局部石膏固定，一般固定时间为 2～4 周。或采用普鲁卡因局部封闭，强的松龙类药物局部注射。

4. 健康教育

患者应养成良好的用手习惯，患病后注意减少对手部致病因素的刺激，同时经常用温热水浸泡患指。

第二十一节　臀中肌损伤

【概述】

臀中肌损伤有急、慢性两种。急性损伤者，局部肿痛显著，无复杂的临床症状，极少数病例因损伤较重，内出血太多，影响附近的神经和血管，出现臀部麻木、发凉等症状。慢性者，肿胀不显著，但出现的症状较为复杂，除局部疼痛麻木外，还常常引起坐骨神经疼痛，行走受限。若波及梨状肌时诊断更为困难。慢性臀中肌损伤的发病率在骨伤科疾病中较高，常被误诊为梨状肌损伤或笼统诊断为坐骨神经痛。有明确诊断者，也很难治愈，大多成为老病号。

【针刀应用解剖】

臀部的中层肌肉由上往下分别为：臀中肌、梨状肌、闭孔内肌、股方肌。臀中肌起于髂骨翼外侧、臀下线或臀后线之间，止于股骨大粗隆尖部的外侧面，作用是外展大腿，并协助前屈内旋，后伸外旋。臀中肌本身受臀上皮神经支配。梨状肌与臀中肌相邻，起于坐骨大切迹及骶骨的前面，止于大粗隆的上缘（即大粗隆尖部），其止点和臀中肌紧密相邻。梨状肌由坐骨大孔穿出后，将坐骨大孔分为梨状肌上下孔，此 2 孔是盆内神经、血管通往臀部及下肢的必经之门户。所以，臀中肌病变后必然要波及梨状肌及与它相关联的神经血管。

臀中肌损伤后，在临床上出现较为复杂的临床症状是与它的特定的解剖位置紧密相关的（图 5-47）。

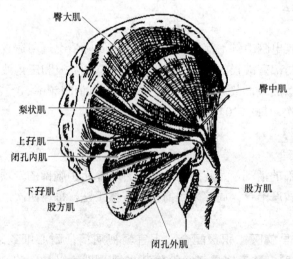

图 5-47　臀中肌解剖结构示意图

【病因病理】

臀中肌损伤大多由突然猛烈地外展大腿时所致，在大腿前屈、内收、后伸外旋运动时损伤的机会较少。损伤日久，臀中肌结疤粘连、挛缩，和附近软组织粘连（大多数为肌肉筋膜损伤、挛缩和粘连），如果其他软组织和臀中肌相邻部位本身同时损伤，则多为臀中肌和其他软组织直接粘连，这种情况比较少见。

臀中肌结疤粘连，除本身活动受到限制，同时也挤压摩擦周围的软组织，引起其他软组织的临床症状。如挤压牵拉梨状肌就出现近似梨状肌损伤综合征的症状；挤压牵拉梨状肌上下孔的神经血管，就出现下肢疼痛麻木、发冷等症状。

【临床表现】

臀中肌损伤可根据臀中肌损伤所波及的范围和病理变化，分为2型：单纯型、臀梨综合型。

（1）单纯型　臀中肌本身受损，并未波及其他软组织，所以只在臀中肌本身有1～2个单纯的压痛点，多不引起牵涉痛。患者疼痛较局限，下肢有轻微的疼痛和麻木感。

（2）臀梨综合型　臀中肌本身有痛点，压痛波及梨状肌，做梨状肌牵拉试验，引起臀中肌疼痛加重，梨状肌上有压痛点，但都较轻微，且疼痛范围不清楚，或有下肢疼痛。

【诊断要点】

（1）有损伤史。

（2）臀中肌附着区有疼痛和压痛，梨状肌无压痛，患侧下肢或有轻微痛麻感觉；让患侧下肢主动做外展运动，引起疼点处疼痛加剧，为臀中肌损伤单纯型。

（3）臀中肌附着区有疼痛、压痛，位置偏于下侧，且梨状肌表面投影区也有疼痛和压痛（臀裂上端和患侧髂后上棘连线中点与同侧股骨大粗隆连线，即为梨状肌的表面投影），痛点和臀中肌上的痛点相邻，且两痛点模糊不清，很难分清，连成一片，做梨状肌牵拉试验引起疼痛加剧，下肢麻木感不明显，即为臀中肌损伤的臀梨综合型。

（4）臀中肌附着区有疼痛和压痛，并牵涉下肢沿坐骨神经干痛麻不适。梨状肌表面投影区有疼痛，并（或）引起下肢沿坐骨神经干痛麻加剧。患者走、站均感下肢疼痛不适，此为臀中肌损伤混合型。

【针刀治疗】

1. 治疗原则

依据网眼理论，臀中肌损伤后，引起粘连、瘢痕和挛缩，造成臀部的动态平衡失调，而产生上述临床表现。在慢性期急性发作时，病变组织有水肿渗出刺激神经末梢，使上述临床表现加剧。依据上述理论，臀中肌损伤的部位主要是其附着区，用针刀将其粘连松解、瘢痕刮除，使臀中肌的动态平衡得到恢复。

2. 操作方法

（1）体位　侧俯卧位，患侧在上。

（2）体表定位　臀中肌起止点。

（3）消毒　在施术部位，用碘伏消毒2遍，然后铺无菌洞巾，使治疗点正对洞巾中间。

（4）麻醉　用1%利多卡因局部浸润麻醉，每个治疗点注药1ml。

（5）刀具　使用Ⅰ型3号直形针刀。

（6）针刀操作（图5-48）

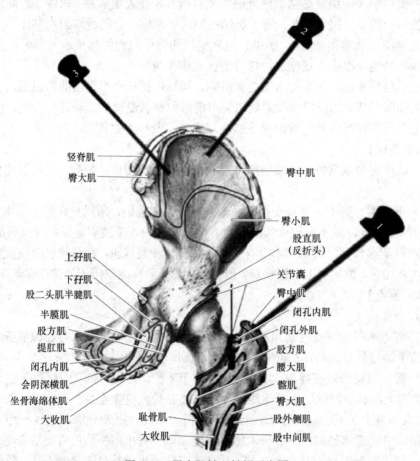

图 5-48　臀中肌针刀松解示意图

①第 1 支针刀松解臀中肌止点　在大粗隆尖臀中肌止点定位。刀口线与髂胫束走行方向一致，针刀体与皮肤垂直，针刀经皮肤、皮下组织、髂胫束，到达股骨大粗隆尖骨面，调转刀口线 90°，在骨面上铲剥 2～3 刀，范围为 1～2cm。

②第 2 支针刀松解臀中肌前部起点　在髂嵴中点定位。刀口线与臀中肌走行方向一致，针刀体与皮肤垂直，针刀经皮肤、皮下组织、髂嵴骨面，调转刀口线 90°，在髂骨外板的骨面上向下外铲剥 2～3 刀，范围为 1～2cm。

③第 3 支针刀松解臀中肌后部起点　在髂嵴中后 1/3 定位。针刀操作与第 2 支针刀操作相同。

（7）注意事项

①由于臀中肌起点广阔，故做起点松解时，应在臀中肌的髂嵴中点起点和髂嵴中后 1/3 分别用两支针刀松解。

②臀中肌损伤针刀术后血肿的防治。

臀上动脉为髂内动脉第一大分支，发出后贴盆腔走行，经梨状肌上缘出坐骨大孔，进入臀部后分深浅两支，深支在臀中肌深面走行，支配臀中肌和臀小肌，浅支经梨状肌和臀中肌间穿出后分数支，呈扇形分布于臀大肌上半部。臀上动脉出坐骨大孔处的体表投影在髂后上棘与大粗隆连线的中上 1/3 交界处。臀下动脉为髂内动脉另一大分支，经梨状肌下缘出坐骨大孔，供养臀大肌下半部。臀上动脉与臀下动脉有丰富的吻合。另外，髂内动脉的各分支在盆腔内与盆腔外相互间均有丰富的吻合。

　　一般情况下，通过对臀中肌起止点的针刀松解，完全可以使肌肉的粘连和瘢痕的关键点得以松解，加上术后的手法，可将肌肉中间的病变的粘连拉开。如对局部解剖结构不熟悉，常引起臀上动脉的损伤，出现针刀术后臀部的血肿。故尽量不要用针刀在臀中肌肌腹部松解，如果臀中肌肌腹部压痛明显，确有病变点存在，应避开臀上动脉的走行路线。

　　③如合并梨状肌损伤，其针刀松解参照梨状肌综合征的针刀操作。

【针刀术后手法治疗】

　　患者仰卧位，患侧下肢屈髋屈膝，医生将手压在膝关节髌骨下缘，向对侧肩关节猛压一下即可。

【针刀术后康复治疗】

（一）目的

　　臀中肌损伤针刀整体松解术后康复治疗的目的是进一步调节臀部弓弦力学系统的力平衡，促进局部血液循环，加速局部的新陈代谢，有利于损伤组织的早期修复。

（二）原则

　　臀中肌损伤行针刀手术后 48～72 小时可选用下列疗法进行康复治疗。

（三）方法

1. 针灸推拿疗法

（1）针刺法

处方：阿是穴、环跳、秩边、承扶、殷门、委中、阳陵泉、承山、昆仑。

操作：患者取俯卧位，用 1.5 寸毫针（环跳穴和秩边穴用 3 寸针），垂直进针，行提插捻转针法，使针感向下肢放射，臀部选取相应疼痛点作为阿是穴，常规针刺，以得气为度。在环跳、秩边、阿是穴的针的尾端置一大小合适的艾球，点燃。待艾球火熄灭，余热散尽后除去艾灰。留针 20～30 分钟，每周 3～5 次，10 次为 1 个疗程。

（2）推拿法

处方：患处。

操作：先沿臀中肌前外侧或后侧纤维处的痛性条索状物自上而下顺向理按 3～5 遍，然后在腰部行揉按法同时点压肾俞、大肠俞，以达到放松腰肌、改善循环、益肾壮腰之目的，然后双手拇指重叠，按准劳损部位及反应物，垂直肌纤维方向来回弹拨，同时按压环跳，以达到拨离粘连、解除痉挛的目的，再用双掌重叠抱揉病损部位，揉拿下肢，按承扶、委中、承山等穴行放松手法，患者仰卧位，医者一手按患侧膝，一手握踝，使患者屈膝屈髋，再使髋内收内旋，小腿外展内旋，然后牵抖下肢，手法完毕。

2. 现代物理疗法

（1）超声波疗法

处方：损伤局部。

操作：患部涂接触剂，多采用接触移动法，治疗时声头轻压皮肤，在治疗部位作缓慢移动，移动速度以每秒 1～2cm 为宜。常用强度 0.5～1.5W/cm²。每次 8～10 分钟，每日 1 次，10～20 次为 1 疗程。

（2）温热疗法

处方：损伤局部。

操作：一般在伤后 24 小时出血停止后运用，将石蜡溶解成液体后，倾倒于蜡盘内，蜡液厚 1.5～2cm，待冷凝成块时即取出放在塑料布或胶布上，直接敷于治疗部位，外用棉垫包裹保温。温度 50℃～55℃，每日 1 次，15～20 次为 1 疗程。

（3）高频电疗法

处方：患处。

操作：患者取合适体位，治疗部位无需暴露，中号电极对置于患侧大腿部，电极和皮肤间隙以空气或用干毛巾棉垫隔开，间隙约 2cm。微热量，每次 30 分钟。

3. 现代康复疗法

髋部康复训练

操作：训练前后必须做大腿左右摆腿练习 200～400 次，可分组进行。患者取横劈腿坐位，双下肢伸直，并尽力分开，左手摸右足尖，右手模左足尖 200～400 次，可分组进行，每日 1～2 组。取坐位，健侧下肢伸直，健侧手握住患侧小腿远端，被动屈膝屈髋，足置于健侧股骨上端外面，患侧上肢抱住患膝尽量贴近对侧胸部，每组 200 次，每日 1～2 组。

【针刀术后护理】

1. 生活起居护理

患者应加强自我保护意识，损伤脉络，气血不畅，故而疼痛。若复感寒邪，或劳逸不适，则必疼痛加重。因此，避风寒，适劳逸，注意休息对本病的康复十分有帮助。

2. 情志护理

告知患者针刀疗法的注意事项，消除其害怕心理，积极与医生配合，以利病情早日恢复。

3. 对症处理及护理

急性损伤者，治疗后须卧硬板床数日，不宜热敷。慢性者治疗后可热敷。

4. 健康教育

患者应加强自我保护意识，避免做可能导致损伤的动作。

第二十二节　膝关节内侧副韧带损伤

【概述】

膝关节内侧副韧带损伤，是由于内侧副韧带受撞击、挤压、牵拉或其他各种外伤引起部分韧带撕裂、轻度内出血及肿胀等急性损伤，并且没有得到正确及时的治疗，年深日久而遗留下来以股骨内侧髁至胫骨内侧髁的顽固性疼痛为主要表现的疾病。

因为无明显的红、肿、热等体征，故常被误诊为风湿，也有诊断为外伤的，因此本病无适宜的疗法，多数迁延不愈，患肢功能严重障碍。针刀医学对本病的病因病理有全新的认识，并取得了良好的治疗效果。

【针刀应用解剖】

膝关节内侧副韧带，又名胫侧副韧带，呈扁宽的三角形，基底向前，尖端向后，分为前纵部、后上斜部和后下斜部。前纵部起于股骨内上髁，向下斜行，止于胫骨上端内侧缘；后上斜部自前纵部后缘向后下，止于胫骨内侧关节边缘，并附着于内侧半月板的内缘；后下斜部自前纵部后缘斜向后上，止于胫骨髁后缘和内侧半月板的后缘（图 5-49、图 5-50）。

在膝关节完全伸直时，内侧副韧带最紧张，可阻止膝关节的任何外翻与小腿旋转活动。

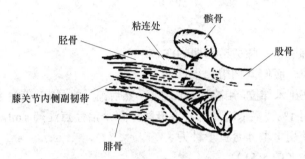

图 5-49　膝关节内侧副韧带解剖结构图

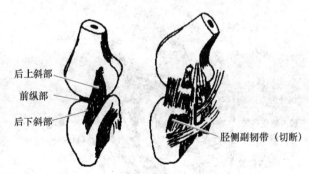

图 5-50　膝关节内侧的稳定结构图

【病因病理】

该病多由于膝关节内侧副韧带急性损伤（但没有完全断裂），日久未得到正确治疗而发病。膝关节内侧副韧带损伤后，在修复过程中，引起韧带和股骨内侧髁或胫骨内侧髁处发生粘连、瘢痕，使韧带局部弹性降低，不能自由滑动而影响膝关节的功能。

当勉强走路，或勉强做膝部其他活动时，瘢痕受到牵拉，可引起新的损伤而使症状加重。

【临床表现】

患者膝部内侧疼痛，活动后加重。患腿伸直受限，跛行，严重时不能行走，下蹲困难。在股骨内侧髁或胫骨内侧髁，有时可摸到小的皮下结节。

【诊断要点】

（1）患者有轻重不同的外伤史，常以小腿外翻扭伤多见。

（2）病程较长。

（3）在股骨内髁和胫骨内髁都可找到明显的压痛点。

（4）患腿伸直受限，跛行，严重时不能行走，下蹲困难。

（5）在股骨内侧髁或胫骨内侧髁，有时可摸到小的皮下结节。

（6）内侧副韧带分离试验阳性。

（7）X线检查可对本病进行辅助诊断，并排除膝关节其他病变。

【针刀治疗】

1. 治疗原则

依据针刀医学关于慢性软组织损伤的理论及慢性软组织损伤病理构架的网眼理论，用针刀松解韧带起止点及行经途中的粘连、瘢痕，使膝部的动态平衡得到恢复，本病可得到根本性的治疗。

2. 操作方法

（1）体位　仰卧位，膝关节屈曲60°。

（2）体表定位　胫侧副韧带起止点。

（3）消毒　在施术部位，用碘伏消毒2遍，然后铺无菌洞巾，使治疗点正对洞巾中间。

（4）麻醉　用1%利多卡因局部浸润麻醉，每个治疗点注药1ml。

（5）刀具　使用Ⅰ型4号直形针刀。

（6）针刀操作（图5-51）

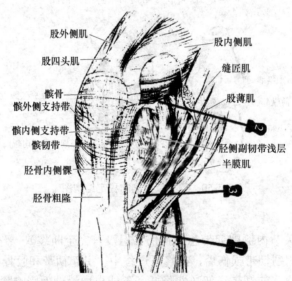

图5-51　膝关节内侧副韧带损伤针刀松解示意图

①第1支针刀松解鹅足滑囊　针刀体与皮肤垂直，刀口线与小腿纵轴平行，按针刀四步进针规程进针刀，经皮肤、皮下组织达鹅足滑囊部骨面，调转刀口线90°，铲剥2～3刀，范围不超过0.5cm。

②第2支针刀松解胫侧副韧带起点　针刀体与皮肤垂直，刀口线与大腿纵轴平行，按针刀四步进针规程进针刀，经皮肤、皮下组织到达韧带起点骨面，向上、向下各铲剥2刀，范围不超过0.5cm。

③第 3 支针刀松解胫侧副韧带止点 针刀体与皮肤垂直，刀口线与大腿纵轴平行，按针刀四步进针规程进针刀，经皮肤、皮下组织到达胫骨内侧髁内侧面该韧带止点的骨面上，铲剥 2～3 刀，范围不超过 0.5cm。

（7）注意事项 胫侧副韧带损伤时，位于韧带止点附近的鹅足滑囊也有粘连和瘢痕，故做侧副韧带松解时，需同时松解鹅足滑囊。

【针刀术后手法治疗】

针刀术后，患者仰卧，患肢伸直并外旋。医生在损伤部位及其上、下方施揉、摩、擦等手法。新鲜损伤肿痛明显者手法宜轻，日后随着肿胀的消退，手法可逐渐加重。

【针刀术后康复治疗】

（一）目的

膝关节内侧副韧带损伤针刀整体松解术后康复治疗的目的是进一步调节膝部弓弦力学系统的力平衡，促进局部血液循环，加速局部的新陈代谢，有利于损伤组织的早期修复。

（二）原则

膝关节内侧副韧带损伤行针刀手术后 48～72 小时可选用下列疗法进行康复治疗。

（三）方法

1. 针灸推拿疗法

（1）针刺法

处方：阿是穴。

操作：取 2 寸不锈钢毫针 6 根，采用 1 穴多针，先直刺 1 针，其余 5 针以 45º 角分别从 5 点直刺入病灶，不宜过深，以得气为度，根据病情行补泻法，留针 30 分钟，每天 1 次，5 次为 1 个疗程。

（2）刺络拔罐法。

处方：阿是穴。

操作：患者平卧且将患肢伸直，在压痛最敏感处轻轻揉按 5～10 分钟后，局部严格消毒，以三棱针迅速点刺皮肤浅层 3～5 下，拔罐使瘀血出，用干棉球擦去血迹后以敷料保护并包扎创口，每日 1 次。

（3）穴位注射法

处方：阿是穴。

操作：用 5ml 针管接 1ml 皮内注射针头抽取 5%当归注射液 2～3ml，在压痛点处呈 20° 缓慢刺入，提插数次有酸胀感，回抽无回血，缓慢注射入药液，局部稍加按摩令药液均匀浸润，仰卧位休息 15 分钟，4 天 1 次，5 次为 1 个疗程。

（4）推拿法

处方：股二头肌、腓肠肌、受伤处韧带。

操作：提弹膝后股二头肌、腓肠肌，缓慢做膝屈伸活动数次。根据损伤部位不同，可用拇指腹推按理顺受伤韧带。在韧带附着处损伤，局部不宜手法刺激过多过强，以防止局部钙化或骨化加重，形成佩利格尼林–施蒂达病。

2. 现代物理疗法

（1）热敷法

处方：膝关节内侧局部热水袋或热水毛巾热敷。

操作：热敷时一般采用热水袋或热水毛巾，每天 1～2 次，每次 20～30 分钟。毛巾无热感时要立即更换，热敷的温度要适当，以防发生烫伤。

（2）红外线疗法

处方：膝关节内侧局部用红外线灯照射。

操作：先把红外线灯预热 2～5 分钟，然后把红外线灯移向伤部的上方或侧方，灯距一般为 30～50cm，照射剂量以有舒适热感、皮肤出现桃红色均匀红斑为度。如感觉温度过高时要适当增大灯距，汗液应擦去。每天 1～2 次，每次 15～30 分钟。

（3）超短波疗法

处方：膝关节内侧局部超短波治疗。

操作：采用超短波治疗机，频率 40.48MHz，波长 7.37 米，最大输出功率 200W，剂量微热，膝患部对置。每次治疗 15～20 分钟，每天 1 次，5 次为 1 个疗程。

（4）超声波疗法

处方：膝关节内侧局部超声波治疗。

操作：使用超声治疗仪，采用直接治疗法中的移动法治疗，每日 1 次，每次 15 分钟。剂量为每平方厘米 1.0～1.5W，10 天为 1 个疗程，治疗 2 个疗程。

（5）射频疗法

处方：膝关节内侧局部射频治疗机治疗。

操作：采用射频治疗机，频率 13.56MHz，波长 22.12m，输出功率 600～800W。患者取侧卧位，双膝伸直或交替伸直，用直径 20cm 的电极取对置法作用于患膝关节内侧，距皮肤 6～10cm，表面温度控制在 20℃～50℃之间，以病人耐受为准，双膝关节者依次或交错治疗，治疗时间 30 分钟。每日 1 次，5 次为 1 个疗程，休息 2 天后可再行第 2 个疗程治疗。射频对组织透热深，有较好的热效应，对慢性韧带损伤有较好的疗效。

3. 现代康复疗法

（1）运动疗法

处方一：股四头肌等长收缩练习、踝关节练习、直腿抬高练习、牵张训练。

操作：①股四头肌等长收缩练习，收缩 5 秒，放松 5 秒，每天上下午各 30 次。②踝泵练习，每天不低于 2 小时，顺时针和逆时针交替进行。③直腿抬高练习，每次以坚持不住放下来为度，每天上下午各 20 次。④牵张训练，牵张力量每次应持续在 15～30 秒，重复 8 次，总的牵张时间为 2～4 分钟，每天 1 次。

处方二：膝部肌肉锻炼法。

操作：开始先做股四头肌的肌肉"绷劲"活动（即膝关节伸直，股四头肌主动收缩和放松交替），然后再做直抬腿。1 周以后可在固定下站立和扶物行走，并逐步开始练习直抬腿的阻力或负重练习。后期练习膝关节的伸展运动，在粘膏支持带和弹力绷带加固**膝**关节的情况下练习走路、小步跑和力量练习。

处方三：分期锻炼。

操作：针刀术后 2 天加强股四头肌动力锻炼，即直腿抬高运动，将患肢伸直，脚尖用力向上勾，脚后跟用力向后蹬，抬离床面 15～20cm，空中坚持 10 秒，每次 10～20次，1 天 2 遍。术后 5 天行下肢 CPM 锻炼，从其能屈曲的最大角度开始，每日逐渐增加 10°到 100°～110°为止，每次 60 分钟，每天 2 次。以保证内侧副韧带重建后的稳定修复的前提下适当增加关节的活动度，防止屈膝力量过猛再次引起韧带损伤。术后 10天，鼓励患者进行坐位伸膝练习，指导患者坐位时将患肢悬于床下，主动屈伸膝关节，在伸直 3 秒后缓慢放下，休息 3 秒后再重复。术后 2 周行可负重行走、慢跑、爬梯等增强肌力及耐力的康复练习，直至恢复正常日常生活。

（2）器械康复疗法

处方一：支具外固定疗法膝关节固定康复训练。

操作：用高分子聚乙烯合成材料制成的膝关节支具将膝关节固定于 20°屈曲位。3天后行股四头肌收缩锻炼，2 周（部分断裂者需 4 周）后去除支具开始练习膝关节活动。康复训练第 1 阶段，双下肢同时进行主动抬起和下压膝关节的练习，每次持续 5～10 秒，如此反复。第 2 阶段，加强患肢肌力，提高患肢主动活动功能和活动范围，速度缓慢，每日 2次，每次 30 分钟。第 3 阶段，恢复患肢负重、行走、平衡能力，改善生活自理能力。

处方二：下肢关节康复器。

操作：术后患者仍处于麻醉状态时即将其伤肢置于 CPM 上（放置前先开机调试）。先据健侧下肢长度调整杆件长度，再将患肢置于架上，拧紧旋钮，设置好起始角度，终止角度和周期位置控制循环周期于 45 秒至 8 分钟，活动速度调至每秒 0.1～1 度，伤膝活动度从 30°开始，每天增加 10°至膝最大屈伸角度。每天上午、下午及晚上各 1 次，每次 30 分钟。

【针刀术后护理】

1. 生活起居护理

注意局部的保暖，避风寒湿邪，慎劳作。

2. 对症处理及护理

损伤较轻者在第 2～3 日后鼓励其做股四头肌的功能锻炼，以防止肌肉萎缩和软组织粘连；膝关节功能未完全恢复者，可作膝关节伸屈锻炼及肌力锻炼，如体疗的蹬车或各部导引等下肢的功能疗法。股四头肌的练习，应注意使肌力的担负循序渐进。当损伤性炎症消失后，可先做股四头肌的肌肉抽动，再做直抬腿，以后再逐次练习直抬腿的阻力运动及屈曲位伸膝阻力运动。练习走路时，应将鞋跟内侧楔形加高，可防止膝因外展及外旋而再伤。

3. 情志护理

多与患者沟通，向患者解释针刀疗法的基本知识及注意事项，消除其恐惧心理，以利于医患配合。

4. 健康教育

患者应加强自我保护意识，注意适当的膝部活动，减少外来的暴力伤害。患病后，应早日治疗，在医生的指导下进行功能锻炼。

第二十三节　膝关节外侧副韧带损伤

【概述】

膝关节外侧的稳定性主要由外侧副韧带、髂胫束及股三头肌维持。膝关节屈曲时外侧副韧带处于松弛状态，且由于受到对侧下肢的保护，暴力很难作用于膝内侧产生内翻应力。如果膝部内侧受压，使膝关节过度内翻，可造成膝关节外侧副韧带自腓骨头附着处撕裂或腓骨头骨折，有时可合并腓总神经损伤。

【针刀应用解剖】

膝关节侧副韧带位于膝关节两侧，其与交叉韧带均是维持膝关节稳定的重要结构。膝关节外侧副韧带呈绳状，较坚韧，起自股骨外上髁外侧，止于腓骨小头，故又称为腓侧副韧带。膝关节伸直时，该韧带紧张，并和髂胫束一起制动膝关节的内翻运动。

在膝关节半屈曲时，侧副韧带处于松弛状态，使膝关节失去稳定性，容易遭受损伤。

【病因病理】

当膝关节处于伸直位时，膝关节外侧副韧带可协同十字韧带、髂胫束对抗胫骨的内旋应力。当膝内翻而内旋应力过强时，可造成胫骨外髁向前外方旋转，与股骨外髁之间出现半脱位，而胫骨内髁与股骨内髁之间又保持正常的对合关系。此现象称为膝关节前外侧旋转不稳定，表示膝外侧副韧带、外侧关节囊韧带的后 1/3、腘肌腱、弓形韧带及后十字韧带损伤。膝外侧副韧带断裂往往发生在止点处，并伴有腓骨小头撕脱骨折，而出现腓骨小头处肿胀。

临床上内翻应力的损伤并不少见，但闭合性单纯膝关节外侧副韧带损伤甚少发生，多为复合性损伤。只有在暴力作用于膝部内侧或小腿外侧，造成膝关节突然内翻的情况下，才有可能发生膝关节外侧副韧带的断裂。此类损伤多见于摔跤运动员、舞蹈演员及体力劳动者等。表现为膝关节外侧结构不稳的患者，大多数是由于膝部其他韧带损伤后，继发膝外侧副韧带松弛，造成膝关节外侧旋转不稳定所致。

临床上膝关节外侧副韧带断裂多合并外侧关节囊的损伤，有时可合并腘肌肌腱、十字韧带、半月板、腓肠肌外侧头、腓总神经、髂胫束或股二头肌等结构的损伤，甚至导致骨折的发生。

【临床表现】

大部分患者有膝关节外侧局限性剧烈疼痛，腓骨小头附近有明显的肿胀及皮下淤血。局部压痛明显时，多有膝外侧副韧带断裂的可能。

肿胀程度往往与合并损伤的程度有关，肿胀明显者，可能由后关节囊及关节内损伤出现血肿所致，此时进行穿刺可抽出血液。当合并腓骨小头撕脱骨折时，血肿往往比较局限，而且容易产生皮下瘀斑。

膝关节外侧固定的压痛点不仅是诊断的主要依据，而且还可确定损伤的部位，膝外侧副韧带损伤多发生于止点处。膝关节功能障碍则是另一个重要表现，其障碍程度还取决于是否合并有其他损伤，例如，当合并腓总神经损伤时，则产生足下垂、足背及小腿外侧皮肤感觉消失或减退。

【诊断要点】

（1）患者多有明显的外伤史，并多发生于青壮年。

（2）膝关节外侧副韧带损伤后，伤侧肿胀、剧痛，膝关节呈半屈状，可勉强行走；韧带完全断裂时，皮下出现淤血、青紫。由于明显的疼痛、肿胀，患者膝关节功能活动明显受限。

（3）可于股骨内、外髁或腓骨小头上缘、胫骨上端内缘触及压痛点和肿胀区，有韧带断裂者，可触及断裂间隙及回缩的韧带端。

（4）侧向运动试验阳性，个别慢性损伤的病例，可触及结节样硬物，压痛明显。

（5）一般双膝 X 线正侧位平片，可见有腓骨小头撕脱性骨折，但仅以此对膝外侧副韧带断裂进行诊断是不充分的。小腿内收位双膝 X 线正位片，对本病的诊断价值较大。

【针刀治疗】

1. 治疗原则

依据针刀医学关于慢性软组织损伤的理论及慢性软组织损伤病理构架的网眼理论，用针刀松解韧带起止点及行经途中的粘连、瘢痕，使膝部的动态平衡得到恢复，本病可得到根本性的治疗。

2. 操作方法

（1）体位　仰卧位，膝关节半屈位。

（2）体表定位　腓侧副韧带起止点。

（3）消毒　在施术部位，用碘伏消毒 2 遍，然后铺无菌洞巾，使治疗点正对洞巾中间。

（4）麻醉　用 1%利多卡因局部浸润麻醉，每个治疗点注药 1ml。

（5）刀具　使用 I 型 4 号直形针刀。

（6）针刀操作（图 5-52）

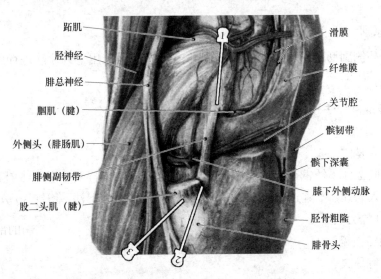

图 5-52　膝关节外侧副韧带损伤针刀松解示意图

①第 1 支针刀松解膝关节外侧副韧带起点的粘连、瘢痕　在股骨外侧髁部膝外侧副韧带起点处的压痛点定位，刀口线与下肢纵轴方向一致，针刀与皮肤呈 90°角，按针刀四步进针规程进针刀，经皮肤、皮下组织、筋膜达股骨外侧髁骨面，纵疏横剥 2～3 刀，范围 0.5cm。

②第 2 支针刀松解膝关节外侧副韧带止点的粘连、瘢痕　在腓骨头膝外侧副韧带止点处的压痛点定位，刀口线与下肢纵轴方向一致，针刀与皮肤呈 90°角，按针刀四步进针规程进针刀，经皮肤、皮下组织、筋膜达腓骨头骨面，在其前侧铲剥 2～3 刀，范围 0.5cm。

③第 3 支针刀松解股二头肌止点的粘连、瘢痕　由于股二头肌腱与膝外侧副韧带相毗邻，故韧带的损伤会引起该肌腱止点处形成粘连、瘢痕。在腓骨头尖压痛点处定位，刀口线与下肢纵轴方向一致，针刀与皮肤呈 90°角，按针刀四步进针规程进针刀，经皮肤、皮下组织、筋膜达腓骨头骨面，于此处铲剥 2～3 刀，范围 0.5cm。

（7）注意事项　在做韧带止点及股二头肌腱止点针刀松解时，必须熟悉局部解剖。在腓骨头部实施针刀松解时，刀口线的方向必须与下肢纵轴方向一致，进针速度不宜太快，针刀进入体内，务必在骨面上铲剥，以免损伤腓总神经。

【针刀术后手法治疗】

针刀术毕，患者侧卧于床边，患肢在上，助手用双手固定大腿下端，施术者站于患者前面，用一手拇指按住损伤处，其余四指于膝内侧握住患膝，另一手握住患肢踝关节，先与助手相对用力拔伸 1 次，然后内旋、外旋小腿各 3 次。

【针刀术后康复治疗】

（一）目的

膝关节外侧副韧带损伤针刀整体松解术后康复治疗的目的是进一步调节膝部弓弦力学系统的力平衡，促进局部血液循环，加速局部的新陈代谢，有利于损伤组织的早期修复。

（二）原则

膝关节外侧副韧带损伤行针刀手术后 48～72 小时可选用下列疗法进行康复治疗。

（三）方法

1. 针灸推拿疗法

（1）针刺法

处方：阿是穴。

操作：取 2 寸不锈钢毫针 6 根，采用 1 穴多针，先直刺 1 针，其余 5 针以 45°角分别从 5 点直入病灶，不宜过深，以得气为度，根据病情行补泻法，留针 30 分钟，每天 1 次，5 次为 1 个疗程。

（2）刺络拔罐法

处方：阿是穴。

操作：患者平卧且将患肢伸直，在压痛最敏感处轻轻揉按 5～10 分钟后，局部严格消毒，以三棱针迅速点刺皮肤浅层 3～5 下，拔罐以出其瘀血，用干棉球擦去血迹后以敷料保护并包扎针眼，每日 1 次。

（3）穴位注射法

处方：阿是穴。

操作：用 5ml 针管接 1ml 皮内注射针头抽取 5%当归注射液 2～3ml，在压痛点处呈 20°缓慢刺入，提插数次有酸胀感，回抽无回血，缓慢注射入药液，局部稍加按摩令药液均匀浸润，仰卧位休息 15 分钟，4 天 1 次，5 次为 1 个疗程。

（4）推拿法

处方：股二头肌、腓肠肌、受伤处韧带。

操作：提弹膝后股二头肌、腓肠肌，缓慢做膝屈伸活动数次。根据损伤部位不同，可用拇指腹推按理顺受伤韧带。在韧带附着处损伤，局部不宜手法刺激过多过强，以防止局部钙化或骨化加重，形成佩利格尼林–施蒂达病。

2. 现代物理疗法

（1）热敷法

处方：膝关节外侧局部热水袋或热水毛巾热敷。

操作：热敷时一般采用热水袋或热水毛巾，每天 1～2 次，每次 20～30 分钟。毛巾无热感时要立即更换，热敷的温度要适当，以防发生烫伤。

（2）红外线疗法

处方：膝关节外侧局部用红外线灯照射。

操作：先把红外线灯预热 2～5 分钟，然后把红外线灯移向伤部的上方或侧方，灯距一般为 30～50cm，照射剂量以有舒适热感、皮肤出现桃红色均匀红斑为度。如感觉温度过高时要适当增大灯距，汗液应擦去。每天 1～2 次，每次 15～30 分钟。

（3）超短波疗法

处方：膝关节外侧局部超短波治疗。

操作：采用超短波治疗机，频率 40.48MHz、波长 7.37m、最大输出功率 200W，剂量微热，膝患部对置。每次治疗 15～20 分钟，每天 1 次，5 次为 1 个疗程。

（4）射频疗法

处方：膝关节外侧局部射频治疗机治疗。

操作：采用射频治疗机，频率 13.56MHz，波长 22.12m，输出功率 600～800W。患者取侧卧位，双膝伸直或交替伸直，用直径 20cm 的电极取对置法作用于患膝关节内侧，距皮肤 6～10cm，表面温度控制在 20℃～50℃之间，以病人耐受为准，双膝关节者依次或交错治疗，治疗时间 30 分钟。每日 1 次，5 次为 1 个疗程，休息 2 天后可再行第 2 个疗程治疗。射频对组织透热深，有较好的热效应，对慢性韧带损伤有较好的疗效。

3. 现代康复疗法

运动疗法

处方：功能锻炼。

操作：治疗 1 周后开始功能锻炼，患者采取卧位或者坐位，在减重的条件下进行功能锻炼，先做膝关节屈伸运动，尽力做到最大范围，再模仿蹬自行车动作，屈伸膝关节，踝关节，髋关节，两下肢交替运动，再做模仿跳迪斯科舞蹈摆臀动作的旋转膝关节，踝关节运动。动作和缓，劳累休息，反复锻炼。

【针刀术后护理】

1. 生活起居护理

注意局部的保暖，避风寒湿邪，慎劳作。

2. 对症处理及护理

损伤较轻者在第 2～3 日后鼓励其做股四头肌的功能锻炼，以防止肌肉萎缩和软组织粘连；膝关节功能未完全恢复者，可作膝关节伸屈锻炼及肌力锻炼，如体疗的蹬车或各部导引等下肢的功能疗法。股四头肌的练习，应注意使肌力的担负循序渐进。当损伤性炎症消失后，可先做股四头肌的肌肉抽动，再做直抬腿，以后再逐次练习直抬腿的阻力运动及屈曲位伸膝阻力运动。练习走路时，应将鞋跟外侧楔形加高，可防止膝因内旋而再伤。

3. 情志护理

多与患者沟通，向患者解释针刀疗法的基本知识及注意事项，消除其恐惧心理，以利于医患配合。

4. 健康教育

患者应加强自我保护意识，注意适当的膝部活动，减少外来的暴力伤害。患病后，应早日治疗，在医生的指导下进行功能锻炼。

第二十四节　髌下脂肪垫损伤

【概述】

髌下脂肪垫损伤，又称为髌下脂肪垫炎，多由劳损所致，急性外伤引起者相对较少。本病发病缓慢、多缠绵难愈，有逐渐加重的趋势。过去对本病的病因病理一直强调以炎症反应为主，对劳损及内部软组织变性认识不足，因此多以封闭为其主要的治疗措施，但治疗效果欠佳。针刀医学对该病有着全新的认识，并在临床上取得了良好的治疗效果。

【针刀应用解剖】

髌下脂肪垫位于髌韧带与膝关节囊的滑膜之间的区域内，为一三角形的脂肪组织，对髌韧带起减少磨擦的作用，并对膝关节起到稳定的作用（图 5-53）。

【病因病理】

本病发病多较缓慢，主要是由于膝关节的频繁屈伸活动、磨擦，从而造成损伤，引起脂肪垫充血变性，使其失去减少磨擦的作用，在修复过程中可产生粘连、瘢痕，并与髌韧带的磨擦加剧，使髌韧带活动受到限制，产生疼痛。

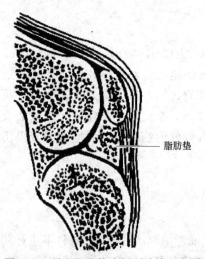

脂肪垫

图 5-53　髌下脂肪垫内侧面结构示意图

【临床表现】

髌骨下方、胫骨粗隆上方及髌韧带内下方有疼痛，膝关节伸屈受限，不能伸直。下楼梯时疼痛更为明显。

【诊断要点】

（1）患者多有膝关节劳损史。

（2）髌下脂肪垫处有疼痛，且有压痛。

（3）患者屈曲膝关节后令其迅速伸直，多不能完成，且引起髌骨下疼痛加剧。下楼梯时疼痛更为明显。

（4）X 线检查辅助诊断本病，并排除膝关节其他病变。

【针刀治疗】

1. 治疗原则

依据针刀医学关于慢性软组织损伤的理论，髌下脂肪垫损伤后，瘢痕和髌韧带摩擦加剧，造成上述症状。在慢性期急性发作时，病变组织有水肿渗出，刺激神经末梢，使症状加剧。依据上述理论，用针刀将粘连松解、瘢痕刮除，使膝部的动态平衡得到恢复，本病可得到根本性的治疗。

2. 操作方法

（1）体位　仰卧位，膝关节屈曲 60°。

（2）体表定位　髌韧带中点压痛点。

（3）消毒　在施术部位，用碘伏消毒 2 遍，然后铺无菌洞巾，使治疗点正对洞巾中间。

（4）麻醉　用 1%利多卡因局部浸润麻醉，每个治疗点注药 1ml。

（5）刀具　使用Ⅰ型 3 号直形针刀。

（6）针刀操作（图 5-54）　在髌骨下缘和胫骨粗隆之间的压痛点定位，刀口线方向和髌韧带纵轴平行，针体和髌韧带平面垂直，按针刀四步进针规程进针刀，深达髌韧带下方，先做纵行切开剥离。然后将刀锋提至髌韧带内面脂肪垫的上面，刀口线方向不变，将针体沿刀口线垂直方向倾斜，与韧带平面成 15°角，在髌韧带和脂肪垫之间纵疏横剥 2～3 刀，范围不超过 1cm，并将针体沿刀口线方向摆动，将髌韧带和脂肪垫分剥开来。然后再使针体向相反方向倾斜，与髌韧带平面成 15°角，重复上述手术方法，将髌韧带和脂肪垫的另一侧剥离开来。

（7）注意事项　把握进针深度，当刀锋穿过髌韧带以后即开始做切开剥离术，其深度约为 0.5cm 左右，不可穿过脂肪垫，以免造成膝关节滑膜和软骨的损伤。

【针刀术后手法治疗】

针刀术后，患者仰卧，屈膝屈髋 90°，一助手握住股骨下端，施术者双手握持踝部，两者相对牵引，施术者内、外旋转小腿，在牵引下，使膝关节尽量屈曲，再缓缓伸直。此法对脂肪垫嵌入关节间隙者，效果显著。

术后加强功能锻炼，对疼痛轻、病程短的患者，可用醋酸氢化可的松加普鲁卡因局部封闭，效果更佳。

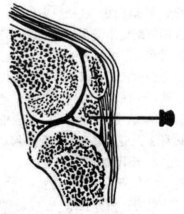

图 5-54　髌下脂肪垫针刀松解示意图

【针刀术后康复治疗】

（一）目的

髌下脂肪垫损伤针刀术后康复治疗的目的是进一步调节膝部弓弦力学系统的力平衡，促进局部血液循环，加速局部的新陈代谢，有利于损伤组织的早期修复。

（二）原则

髌下脂肪垫损伤行针刀手术后 48～72 小时可选用下列疗法进行康复治疗。

（三）方法

1. 针灸推拿疗法

（1）针刺法

处方：梁丘、血海、膝眼、犊鼻、阳陵泉、足三里、阿是穴。

操作：患者平卧屈膝，于进针处常规消毒，并快速进针，行提插捻转手法，以患者有强烈的酸麻胀痛感为度。每日或隔日 1 次，治疗 10 次即可。

（2）电针法

处方：内膝眼、外膝眼、阳陵泉。

操作：患者仰卧位，膝下放一枕头，使膝关节屈曲成 120°，取 30 号 2.5 寸毫针，常规消毒后，在患侧内膝眼、外膝眼呈八字形斜刺进针，刺入膝关节腔，平补平泻，提插捻转至穴位周围产生酸、麻、胀、重之针感；阳陵泉直刺，使麻、胀针感传至足。将内膝眼、外膝眼针柄接 G6805-1 型治疗仪，选连续波，强度以患者能耐受为宜。每日 1 次，10 次为 1 个疗程。

（3）温针灸法

处方：膝眼、犊鼻、压痛点。

操作：针刺后提插捻转得气后留针，留针时将艾绒捏在针尾上点燃，待艾绒燃尽后除去灰烬，将针取出。

（4）推拿法

处方：内外膝眼及痛点。

操作：在患膝下垫枕头，使膝屈曲 30° 左右，开始在股四头肌及膝关节周围用揉、捏、推压手法，放松肌肉促进局部血液循环，由上而下来回数次，约 3～5 分钟。然后在两膝眼处用拇指揉法按摩，开始宜轻，逐渐加重，以引起轻微疼痛为度，手法既深在又柔和。在揉的过程中，也可同时嘱患者做 5°～10° 的膝屈伸动作，使脂肪垫在髌韧带下有轻微活动，以松解粘连；接着在脂肪垫患处，特别在肥厚、硬结或痛点处用拇指尖刮法，手法深而缓慢，并有一定的压力，以引起一些疼痛的强度，使之收效更好；最后轻手法揉、抚摩膝关节周围放松结束。每次治疗 20 分钟。每日 1 次。10 次为 1 个疗程，休息 3 天后，进行下一个疗程。

2. 现代物理疗法

（1）直流电疗法

处方：内外膝眼。

操作：直流电采用 DL-1 型感应电疗机，用维生素 B_1、B_{12} 注射液的水溶液浸湿卫生纸垫于阴阳极板，阳极置于内膝眼处，阴极置于外膝眼处，电流强度为 40～60mA，用疏波和密波隔日交换 1 次，每天 1 次，每次 20 分钟，12 天为 1 疗程。

（2）超短波疗法

处方：髌尖处压痛点。

操作：采用超短波治疗，选适当电极，并置或对置局部，无热量-微热量-热量，8～15 分钟，每天 1 次，6～12 次为 1 疗程。采用微波治疗，据不同部位选择辐射器，距离 10～15cm，50～120W，每次 5～20 分钟，每天 1 次，5～15 次为 1 疗程。

（3）磁疗法

处方：膝关节局部的压痛敏感点。

操作：将磁片置于膝关节局部的压痛敏感点，外用纱布固定，每次 20 分钟即可取得疗效。每日或隔日 1 次，3～4 周为 1 疗程。

【针刀术后护理】

1. 生活起居护理

注意膝部的保暖，避风寒湿邪，慎劳作。

2. 情志护理

建立良好的医患关系，多与患者沟通，向患者解释针刀疗法的基本知识及注意事项，消除其恐惧心理，以利于医患配合。

3. 对症处理及护理

指导损伤较轻的患者在第 2～3 日后做股四头肌的锻炼，以防止肌肉萎缩和软组织粘连。膝关节功能未完全恢复者，可作膝关节屈伸锻炼运动及肌力锻炼，如体疗的蹬车或各部导引等下肢的功能疗法，可促进膝关节功能恢复。

4. 健康教育

教育患者应加强自我保护意识，注意适当的膝部活动，减少外来的暴力伤害。患病后，应早日治疗，在医生的指导下进行功能锻炼。

第二十五节　髌韧带损伤

【概述】

髌韧带损伤在临床上较为多见，且多为慢性。急性轻伤者，常被患者忽视而不就诊。因为急性轻伤症状都不严重，重伤者髌韧带也不会离断，只有从胫骨结节处撕脱。这是由于髌韧带肥厚而坚韧的缘故。极少数由于铁器直接切断髌韧带而造成离断，大量的就诊者为慢性损伤。故普通常规疗法收效甚微，或极易反复。

【针刀应用解剖】

髌韧带是股四头肌延续的筋膜，髌骨上面至髌骨下缘为髌韧带，止于胫骨粗隆。此韧带肥厚而坚韧，位于膝关节囊的前面，当股四头肌收缩时，髌韧带受到牵拉，使膝关节伸直（图 5-55）。

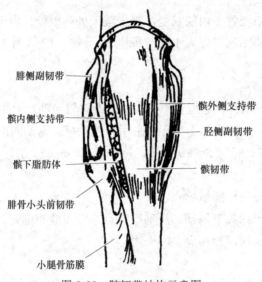

腓侧副韧带

髌内侧支持带

髌外侧支持带

胫侧副韧带

髌下脂肪体

髌韧带

腓骨小头前韧带

小腿骨筋膜

图 5-55 髌韧带结构示意图

【病因病理】

在以猛力突然伸腿时，股四头肌急剧收缩，致使髌韧带拉伤，或膝关节受到外力发生强制性屈曲，也容易拉伤髌韧带。但髌韧带肥厚而坚韧，一般不易被拉断。髌韧带被拉伤后，在该韧带的胫骨粗隆附着点处，有部分纤维撕脱或撕裂，可导致慢性少量的出血，病程日久，机化瘢痕，造成局部血运和代谢受阻，引起慢性顽固性疼痛。

【临床表现】

髌韧带的附着点-胫骨粗隆处有明显疼痛。膝关节不易伸直，走路跛行。

【诊断要点】

（1）患者有外伤史。

（2）髌韧带附着点-胫骨粗隆处有疼痛或压痛。

（3）股四头肌收缩时，引起疼痛加剧。

（4）X线检查可对本病辅助诊断，并排除膝关节其他病变。

【针刀治疗】

1. 治疗原则

依据针刀医学关于慢性软组织损伤的理论，髌韧带损伤后，局部形成粘连、瘢痕，用针刀将其精确松解，恢复膝部软组织的动态平衡，从而治愈疾病。

2. 操作方法

（1）体位 仰卧位，膝关节屈曲60°。

（2）体表定位 髌韧带。

（3）消毒 在施术部位，用碘伏消毒2遍，然后铺无菌洞巾，使治疗点正对洞巾中间。

（4）麻醉 用1%利多卡因局部浸润麻醉，每个治疗点注药1ml。

（5）刀具 使用I型4号直形针刀。

（6）针刀操作（图5-56）

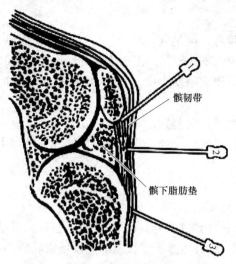

图 5-56　髌韧带损伤针刀松解示意图

①第 1 支针刀　在髌骨下缘髌韧带起点处定位，刀口线与下肢纵轴方向一致，按针刀四步进针规程进针刀，经皮肤、皮下组织，针刀紧贴髌骨下缘骨面，当刀下有韧性感时即到达髌韧带起点，此时调转刀口线 90°，铲剥 2～3 刀，范围为 0.5cm。

②第 2 支针刀　在髌骨下缘和胫骨粗隆之间的压痛点上定位，刀口线与下肢纵轴方向一致，按针刀四步进针规程进针刀，经皮肤、皮下组织，当刀下有韧性感时即到达髌韧带，在此处再进针刀 0.5cm，纵疏横剥 2～3 刀，范围为 1cm。

③第 3 只针刀　在胫骨粗隆中点定位，刀口线与下肢纵轴方向一致，按针刀四步进针规程进针刀，经皮肤、皮下组织，当刀下有韧性感时即到达髌韧带，穿过髌韧带，达胫骨粗隆骨面，调转刀口线 90°，铲剥 2～3 刀，范围为 0.5cm。

【针刀术后手法治疗】

针刀术后，患者仰卧，术者双手握持小腿上部，嘱患者尽量屈膝，在屈膝至最大限度时，术者向相同方向弹压膝关节 2 次。

【针刀术后康复治疗】

（一）目的

髌韧带损伤针刀术后康复治疗的目的是进一步调节膝部弓弦力学系统的力平衡，促进局部血液循环，加速局部的新陈代谢，有利于损伤组织的早期修复。

（二）原则

髌韧带损伤行针刀手术后 48～72 小时可选用下列疗法进行康复治疗。

（三）方法

1. 针灸推拿疗法

（1）针刺法

处方：内外膝眼、犊鼻、阿是穴。

操作：针刺得气后，行提插捻转，施以平补平泻的运针手法，留针 30～40 分钟。每日 1 次，10 次为 1 疗程。

（2）电针法

处方：内外膝眼、犊鼻、阿是穴。

操作：局部常规消毒，平补平泻、提插捻转得气后接 G6805-1 电针仪，采用低频连续波和疏密波相交替，以患者耐受为度，每次 20 分钟，每天 1 次，20 次为 1 疗程。

（3）温针灸法

处方：内外膝眼、犊鼻、阿是穴。

操作：针刺提插捻转得气后留针，留针时将艾绒捏在针尾上点燃，待艾绒燃尽后除去灰烬，将针取出。

（4）推拿法

处方：膝关节髌韧带两侧。

操作：在膝关节髌韧带两侧按照点揉法，㨰法，挤压髌骨法，一指禅法顺序进行推拿，由轻到重，由浅至深，然后注重于患肢压痛点及条索状硬结处进行松解粘连的手法，解除病变部位的组织粘连。每日 1 次，5 次为 1 疗程。

2. 现代物理疗法

（1）光疗法

处方：内外膝眼

操作：病人仰卧位，采用 SUNDOM-300 I 型半导体激光治疗机，波长 810nm，输出功率 180mW～500mW，内外膝眼穴每点照射各 3 分钟，每天 1 次，连续治疗 20 次。

（2）超声波疗法

处方：患处。

操作：局部无金属内固定者，用无热量超短波，根据部位的大小，对置或并置，每次 30 分钟，每日 1 次，治疗 15～20 次。

（3）温热疗法

处方：局部蜡疗法。

操作：石蜡熔解成液体后倾倒于浅盘中，厚 1.5～2.0cm，待冷凝成块时取出，直接敷贴于患处，包裹保温，进行治疗，每次治疗 20～30 分钟。以上均 1 次/天，每周 5 次，20 次为 1 个疗程。

【针刀术后护理】

1. 生活起居护理

注意膝部的保暖，避风寒湿邪，慎劳作。

2. 情志护理

建立良好的医患关系，多与患者沟通，向患者解释针刀疗法的基本知识及注意事项，消除其恐惧心理，以利于医患配合。

3. 对症处理及护理

治疗时进针刀点必须在髌韧带附着点胫骨粗隆处，否则可能导致治疗无效。指导损伤较轻的患者在第 2～3 日后做股四头肌的锻炼，以防止肌肉萎缩和软组织粘连。膝关节功能未完全恢复者，可作膝关节屈伸锻炼运动及肌力锻炼，如体疗的蹬车或各部导引等下肢的功能疗法，可促进膝关节功能恢复。

4. 健康教育

教育患者应加强自我保护意识，注意适当的膝部活动，减少外来的暴力伤害。患病后，应早日治疗，在医生的指导下进行功能锻炼。

第二十六节　踝关节陈旧性损伤

【概述】

踝关节扭伤是指踝关节韧带损伤或断裂的一种病证。为骨伤科常见多发病，可发生于任何年龄，青少年尤其是运动员发病较多，急性期足外翻时疼痛明显。如果是韧带撕裂，则可有内、外翻畸形。急性损伤后引起局部出血、水肿，通过人体的自我修复和自我调节，最终形成粘连瘢痕、韧带挛缩，严重者引起踝关节强直。有的运动员就是因为踝关节反复扭伤，中止了运动生涯。对于韧带完全断裂，只有开放性手术治疗。对于韧带撕裂伤，保守治疗复发率高，而通过针刀精确松解，创伤小，恢复快，且复发率低。

【针刀应用解剖】

踝关节由胫骨远端、腓骨远端和距骨体构成。其中胫骨远端内侧的突出部分为内踝，腓骨远端的突出部分为外踝，而后踝则为胫骨远端后缘的唇状突出。踝穴由胫骨远端关节面、内踝、外踝和后踝组成。距骨体紧靠在踝穴内。

踝关节周围有 3 组主要韧带：下胫腓韧带、内侧副韧带及外侧副韧带。下胫腓韧带连接胫骨下端，有稳定踝关节的作用；内侧副韧带（三角韧带）起自内踝顶端，呈扇形分布，分别附于舟骨、距骨前内侧及下跟舟韧带；外侧有 3 条独立的韧带，即腓前韧带、跟腓韧带和距腓后韧带，由于外侧的韧带较内侧的韧带弱，加上内踝较短，所以易发生足内翻（脚心朝内侧）而损伤外侧副韧带。踝关节背屈时，距骨无活动余地，但在跖屈（提起脚跟）时，距骨可向两侧轻微活动，所以踝关节往往在跖屈位发生内翻位扭伤。

【病因病理】

踝关节扭伤多在行走、跑步、跳跃或下楼梯时，踝关节跖屈位，突然向外或向内翻，外侧或内侧副韧带受到强大的张力作用，致使踝关节的稳定性失去平衡与协调，而发生踝关节扭伤。其中最多发生在外侧副韧带，尤其是距腓前韧带损伤较多。

踝关节扭伤最重要的康复治疗原则是防止和消除肿胀。在致病因素的反复作用下出现滑膜水肿、充血与渗出增加，进而导致关节面软骨的坏死，甚至软骨下骨质也遭受破坏，与此同时，发生关节囊的粘连与挛缩，最终形成纤维性，甚至骨性强直。

【临床表现】

（1）外侧韧带损伤　由足部强力内翻引起。因外踝较内踝长和外侧韧带薄弱，使足内翻活动度较大，临床上外侧韧带损伤较为常见。外侧韧带损伤多为部分撕裂伤，表现为踝外侧疼痛、肿胀、走路跛行；有时可见皮下瘀血；外侧韧带部位有压痛；使足内翻时，引起外侧韧带部位疼痛加剧。

（2）内侧韧带损伤　由足部强力外翻引起，发生较少。其临床表现与外侧韧带损伤相似，但位置和方向相反。表现为踝关节内侧及前侧疼痛、肿胀、压痛，足外翻时引起内侧韧带部位疼痛。X 线片也可发现有撕脱骨折。

【诊断要点】

（1）多有急性外伤史，踝关节反复扭伤史。

（2）踝关节内外侧疼痛、肿胀、压痛。

（3）X 线片排除骨折和脱位。

【针刀治疗】

（一）治疗原则

踝关节陈旧性损伤是人体在对踝关节损伤的不断修复和调节过程中所形成的粘连和瘢痕破坏了关节局部的动态平衡和踝关节的力学平衡，故在针刀医学闭合性手术理论及软组织损伤病理构架的网眼理论指导下，应用针刀整体松解、剥离、铲除粘连、挛缩及瘢痕组织，配合手法治疗，恢复关节的动静态平衡和力平衡。

（二）操作方法

1. 第 1 次针刀松解趾长伸肌腱鞘和拇长伸肌腱鞘的粘连瘢痕

（1）体位　仰卧位。

（2）体表定位　踝关节前侧。

（3）消毒　在施术部位，用碘伏消毒 2 遍，然后铺无菌洞巾，使治疗点正对洞巾中间。

（4）麻醉　1%利多卡因局部定点麻醉。

（5）刀具　使用Ⅰ型针刀。

（6）针刀操作（图 5-57）

①第 1 支针刀松解趾长伸肌腱鞘的粘连瘢痕　在踝关节平面，足背动脉外侧 1cm 处寻找压痛点定位。刀口线与 2～5 趾长伸肌腱方向一致，使用Ⅰ型 4 号针刀，针刀体与皮肤呈 90°角，按针刀四步进针规程，从定位处刺入，针刀经皮肤、皮下组织，当刀下有阻力感时，即到达趾长伸肌腱鞘的粘连瘢痕，继续进针刀 1mm，纵疏横剥 2～3 刀，范围不超过 0.5cm。

②第 2 支针刀松解拇长伸肌腱鞘上部的粘连瘢痕　在踝关节平面，足背动脉内侧 1cm 寻找压痛点定位。刀口线与拇长伸肌腱方向一致，使用Ⅰ型 4 号针刀，针刀体与皮肤呈 90°角，按针刀四步进针规程，从定位处刺入，针刀经皮肤、皮下组织，当刀下有阻力感时，即到拇长伸肌腱鞘上部的粘连瘢痕，继续进针刀 1mm，纵疏横剥 2～3 刀，范围不超过 0.5cm。

③第 3 支针刀松解拇长伸肌腱鞘下部的粘连瘢痕　在第 2 支针刀远端 1.5～2cm，足背动脉内侧 1cm 处寻找压痛点定位。刀口线与拇长伸肌腱方向一致，使用Ⅰ型 4 号针刀，针刀体与皮肤呈 90°角，按针刀四步进针规程，从定位处刺入，针刀经皮肤、皮下组织，当刀下有阻力感时，即到拇长伸肌腱鞘下部的粘连瘢痕，继续进针刀 1mm，纵疏横剥 2～3 刀，范围不超过 0.5cm。

（7）注意事项　针刀术前必须先将足背动脉的走行路线标记出来，在动脉的内外侧寻找压痛点作为进针刀点。否则可能损伤足背动脉，造成严重的并发症。

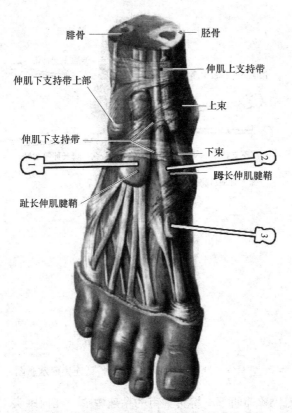

图 5-57　针刀松解趾长伸肌腱鞘和拇长伸肌腱鞘粘连瘢痕示意图

2. 第 2 次针刀松解伸肌下支持带的粘连瘢痕

（1）体位　仰卧位。

（2）体表定位　踝关节前侧。

（3）消毒　在施术部位，用碘伏消毒 2 遍，然后铺无菌洞巾，使治疗点正对洞巾中间。

（4）麻醉　1% 利多卡因局部定点麻醉。

（5）刀具　使用 I 型针刀。

（6）针刀操作（图 5-58）

①第 1 支针刀松解伸肌下支持带上部的粘连瘢痕　在外踝尖定位。刀口线与小腿纵轴方向一致，使用 I 型 4 号针刀，针刀体与皮肤呈 90° 角，按针刀四步进针规程，从定位处刺入，针刀经皮肤、皮下组织，当刀下有阻力感时，即到达伸肌下支持带上部的粘连瘢痕，提插刀法切割 2～3 刀，深度达骨面，然后纵疏横剥 2～3 刀，范围不超过 0.5cm。

②第 2 支针刀松解伸肌下支持带下部的粘连瘢痕　在第 1 支针刀远端 1cm 处定位。刀口线与小腿纵轴方向一致，使用 I 型 4 号针刀，针刀体与皮肤呈 90° 角，按针刀四步进针规程，从定位处刺入，针刀经皮肤、皮下组织，当刀下有阻力感时，即到达伸肌下支持带下部的粘连瘢痕，提插刀法切割 2～3 刀，刀下有落空感即停止，然后纵疏横剥 2～3 刀，范围不超过 0.5cm。

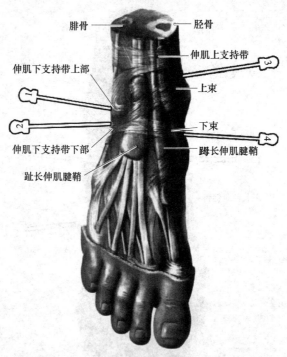

图 5-58　针刀松解伸肌下支持带粘连瘢痕示意图

③第 3 支针刀松解伸肌下支持带上束的粘连瘢痕　在内踝尖下 1.5～2cm 定位。刀口线与小腿纵轴方向一致，使用 I 型 4 号针刀，针刀体与皮肤呈 90°角，按针刀四步进针规程，从定位处刺入，针刀经皮肤、皮下组织，当刀下有阻力感时，即到达伸肌下支持带上部的粘连瘢痕，提插刀法切割 2～3 刀，深度达骨面，然后纵疏横剥 2～3 刀，范围不超过 0.5cm。

④第 4 支针刀松解伸肌下支持带下束的粘连瘢痕　在内踝尖上 1.5～2cm 定位。刀口线与小腿纵轴方向一致，使用 I 型 4 号针刀，针刀体与皮肤呈 90°角，按针刀四步进针规程，从定位处刺入，针刀经皮肤、皮下组织，当刀下有阻力感时，即到达伸肌下支持带下部的粘连瘢痕，提插刀法切割 2～3 刀，刀下有落空感即停止，然后纵疏横剥 2～3 刀，范围不超过 0.5cm。

3. 第 3 次针刀松解踝关节内侧副韧带的粘连瘢痕

（1）体位　仰卧位。

（2）体表定位　踝关节内侧。

（3）消毒　在施术部位，用碘伏消毒 2 遍，然后铺无菌洞巾，使治疗点正对洞巾中间。

（4）麻醉　1%利多卡因局部定点麻醉。

（5）刀具　使用 I 型针刀。

（6）针刀操作（图 5-59）

①第 1 支针刀松解三角韧带的起点　从内踝尖部进针刀，刀口线与下肢纵轴平行，针刀体与皮肤呈 90°角，针刀经皮肤、皮下组织，到达内踝尖骨面，调转刀口线 90°，

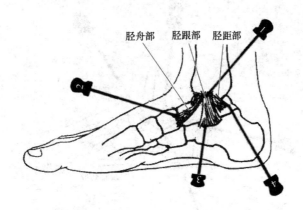

胫舟部　胫跟部　胫距部

图 5-59　针刀松解踝关节内侧副韧带示意图

在骨面上向下铲剥 2 刀，范围不超过 0.5cm。然后退刀到皮下，刀体分别向前向后至内踝尖前部及后部，再调转刀口线 90°，在骨面上向下铲剥 2 刀，范围不超过 0.5cm。

②第 2 支针刀松解三角韧带的胫舟部　从内踝尖部前下方 2cm 进针刀，刀口线与下肢纵轴平行，针刀体与皮肤呈 90° 角，针刀经皮肤、皮下组织，到达舟骨骨面，调转刀口线 90°，在骨面上向下铲剥 2 刀，范围不超过 0.5cm。

③第 3 支针刀松解三角韧带的胫跟部　从内踝尖部下方 2cm 进针刀，刀口线与下肢纵轴平行，针刀体与皮肤呈 90° 角，针刀经皮肤、皮下组织，到达跟骨骨面，调转刀口线 90°，在骨面上向下铲剥 2 刀，范围不超过 0.5cm。

④第 4 支针刀松解三角韧带的胫距部　从内踝尖部后下方 2cm 进针刀，刀口线与下肢纵轴平行，针刀体与皮肤呈 90° 角，针刀经皮肤、皮下组织，到达距骨骨面，调转刀口线 90°，在骨面上向下铲剥 2 刀，范围不超过 0.5cm。

4. 第 4 次针刀松解踝关节后侧外侧副韧带的粘连瘢痕

（1）体位　仰卧位。

（2）体表定位　踝关节外侧。

（3）消毒　在施术部位，用碘伏消毒 2 遍，然后铺无菌洞巾，使治疗点正对洞巾中间。

（4）麻醉　1%利多卡因局部定点麻醉。

（5）刀具　使用 I 型针刀。

（6）针刀操作（图 5-60）。

①第 1 支针刀松解外侧副韧带的起点　从外踝尖部进针刀，刀口线与下肢纵轴平行，针刀体与皮肤呈 90° 角，针刀经皮肤、皮下组织，到达外踝尖骨面后，调转刀口线 90°，在骨面上向下铲剥 2 刀，范围不超过 0.5cm，以松解跟腓韧带的起点。然后退刀至皮下，刀体分别向前、向后至外踝尖前部及后部，再调转刀口线 90°，在骨面上向下铲剥 2 刀，范围不超过 0.5cm，以松解距腓前韧带的起点和距腓后韧带的起点。

②第 2 支针刀松解距腓前韧带的止点　从内外踝尖部前下方 2cm 进针刀，刀口线与下肢纵轴平行，针刀体与皮肤呈 90° 角，针刀经皮肤、皮下组织，到达距骨外侧骨面，调转刀口线 90°，在骨面上向下铲剥 2 刀，范围不超过 0.5cm。

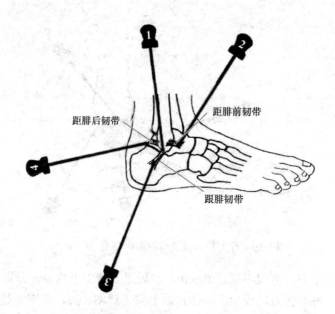

距腓后韧带　　　距腓前韧带

跟腓韧带

图 5-60　针刀松解踝关节后侧外侧副韧带粘连瘢痕示意图

③第 3 支针刀松解跟腓韧带的止点　从外踝尖部下方 2cm 进针刀,刀口线与下肢纵轴平行,针刀体与皮肤呈 90°角,针刀经皮肤、皮下组织,到达跟骨外侧骨面,调转刀口线 90°,在骨面上向下铲剥 2 刀,范围不超过 0.5cm。

④第 4 支针刀松解距腓后韧带的止点　从外踝尖部后下方 2cm 进针刀,刀口线与下肢纵轴平行,针刀体与皮肤呈 90°角,针刀经皮肤、皮下组织,到达跟骨后方骨面,调转刀口线 90°,在骨面上向下铲剥 2 刀,范围不超过 0.5cm。

（7）注意事项　对于踝关节功能严重障碍者,参照踝关节强直的针刀松解方法松解。

【针刀术后手法治疗】

在助手的协助下行踝关节的对抗性牵引,使关节充分背屈、跖屈 3～5 次后,施关节弹压术以促使关节恢复到正常角度。

【针刀术后康复治疗】

（一）目的

针刀术后康复治疗的目的是为了促进局部血液循环,加快局部的新陈代谢,以利于组织的早期修复。

（二）原则

针刀术后 48～72 小时后可选用下列疗法进行康复治疗。

（三）方法

1. 针灸推拿疗法

（1）针灸法

处方:解溪、昆仑、申脉、照海、丘墟、阿是穴。

操作：患者仰卧位，各穴位常规消毒，毫针刺入各穴位，刺入丘墟时，针尖指向照海，缓慢提插进针，使患者有强烈的酸麻胀痛感为度。在刺入丘墟的针上施温针灸法，换灸 3 次，每日或隔日 1 次，治疗 10 次为 1 个疗程。

（2）刺络拔罐法

处方：丘墟、照海、阿是穴。

操作：取相应穴位进行常规消毒，先用三棱针点刺，或用皮肤针重叩出血，然后加拔火罐。适用于陈旧瘀血久留、寒邪袭络等症，2 周 1 次。

（3）穴位注射法

处方：丘墟、照海、昆仑。

操作：各穴位常规消毒，选用当归注射液、川芎注射液、红花注射液或 5%～10% 葡萄糖注射液适量作穴位注射。隔日 1 次，10 次为 1 个疗程。

2. 现代物理疗法

（1）超短波疗法

处方：阿是穴

操作：采用最大输出功率为 200W，波长为 7.7m 的 80 型超短波机，将电极放置在局部，取对置法，用微热量，每日 1 次，每次 15～20 分钟，10 次为 1 个疗程。

（2）穴位磁疗法

处方：申脉、昆仑、丘墟、照海。

操作：将钐钴合金磁片，用胶布固定在所选穴位上，每次 1 小时，每日 1 次。

3. 现代康复疗法

负重训练

操作：踝关节损伤或手术后负重要依伤类型、手术方式、骨折部位、固定技术、骨痂愈合影响等情况而定。非负重区较小骨及软骨损伤后：2 周负重 0，3～4 周负重 25%～50%，4～6 周负重 75%，6～8 周负重 100%。

【针刀术后护理】

1. 生活起居护理

注意踝部的保暖，避风寒湿邪，慎劳作。

2. 情志护理

建立良好的医患关系，多与患者沟通，向患者解释针刀疗法的基本知识及注意事项，消除其恐惧心理，以利于医患配合。

3. 对症处理及护理

在做完针刀手术后，用反"8"字绷带背伸固定。在固定期间务必防止绷带压疮，但是不到时间不可以轻易解除固定，以此确保踝关节内部错缝、错位的恢复。

4. 健康教育

教育患者应加强自我保护意识，注意适当的踝部活动，减少外来的暴力伤害。患病后，应早日治疗，在医生的指导下进行功能锻炼。

第二十七节　慢性跟腱炎

【概述】

慢性跟腱炎是一种以跟腱及其周围部位疼痛为主要临床表现的疾病。多因外伤、劳损、感染或跟骨骨刺等刺激等所致。

【针刀应用解剖】

跟腱（图5-61）上端起始于小腿中部，由腓肠肌和比目鱼肌组成，向下止于跟骨结节后面中点。它是人体中最粗、最强大的肌腱，可承受相当大的张力，其上宽下窄，但从跟骨结节上方4cm处开始向下又逐渐增宽。跟腱有两个鞘，外鞘由肌腱的深部筋膜组成，内鞘直接贴附于跟腱，其结构很似滑膜，内、外鞘之间可相互滑动、摩擦，长期过度的活动可产生炎症。

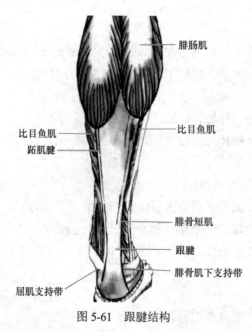

图 5-61　跟腱结构

【病因病理】

由于跟腱的慢性劳损如长距离行走、慢跑、跟腱处的外伤以及穿太紧的鞋长期摩擦刺激等引起跟腱及其轴位组织的充血、水肿、炎性渗出，病程迁延日久可致纤维性增生，跟腱轴位组织粘连或增厚。

【临床表现】

主要表现为跟腱处疼痛。当走路或跑跳时，跟腱紧张，可使疼痛明显加重。

【诊断要点】

（1）有明显的外伤史或劳损史。

（2）跟腱处疼痛，活动后加重，休息后减轻。

（3）跟腱处有明显的压痛和抗阻力疼痛。

【针刀治疗】

（一）治疗原则

慢性跟腱炎是由于跟腱损伤后的修复过程中，在其止点及周围形成了粘连和瘢痕。在跟腱损伤情况下，由于长期行走，跟腱的损伤必然影响到比目鱼肌和腓肠肌起点，而致其损伤。根据针刀医学闭合性手术理论及软组织损伤病理构架的网眼理论，应用针刀整体松解、剥离、铲除粘连、挛缩及瘢痕组织，以及术后配合手法将残余的粘连瘢痕拉开，恢复力平衡和动态平衡，从而达到治疗目的。

（二）操作方法

1. 第1次针刀松解跟腱周围的粘连瘢痕

（1）体位　俯卧位。

（2）体表定位　跟腱周围压痛点。

（3）消毒　在施术部位，用碘伏消毒2遍，然后铺无菌洞巾，使治疗点正对洞巾中间。

（4）麻醉　1%利多卡因局部定点麻醉。

（5）刀具　使用Ⅰ型针刀。

（6）针刀操作（图5-62）

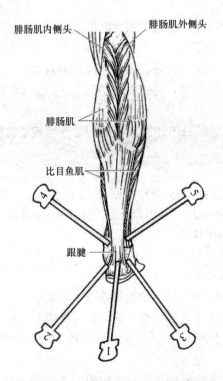

图5-62　针刀松解跟腱周围组织示意图

①第1支针刀松解跟腱止点中部的粘连瘢痕　在跟腱止点中部压痛点定位。刀口线与下肢纵轴平行，针刀体与皮肤呈90°角，针刀经皮肤、皮下组织，当刀下有阻力感时，即到达跟腱，继续进针刀1cm，纵疏横剥2～3刀，范围不超过0.5cm，以松解跟腱内部

的粘连和瘢痕，然后再进针刀达跟骨骨面，调转刀口线90°，在骨面上向上铲剥2刀，范围不超过0.5cm，以松解跟腱止点的粘连和瘢痕。

②第2支针刀松解跟腱止点内侧的粘连瘢痕　在第1支针刀内侧0.5cm定位。刀口线与下肢纵轴平行，针刀体与皮肤呈90°角，针刀经皮肤、皮下组织，当刀下有阻力感时，即到达跟腱，继续进针刀1cm，纵疏横剥2～3刀，范围不超过0.5cm，以松解跟腱内部的粘连和瘢痕，然后再进针刀达跟骨骨面，调转刀口线90°，在骨面上向上铲剥2刀，范围不超过0.5cm，以松解跟腱止点内侧的粘连和瘢痕。

③第3支针刀松解跟腱止点外侧的粘连瘢痕　在第1支针刀外侧0.5cm定位。刀口线与下肢纵轴平行，针刀体与皮肤呈90°角，针刀经皮肤、皮下组织，当刀下有阻力感时，即到达跟腱，继续进针刀1cm，纵疏横剥2～3刀，范围不超过0.5cm，以松解跟腱内部的粘连和瘢痕，然后再进针刀达跟骨骨面，调转刀口线90°，在骨面上向上铲剥2刀，范围不超过0.5cm，以松解跟腱止点外侧的粘连瘢痕。

④第4支针刀松解跟腱与内侧软组织之间的粘连瘢痕　在第2支针刀上面1.5～2cm处定位。刀口线与下肢纵轴平行，针刀体与皮肤呈90°角，针刀经皮肤、皮下组织，当刀下有阻力感时，即到达跟腱，针刀沿跟腱内缘向外探寻，当刀下有落空感时，即到达跟腱与内侧软组织的粘连瘢痕处，提插刀法切割2～3刀，深度1cm，然后纵疏横剥2～3刀，范围不超过0.5cm。

⑤第5支针刀松解跟腱与外侧软组织之间的粘连瘢痕　在第3支针刀上面1.5～2cm处定位。刀口线与下肢纵轴平行，针刀体与皮肤呈90°角，针刀经皮肤、皮下组织，当刀下有阻力感时，即到达跟腱，针刀沿跟腱外缘向内探寻，当刀下有落空感时，即到达跟腱与外侧软组织的粘连瘢痕处，提插刀法切割2～3刀，深度1cm，然后纵疏横剥2～3刀，范围不超过0.5cm。

2. 第2次针刀松解腓肠肌内外侧头起点的粘连瘢痕及腓肠肌与比目鱼肌肌腹之间的粘连瘢痕

（1）体位　俯卧位。

（2）体表定位　股骨内外侧髁及小腿后侧。

（3）消毒　在施术部位，用碘伏消毒2遍，然后铺无菌洞巾，使治疗点正对洞巾中间。

（4）麻醉　1%利多卡因局部定点麻醉。

（5）刀具　使用Ⅰ型针刀。

（6）针刀操作（图5-63）

①第1支针刀松解腓肠肌内侧头的粘连瘢痕　在股骨内侧髁后部压痛点定位。刀口线与下肢纵轴平行，针刀体与皮肤呈90°角，针刀经皮肤、皮下组织，直达骨面，纵疏横剥2～3刀，范围不超过0.5cm，然后调转刀口线90°，在骨面上向下铲剥2～3刀，范围不超过0.5cm。

②第2支针刀松解腓肠肌外侧头的粘连瘢痕　在股骨外侧髁后部压痛点定位。刀口线与下肢纵轴平行，针刀体与皮肤呈90°角，针刀经皮肤、皮下组织，直达骨面，纵疏横剥2～3刀，范围不超过0.5cm，然后调转刀口线90°，在骨面上向下铲剥2～3刀，范围不超过0.5cm。

③第3支针刀松解小腿中段腓肠肌与比目鱼肌肌腹之间粘连瘢痕　在小腿后侧中部

寻找压痛点定位。刀口线与下肢纵轴平行，针刀体与皮肤呈 90°角，针刀经皮肤、皮下组织，当刀下有阻力感时，即到达腓肠肌，继续进针刀，当刀下有突破感时，即到达腓肠肌与比目鱼肌间隙，在此纵疏横剥 2～3 刀，范围不超过 1cm。

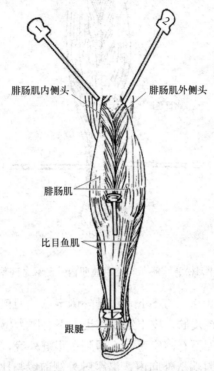

图 5-63　针刀松解腓肠肌内外侧头起点及腓肠肌与比目鱼肌肌腹之间的粘连示意图

④第 4 支针刀松解小腿下段腓肠肌与比目鱼肌肌腹之间的粘连瘢痕　在小腿后侧下段寻找压痛点定位。刀口线与下肢纵轴平行，针刀体与皮肤呈 90°角，针刀经皮肤、皮下组织，当刀下有阻力感时，即到达腓肠肌，继续进针刀，当刀下有突破感时，即到达腓肠肌与比目鱼肌间隙，在此纵疏横剥 2～3 刀，范围不超过 1cm。

3. 第 3 次针刀松解腓肠肌与比目鱼肌内外侧缘之间的纵形粘连瘢痕

（1）体位　俯卧位。

（2）体表定位　小腿后侧下段。

（3）消毒　在施术部位，用碘伏消毒 2 遍，然后铺无菌洞巾，使治疗点正对洞巾中间。

（4）麻醉　1%利多卡因局部定点麻醉。

（5）刀具　使用 I 型针刀。

（6）针刀操作（图 5-64）。

①第 1 支针刀在跟腱止点上方 5cm，跟腱内侧定点　刀口线与下肢纵轴平行，针刀体与皮肤呈 90°角，针刀经皮肤、皮下组织，当刀下有阻力感时，即到达跟腱，针刀沿跟腱内缘向内下探寻，当刀下有落空感时，即到达跟腱内缘，向内侧转动针刀体，使针刀体与冠状面平行，针刀刃端从内向外，沿跟腱内侧前缘与比目鱼肌的肌间隙进针刀，

一边进针刀，一边纵疏横剥，每次纵疏横剥范围不超过1cm。直至小腿后正中线。

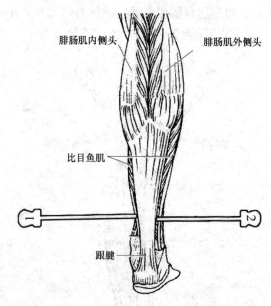

腓肠肌内侧头　　　　腓肠肌外侧头

比目鱼肌

跟腱

图5-64　针刀松解腓肠肌与比目鱼肌内外侧缘之间粘连示意图

②第2支针刀在跟腱止点上方5cm，跟腱外侧定点　刀口线与下肢纵轴平行，针刀体与皮肤呈90°角，针刀经皮肤、皮下组织，当刀下有阻力感时，即到达跟腱，针刀沿跟腱外缘向外下探寻，当刀下有落空感时，即到达跟腱外缘，向外侧针刀体方向，使针刀体与冠状面平行，针刀刃端从外向内，沿跟腱外侧前缘与比目鱼肌的肌间隙进针刀，一边进针刀，一边纵疏横剥，每次纵疏横剥范围不超过1cm。直至小腿后正中线，与第1支针刀汇合。

【针刀术后手法治疗】

每次针刀术毕，嘱患者仰卧位，医生双手握足底前部，嘱患者踝关节尽量背伸，在背伸到最大位置时，术者用力将踝关节背伸1次。

【针刀术后康复治疗】

（一）目的

针刀术后康复治疗的目的是为了促进局部血液循环，加快局部的新陈代谢，以利于组织的早期修复。

（二）原则

针刀术后48～72小时后可选用下列疗法进行康复治疗。

（三）方法

1. 针灸推拿疗法

（1）毫针法

处方一：承山、阳谷、承筋、足三里、昆仑、阿是穴。

操作：初期局部消毒后，快速针刺承山与阿是穴，并针刺对侧阳谷，留针 20 分钟，同时配合患侧的起踵运动，每日 1 次，5 次为 1 个疗程。末期快速针刺承山、承筋、足三里、昆仑，于阿是穴行温针灸，对侧阳谷留针也配合起踵运动，隔日 1 次，10 次为 1 个疗程。

处方二：冲阳、足三里、丘墟、照海、阿是穴。

操作：各穴位常规消毒后，各穴直刺进针得气后行平补平泻手法，每日或隔日 1 次，10 次为 1 个疗程。

（2）电针法

处方：昆仑、照海、三阴交、合谷、阿是穴。

操作：各穴位常规消毒，直刺进针，不行手法，在昆仑、照海阿是穴处接电针 15 分钟，每日或隔日 1 次，10 次为 1 个疗程。

（3）温针法

处方：丘墟、照海、阿是穴。

操作：各穴常规消毒后直刺进针，并用温针灸，行 5 壮，出针，每日或隔日 1 次，10 次为 1 个疗程。

（4）推拿法

处方：跟腱部、足跟部。

操作：局部肿胀时用拇指、食指、在跟腱两侧轻揉推擦，以通络活血，消肿止痛。之后可分别采用提、推、拨、按等手法通经活络、祛痹化瘀。注意手法应轻柔，不可过重。

（5）穴位注射法

处方：阿是穴。

操作：于皮肤局部常规消毒后，以 1%普鲁卡因 2ml 和强的松龙 12.5mg 的混合液局部注射，每周 2～3 次。

2. 现代物理疗法

（1）红外线疗法

处方：阿是穴。

操作：针刀术后的慢性跟腱炎患者，选用穿透能力强的近红外线，对着患侧照射，灯距一般是 15～20cm，以患者舒适的热感为准，每日 1 次，每次 30 分钟左右，15 日为 1 个疗程。

（2）磁疗法

处方：阿是穴。

操作：采用 MDS-4B 型超低型磁疗机，将双磁头对置或并置于患区局部，磁场强度 1500～3000GS，每次治疗 20～30 分钟，每日 1 次，10 次为 1 个疗程。

【针刀术后护理】

1. 生活起居护理

注意跟腱部、足跟部的保暖，避风寒湿邪，慎劳作。

2. 情志护理

建立良好的医患关系，多与患者沟通，向患者解释针刀疗法的基本知识及注意事项，消除其恐惧心理，以利于医患配合。

3. 饮食护理

患者的饮食宜清淡、营养丰富，多食一些宜消化且含维生素丰富的食物，禁食辛辣肥甘厚腻之品。同时应该多食含钙丰富的食物如乳制品、牛奶、酸奶中的钙含量较多。饮用时加入维生素 A、维生素可促进钙的吸收。此外，鱼、虾（虾皮）亦含优质钙，动物骨头汤填精益髓也是上好的滋补佳品。日常食物中搭配蛋类、杂粮、豆制品。

4. 对症处理及护理

术后要观察刀口的情况，保持伤口的干燥，防止感染。询问患者局部有无疼痛或麻木，若出现不适，应及时报告医生，进行处理。

5. 健康教育

教育患者应加强自我保护意识，注意适当的踝部活动，减少外来的暴力伤害。患病后，应早日治疗，在医生的指导下进行功能锻炼。

第二十八节　跟痛症

【概述】

跟痛症主要是指病人在行走或站立时足底部疼痛。多由慢性损伤引起，常伴有跟骨结节部的前缘骨刺。本病多发生于中老年人，针刀治疗效果显著。

【针刀应用解剖】

（1）跟骨　近似长方形，后方跟骨体的后面呈卵圆形隆起，分上、中、下三部。上部光滑，中部为跟腱抵止部，跟腱止点的上方的前后有大小滑囊，下部移行于跟骨结节，有拇展肌、趾屈肌、小趾展肌及跖腱膜附着，起维持足弓的作用。跟骨结节的下方有滑囊存在。足跟下皮肤较厚，皮下组织由弹力纤维和脂肪组织构成，又称为脂肪纤维垫。

（2）跖腱膜　又称为足底腱膜，由纵行排列的致密的结缔组织构成，其间有横向纤维交织，分为内外侧部和中央部，内外侧部分别覆盖足拇趾和小趾的固有肌，中央部最强最厚，起于跟骨结节内侧突，继而呈腱膜状分为 5 个束支至各趾。在跖骨头的近端各束浅层支持带与皮肤相连。

（3）足弓　足弓包括内侧纵弓、外侧纵弓和足横弓，内侧纵弓包括跟骨、距骨、足舟骨、楔骨和内侧三块跖骨，内侧纵弓比外侧纵弓高，活动性大，并且更有弹性，其变扁平逐渐拉紧跟舟足底韧带和足底筋膜；外侧纵弓包括跟骨、骰骨和外侧二块跖骨，骨性结构低于内侧纵弓；足横弓由跖骨头及沿足外侧缘的软组织组成，横弓不通过其下面的软组织进行力的传递。腓骨长肌腱是维持横弓的重要力量。

【临床表现】

跟部局部疼痛、肿胀、走路时加重。足跟底前内侧压痛，有时可触及骨性隆起，跟骨侧位 X 线片可能有骨刺。

【诊断要点】

足跟底及足心痛，胀裂感，站立、行走时加重，重者几乎不能着地，足跟底明显压痛，跟骨侧位 X 线片显示跟骨结节前缘骨刺。

【针刀治疗】

1. 治疗原则

根据针刀医学慢性软组织损伤的理论及骨质增生的理论，跟痛症是由于跖腱膜的劳损，引起跖腱膜起点的粘连瘢痕，长期应力集中，导致跟骨结节骨质增生，针刀治疗效果一般较好，但由于对其病理构架的理解不同，所以，临床上常见到针刀治疗见效快、复发率高的问题。根据软组织损伤病理构架的网眼理论，慢性软组织损伤是由病变关键点连接成线，由线网络成面的原理，分析跟痛症的病理基础，发现它的病变关键点有两个，即跖腱膜中央部和跖腱膜内侧部，要破坏它的病理构架，就应该松解跖腱膜中央部和内侧部，此为治本之策。

2. 操作方法

（1）体位　仰卧位。

（2）体表定位　跟骨结节前下缘和内缘压痛点。

（3）消毒　在施术部位，用碘伏消毒 2 遍，然后铺无菌洞巾，使治疗点正对洞巾中间。

（4）麻醉　1%利多卡因局部定点麻醉。

（5）刀具　使用 I 型针刀。

（6）针刀操作（图 5-65）

①第 1 支针刀松解跟骨结节前下缘压痛点（跖腱膜的中央部）　在压痛点定位。从跟骨结节前下缘进针刀，刀口线与跖腱膜方向一致，针刀体与皮肤呈 90°角，针刀经皮肤、皮下组织、脂肪垫，到达跟骨结节前下缘骨面，调转刀口线 90°，在骨面上向前下铲剥 2 刀，范围不超过 0.5cm。

②第 2 支针刀松解跟骨结节内缘压痛点（跖腱膜的内侧部）　在第 1 支针刀内侧 2cm 的压痛点定

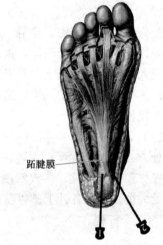

跖腱膜

图 5-65　跖腱膜结构及针刀松解示意图

位。针刀从跟骨结节内缘进针刀，刀口线与跖腱膜方向一致，针刀体与皮肤呈 90°角，针刀经皮肤、皮下组织、脂肪垫，到达跟骨结节内缘骨面，调转刀口线 90°，在骨面上向前下铲剥 2 刀，范围不超过 0.5cm。

（7）注意事项　针刀治疗跟痛症是对挛缩的跖腱膜进行松解，不是用针刀去刮除、切断骨质增生。骨质增生是人体对力平衡失调的自我修复和自我调节的结果，它本身不是引起疼痛的主要原因，跖腱膜的粘连瘢痕，起点处的应力集中才是引起疼痛的根本原因，故针刀松解跖腱膜的粘连和挛缩后，疼痛即可消失，骨质增生会逐渐变钝，不再影响病人的功能。

【针刀术后手法治疗】

每次针刀术毕，嘱患者仰卧位，医生双手握足底前部，嘱患者踝关节尽量背伸，在背伸到最大位置时，术者用力将踝关节背伸 1 次。

【针刀术后康复治疗】

（一）目的

针刀术后康复治疗的目的是为了促进局部血液循环，加快局部的新陈代谢，以利于组织的早期修复。

（二）原则

针刀术后48～72小时后可选用下列疗法进行康复治疗。

（三）方法

1. 针灸推拿疗法

（1）毫针法

处方：太溪、大陵、水泉、阿是穴。

操作：患者取坐位，穴位常规消毒后，以1寸毫针直刺各穴位，行提插捻转手法，以针下有抵触感为度，留针20分钟，每日1次，10次为1个疗程。

（2）电针法

处方：昆仑、照海、申脉、水泉、阿是穴。

操作：各穴位常规消毒，直刺进针，不行手法，将电针仪的两个接触电极板，分别放于刺入各穴位的针柄上，打开电源，选择低频3～50次/秒，疏密波，中等强度刺激，以足跟部产生明显颤动为度，通电20～30分钟，每日1次，见效后改隔天1次，10次为1个疗程。

（3）温针法

处方：昆仑、太溪、大陵、阿是穴。

操作：患者坐位，各穴常规消毒，用1.5寸毫针直刺进针，行平补平泻手法，以患者耐受为度，再在各针上施以艾炷，行温针灸行3壮，留针30分钟，每日或隔日1次，10次为1个疗程。

（4）灸法

处方：阿是穴。

操作：在足跟部涂少许活血酒。各置一含少量麝香、雄黄、冰片的小艾炷，用药线点燃，待病人感到有灼热时急用木片压灭，使病人自觉热气内攻。若无此感觉可连续做2至3次，对于病程长者，可加用悬灸，对跟部及周围进行广泛温和灸10分钟，嘱咐病人着软底鞋，勿久行负重，隔日1次，5次为1个疗程。

（5）推拿法

处方：足三里、太溪、昆仑、阳陵泉、绝骨、申脉、解溪。

操作：患者取坐位或卧位，屈膝90°，医者一手握住患足做背屈固定，使跟腱处于紧张状态，另一手按摩患者小腿至皮肤潮红，然后以理筋、分筋等手法施于小腿前侧、足跟部及痛点，分别以拇指按压上述各穴，施强刺激3分钟左右，重点按压刺激患部压痛点，再以叩诊锤叩跟骨压痛点3～5次，轻推、摩揉小腿及跟部，以缓解肌痉挛及足跟部疼痛，最后用力向外旋转膝踝关节，并牵伸小腿，每2～3日1次，5次为1个疗程。

（6）药膏贴敷法

处方：乳香、没药、桃仁、红花、牛膝、地龙、杜仲。

操作：准备棉纱布，自制 5cm×5cm 大小的纱袋，将上述药物与适量冰片共研粉末，装入备好的纱布袋内，垫于患足跟部，隔日换 1 次。

2. 现代物理疗法

（1）红外线疗法

处方：患处。

操作：针刀术后的跟痛证患者，选用穿透能力强的近红外线，对着患侧照射，灯距一般是 15～20cm，以患者舒适的热感为准，每日 1 次，每次 30 分钟左右，15 日为 1 个疗程。

（2）超短波疗法

处方：患侧跟部。

操作：患者仰卧位，选择压痛较局限的深部压痛点放置两电极，治疗剂量采用温热量，治疗过程中有微热感为宜。

（3）磁疗法

处方：患侧跟部。

操作：磁疗可分为静磁场法和动磁场法两种。治疗时将磁头开放面接在神经支的两端，电压通常是 40～60V，每次 30 分钟左右，每日 1 次，12 次为 1 个疗程。磁场可调节经络和神经系统，缓解肌肉痉挛，降低肌张力，改善局部血液循环，促进渗出物的吸收，从而达到消炎、消肿和止痛的功效。

【针刀术后护理】

1. 生活起居护理

注意跟腱部、足跟部的保暖，避风寒湿邪，慎劳作。

2. 情志护理

建立良好的医患关系，多与患者沟通，向患者解释针刀疗法的基本知识及注意事项，消除其恐惧心理，以利于医患配合。

3. 饮食护理

患者的饮食宜清淡、营养丰富，多食一些宜消化且含维生素丰富的食物，禁食辛辣肥甘厚腻之品。同时应该多食含钙丰富的食物如乳制品，牛奶、酸奶中的钙含量较多。饮用时加入维生素 A、维生素可促进钙的吸收。此外，鱼、虾（虾皮）亦含优质钙，动物骨头汤填精益髓也是上好的滋补佳品。日常食物中搭配蛋类、杂粮、豆制品。

4. 对症处理及护理

术后要观察刀口的情况，保持伤口的干燥，防止感染。询问患者局部有无疼痛或麻木，若出现不适，应及时报告医生，进行处理。

5. 健康教育

教育患者应加强自我保护意识，注意适当的踝部活动，减少外来的暴力伤害。患病后，应早日治疗，在医生的指导下进行功能锻炼。

第一节　菱形肌损伤临证医案精选

患者万某某，男，36 岁，医生，于 2016 年 6 月 15 日来我院就诊。

主诉：右肩背疼痛半年。

现病史：患者自述今年元月打保龄球后出现右肩背部疼痛，曾自行使用云南白药喷雾剂外喷而缓解。以后在劳累及受凉后感到背部沉重，痛剧时难以入睡。时有右上肢无力现象。

查体：右肩抗阻力向前上方上举时疼痛加重，右肩胛骨内侧缘压痛明显，$T_1 \sim T_4$ 棘突压痛。

影像学检查：X 线片检查示胸椎、右肋骨及右肩胛骨未见异常。

诊断：菱形肌损伤。

治疗：第 1 次针刀松解大、小菱形肌起止点的粘连、瘢痕，在 1% 利多卡因局部麻醉下，使用 I 型 4 号针刀分别松解小菱形肌起点处的颈椎棘突，大菱形肌起点上中下部的胸椎棘突，肩胛骨内上角及肩胛骨脊柱缘压痛点。术毕采取阻抗扩胸手法治疗 2～3 次。术后抗生素常规预防感染 3 日。3 日后，依胸背部康复操进行康复锻炼，并予以中药外熏。中药处方：黄芪 60g，当归 20g，白芍 20g，甲珠 20g，威灵仙 150g，白芷 10g，盐附片 20g。将上方浸泡于 4000ml 水中，半小时后煮沸，待温度适中后外熏半小时，每日 1 次，连续 3 日。

2016 年 6 月 22 日第 2 次治疗：患者述疼痛减轻，行第 2 次针刀治疗，松解菱形肌肌腹部的粘连、瘢痕。在 1% 利多卡因局部麻醉下，使用 I 型针 4 号针刀分别松解双侧菱形肌肌腹部压痛点，术毕采取阻抗扩胸手法治疗 2～3 次。术后抗生素常规预防感染 3 日。3 日后，依胸背部康复操进行康复锻炼，并予以中药外熏。每日 1 次，连续 3 日。

2016 年 7 月 1 日第 3 次治疗：患者述疼痛减轻，右上肢无力明显改善，能正常入睡，行第 3 次针刀治疗，松解肩胛提肌止点的粘连、瘢痕。在 1% 利多卡因局部麻醉下，使用 I 型 4 号针刀分别松解双侧肩胛骨内上角压痛点，术毕采取阻抗抬肩手法治疗 2～3 次。术后抗生素常规预防感染 3 日。3 日后，依胸背部康复操进行康复锻炼，并予以中药外熏。每日 1 次，连续 3 日。

2016 年 12 月 20 日第 1 次随诊，患者诉：右肩背有轻微疼痛，感劳累后加重，功能活动恢复正常。嘱患者依胸背部康复操继续康复锻炼。肩背部中药外熏 15 日，内服中药柔筋散 15 日。

2017 年 7 月 15 日电话随访，第 2 次随诊，患者诉：右肩背部已无疼痛感，活动自如，已能参加体育活动。

【案语】依据针刀医学关于慢性软组织损伤的网眼理论，菱形肌损伤后形成的网状立体病理构架，破坏了肩背部弓弦力学系统，第 1 次针刀松解肩背部脊-肢弓弦力学单元如大、小菱形肌起止点的粘连、瘢痕，故关节疼痛缓解，功能活动明显改善。第 2 次针刀治疗在第 1 次针刀治疗基础上，对肩背部脊-肢弓弦力学单元如大、小菱形肌肌腹的粘连、瘢痕进行松解，第 3 次针刀治疗在第 1、2 次针刀治疗基础上，对肩背部脊-肢弓弦力学单元如肩胛提肌止点的粘连、瘢痕进行松解，故功能活动基本恢复正常。

中药外熏能够舒筋活血，消肿止痛，可迅速消除疼痛，配合术后康复锻炼可促进肩关节功能恢复。

该患者因菱形肌损伤后，引起菱形肌起止点粘连、瘢痕和挛缩等，致肩背部脊-肢弓弦力学系统受损，造成背部的动态平衡失调，产生上述临床表现。在慢性期急性发作时，有水肿渗出刺激神经末梢，可使上述临床表现加剧而发病。同时，由于病变侧的粘连、瘢痕，导致病变侧软组织起止点的拉力增大，而对侧则会产生代偿性的张力增加。故依据上述理论及网眼理论，针刀松解同时松解两侧菱形肌起止点粘连、瘢痕及附近软组织的粘连、瘢痕，使颈背部的动态平衡得到恢复，重建生理平衡构架，从而治愈该病。

第二节　髂腰韧带损伤临证医案精选

患者万某某，女，72 岁，退休，于 2016 年 8 月 11 日来我院就诊。

主诉：腰痛 4 个月。

现病史：患者于今年元月份发生腰痛，腰部无力，但不能指出具体痛点，自行服药无效而来我院就诊。

查体：下腰部肌肉僵硬，屈曲、侧弯、旋转等活动受限，右髂腰角处深压痛明显。

影像学检查：腰椎正侧位片示腰椎骨质未见异常。

诊断：髂腰韧带损伤。

治疗：在 1% 利多卡因局部麻醉下，使用 I 型 4 号针刀行针刀松解术，松解右侧 L_4、L_5 横突，髂嵴后份。术毕令其弯腰深吸气，放松保持 3 分钟后缓慢扭转腰部 3 次，同理，再侧弯扭转腰部 3 次，抗生素常规预防感染 3 日。嘱患者 48 小时后按腰腹部康复操主动锻炼。内服中药柔筋散 15 日。

2016 年 12 月 20 日第 1 次随诊，患者诉：腰部有轻微疼痛感，劳累后加重，功能活动恢复正常。嘱患者依腰部康复操继续康复锻炼。配合中药外熏 15 日，中药处方：黄芪 60g，当归 20g，白芍 20g，甲珠 20g，威灵仙 150g，白芷 10g，盐附片 20g。将上方浸泡于 4000ml 水中，半小时后煮沸，待温度适中后外熏半小时，每日 1 次。内服中药柔筋散 15 日。

2017 年 8 月 15 日第 2 次随诊，患者诉：腰部无疼痛感，活动自如，已能参加社区活动。

【案语】依据针刀医学关于慢性软组织损伤的网眼理论，髂腰韧带损伤后，引起粘连、瘢痕和挛缩形成的网状立体病理构架，破坏了腰部弓弦力学系统，造成髂腰的动态平衡失调。髂腰韧带损伤部位主要是髂腰韧带的起止点，用针刀将其粘连松解、瘢痕刮除，使髂腰的动态平衡得到恢复。内服中药柔筋散及外熏中药能够舒筋活血，消肿止痛，活血散瘀，可迅速消除疼痛，促进功能恢复，伤口愈合，而达到快速治愈的目的。腰腹部康复操主动锻炼重新建立腰部弓弦力学系统，使腰部的动态平衡得到恢复，彻底治愈疾病。

第三节　臀中肌损伤临证医案精选

患者怀某，女，52岁，文员，于2015年2月17日来我院就诊。

主诉：右下肢疼痛麻木3月余。

现病史：患者去年底参加社区文娱活动排练后发生右下肢疼痛麻木，伴见右臀部发冷，经社区医院诊断为坐骨神经痛，行针灸、热敷、超短波理疗及中草药口服等治疗，效果不明显，经人介绍到我院求诊。

查体：右髂嵴外侧处压痛明显，右下肢主动外展运动疼痛加剧。

影像学检查：X线片检查示右髋关节诸骨未见异常。

诊断：臀中肌损伤。

治疗：在1%利多卡因局部麻醉下，使用Ⅰ型4号针刀行针刀松解术，松解右髂嵴外侧臀中肌起点和股骨大转子。术后抗生素常规预防感染3日。术毕第3日起超短波理疗7日。嘱患者48小时后按下肢康复操主动锻炼。内服中药柔筋散7日。

2015年3月20日第1次随诊，患者诉：右下肢有轻微疼痛感，劳累后加重，功能活动恢复正常。

查体：右髂嵴外侧处压痛不明显，右下肢主动外展运动无疼痛。嘱患者依下肢康复操继续康复锻炼。内服中药柔筋散10日。

2016年2月15日电话随访，患者诉一切正常。

【案语】根据慢性软组织损伤病理构架的网眼理论，该患者因急性损伤失治转化为慢性劳损导致髋关节动静态弓弦力学单元受损，髋关节弓弦结合部周围的肌肉、肌腱、韧带、筋膜、关节囊等软组织出现广泛粘连、挛缩、瘢痕，形成的网状立体病理构架，造成局部的动态平衡失调，从而导致疼痛、功能障碍。针刀松解术以及术后康复锻炼从根本上破坏了臀中肌损伤的病理构架，使臀中肌的动态平衡得到恢复，治愈此病。内服中药柔筋散及超短波理疗能够舒筋活血，消肿止痛，活血散瘀，可迅速消除疼痛，促进功能恢复，伤口愈合，而达到快速治愈的目的。下肢康复操主动锻炼重新建立髋部弓弦力学系统，使髋部的动态平衡得到恢复，彻底治愈疾病。

第四节　肱骨外上髁炎临证医案精选

患者陈某某，女，38岁，教师，于2016年3月15日来我院就诊。

主诉：右肘关节疼痛半年。

现病史：患者在半年前参加本单位羽毛球比赛后发生右肘关节外侧疼痛，经单位医务室诊断为"网球肘"并行局部封闭治疗，疼痛有所减轻，劳累后又复发，经针刺、理疗无效，慕名来我院就诊。

查体：右肱骨外上髁压痛明显，右腕关节背伸抗阻试验（+）。

影像学检查：右肘关节正侧位片示右肘关节骨质未见异常。

诊断：肱骨外上髁炎。

治疗：在 1% 利多卡因局部麻醉下，使用 I 型 4 号针刀行针刀松解术，松解肱骨外上髁压痛明显处的粘连、瘢痕。术后口服抗生素常规预防感染 3 日。术毕第三天起超短波理疗 4 日。嘱患者 48 小时后按上肢康复操主动锻炼。

2016 年 4 月 20 日第 1 次随诊，患者诉：右肱骨外上髁略有胀痛，右腕关节背伸抗阻试验疼痛不明显，功能活动恢复正常。嘱内服中药柔筋散 15 日。

2017 年 1 月 25 日，第 2 次随诊，患者诉：右肱骨外上髁已无疼痛感，活动自如，已能参加体育活动。

【案语】依据针刀医学关于慢性软组织损伤的网眼理论，肱骨外上髁附着的肌腱损伤后，代偿性的自我修复和自我调节，产生局部的粘连、瘢痕和挛缩，形成的网状立体病理构架，破坏了肘关节弓弦力学系统，造成局部的动态平衡失调，产生临床表现。该患者因外伤导致肘关节弓弦力学系统受损，主要是静态弓弦力学单元的粘连瘢痕，肘关节前外侧弓弦结合部周围的肌肉、肌腱、韧带、筋膜等软组织出现粘连、挛缩、瘢痕，从而导致疼痛、功能障碍。用针刀将损伤的肌腱粘连松解、瘢痕刮除，从根本上破坏了肱骨外上髁炎的病理构架，使局部的动态平衡得到恢复，此病可得到治愈。内服中药柔筋散及超短波理疗能够舒筋活血，消肿止痛，活血散瘀，可迅速消除疼痛，促进功能恢复，伤口愈合，而达到快速治愈的目的。

第五节　肱骨内上髁炎临证医案精选

患者章某某，女，54 岁，家庭主妇，于 2016 年 6 月 14 日来我院就诊。

主诉：右肘关节内侧疼痛 1 年余。

现病史：患者于去年 6 月份发生右肘关节内侧疼痛，经社区门诊诊断为肱骨内上髁炎，并在社区门诊进行封闭治疗，病情未得到彻底治愈，故来我院就诊。

查体：右肘关节内侧皮肤有如一分钱硬币大发白萎缩，右肱骨内上髁压痛明显，右腕关节屈曲抗阻试验（+）。

影像学检查：右肘关节正侧位片示右肘关节骨质未见异常。

诊断：肱骨内上髁炎。

治疗：在 1% 利多卡因局部麻醉下，使用 I 型 4 号针刀行针刀松解术，松解肱骨外上髁压痛明显处的粘连、瘢痕。术后抗生素常规预防感染 3 日。术毕第三日起超短波理疗 4 日。嘱患者 48 小时后按上肢康复操主动锻炼。

2016 年 7 月 15 日随访，患者诉右肱骨外上髁已不痛，右腕关节背伸抗阻试验疼痛不明显，功能活动恢复正常。

2017年1月15日电话随访，患者诉一切正常。

【案语】依据针刀医学关于慢性软组织损伤的网眼理论，肱骨内上髁炎后形成的网状立体病理构架，肱骨内上髁附着的肌腱损伤后，引起代偿性的自我修复和自我调节，形成局部的粘连、瘢痕和挛缩，破坏了肘关节弓弦力学系统，造成局部的动态平衡失调，产生临床表现。该患者因外伤导致肘关节弓弦力学系统受损，主要是静态弓弦力学单元的粘连瘢痕，肘关节后内侧弓弦结合部周围的肌肉、肌腱、韧带、筋膜等软组织出现粘连、挛缩、瘢痕，从而导致疼痛、功能障碍。根据慢性软组织损伤病理构架的网眼理论，以针刀松解术将损伤的肌腱粘连松解、瘢痕刮除，从根本上破坏了肱骨内上髁炎的病理构架，使局部的动态平衡得到恢复，此病一次即可得到治愈。超短波理疗能够迅速消除疼痛，促进功能恢复，伤口愈合，而加快治愈的速度，缩短病程。

第六节　屈指肌腱鞘炎临证医案精选

患者陈某某，女，48岁，打字员，于2015年4月5日来我院就诊。

主诉：右食指疼痛伴屈伸功能障碍2周。

现病史：患者2周前打字时感右食指掌面指横纹处疼痛，未经治疗，现感疼痛加剧，伸屈指困难并有弹响声，不能执筷。

查体：食指掌面横纹处压痛（+），可触及条索状硬结。

影像学检查：右手X线片示未见异常。

诊断：屈指肌腱鞘炎。

治疗：在1%利多卡因局部麻醉下，使用特制斜面针刀行针刀松解术，松解食指掌指关节掌侧触到串珠状硬结处。术毕过度掌背屈食指2~3下，食指伸直为固定1周，抗生素常规预防感染3日。

2015年5月2日第1次随诊，患者诉：右食指掌侧有轻微疼痛，功能活动恢复正常。嘱患者内服中药柔筋散15日。

2015年10月15日电话随访，患者诉一切正常。

【案语】依据针刀医学关于慢性软组织损伤的理论，屈指肌腱鞘损伤后，引起代偿性的自我修复和自我调节，形成局部的粘连、瘢痕和挛缩，造成局部一个半环状卡压，使掌指关节动态平衡失调，从而引发临床症状。在慢性期急性发作时，病变组织有水肿，渗出刺激神经末梢，使上述症状加剧。

该患者因长期劳损导致掌指关节弓弦力学单元受损，主要是静态弓弦力学单元腱鞘纤维环的粘连瘢痕、挛缩，从而导致疼痛、功能障碍。以一次针刀松解术切开腱鞘纤维环以及术后手法从根本上破坏了屈指肌腱鞘炎的病理构架，从而恢复了掌指关节的力学平衡状态，故能最终消除疼痛，使掌指关节活动自如。

第七节　膝关节内侧副韧带损伤临证医案精选

患者刘某，女，48 岁，退休，于 2015 年 3 月 15 日来我院就诊。

主诉：右膝关节内侧疼痛 1 个月。

现病史：患者 1 个月前下公共汽车时踩空导致右小腿外翻扭伤后感右膝关节内侧疼痛，未引起注意，后疼痛加剧，活动后尤甚，故前来就诊。

查体：右腿伸直受限，下蹲困难，股骨内侧髁可摸到小的皮下结节，内侧副韧带分离试验阳性。

影像学检查：X 线片检查示右膝关节诸骨未见异常。

诊断：膝关节内侧副韧带损伤。

治疗：在 1%利多卡因局部麻醉下，使用 Ⅰ 型 4 号针刀行针刀松解术，松解膝关节内侧副韧带起止点。术后抗生素常规预防感染 3 日。内服、外敷中药柔筋散 15 日。

2015 年 6 月 20 日随访，患者诉已经恢复正常。

2016 年 9 月 15 日电话随访，患者诉一切正常。

【案语】依据针刀医学慢性软组织损伤病理构架的网眼理论，该患者因外伤导致膝关节弓弦力学系统受损，主要是静态弓弦力学单元的粘连瘢痕，膝关节内侧弓弦结合部周围的韧带出现粘连、挛缩、瘢痕，功能障碍，破坏了膝部弓弦力学系统，形成的网状立体病理构架，用针刀松解内侧副韧带起止点及行经途径中的粘连、瘢痕，使膝部的动态平衡得到恢复，本病可得到根本性治疗。

第八节　膝关节外侧副韧带损伤临证医案精选

患者陈某，男，31 岁，送货员，于 2016 年 8 月 5 日来我院就诊。

主诉：右膝关节外侧疼痛 1 个月。

现病史：患者 1 个月前骑摩托车摔伤，摩托车压住大腿，引起膝关节肿胀、疼痛，经治疗后肿胀消退，但膝关节外侧仍感疼痛。

查体：股骨外髁、腓骨小头上缘、胫骨上端内缘广泛的压痛。

影像学检查：右小腿内收位双膝 X 线正位片：右膝关节未见骨质异常。

诊断：膝关节外侧副韧带损伤。

治疗：在 1%利多卡因局部麻醉下，使用 Ⅰ 型 4 号针刀行针刀松解术，松解膝关节内侧副韧带起止点。术后抗生素常规预防感染 3 日。内服、外敷中药柔筋散 15 日。

2016 年 9 月 10 日第 1 次随诊，患者诉：右膝关节外侧有轻微疼痛感，劳累后加重，功能活动恢复正常。查体：股骨外髁、腓骨小头上缘、胫骨上端内缘压痛不明显。嘱患者依膝关节外侧副韧带损伤康复操继续康复锻炼。内服、外敷中药柔筋散 15 日。

2017 年 3 月 15 日第 2 次随诊，患者诉：右膝关节已无疼痛感，活动自如，已能参加体育活动。

【案语】该患者因外伤导致膝关节弓弦力学系统受损，主要是静态弓弦力学单元的粘连瘢痕，膝关节外侧弓弦结合部周围的韧带出现粘连、挛缩、瘢痕，从而导致疼痛、功能障碍。根据慢性软组织损伤病理构架的网眼理论，以一次针刀松解术以及术后康复锻炼、中药内服外敷从根本上破坏了膝关节外侧副韧带损伤的病理构架，从而恢复了膝关节的力学平衡状态，故能最终消除疼痛，使膝关节活动自如。

第九节　髌下脂肪垫损伤临证医案精选

患者邹某，女，65岁，退休工人，于2015年3月8日来我院就诊。

主诉：左膝下疼痛2年。

现病史：患者2年前在上街买菜时左膝撞击在隔离墩上引起膝下剧烈疼痛，休息2日后疼痛缓解，之后时常感左膝疼痛，变天及受凉后可加剧，起立及行走困难，特别是下楼梯时疼痛更为明显，下蹲及起立时可闻及握雪音。

查体：髌下脂肪垫处压痛明显，屈曲膝关节后不能迅速伸直，且引起髌骨下疼痛加剧。

影像学检查：左膝关节正侧位X线片示左膝关节髁间嵴轻微骨质增生，关节间隙变窄。

诊断：髌下脂肪垫损伤。

治疗：在1%利多卡因局部麻醉下，运用Ⅰ型4号针刀行针刀松解术，松解髌韧带压痛点，并将髌韧带和脂肪垫剥离开来。术毕即行手法治疗：在医生和助手的协助下，使膝关节尽量屈曲，再缓慢伸直五次。术后抗生素常规预防感染3日，第三日起超短波理疗6日，48小时后，依踝关节强直康复操进行康复锻炼15日。

2015年4月10日第1次随诊，患者诉：左膝关节有轻微疼痛感，劳累后加重，功能活动恢复正常。查体：髌下脂肪垫处压痛不明显，屈曲膝关节后能迅速伸直，且不引起髌骨下疼痛，未闻及握雪音。嘱患者依髌下脂肪垫损伤康复操继续康复锻炼。内服中药柔筋散15日。

2015年6月15日第2次随诊，患者诉：左膝关节已无疼痛感，活动自如。复查左膝关节正侧位X线片示：左膝关节髁间嵴轻微骨质增生，关节间隙正常。

【案语】依据针刀医学关于慢性软组织损伤的理论，髌下脂肪垫损伤后，瘢痕和髌韧带摩擦加剧，引起上述症状。在慢性期急性发作时，病变组织有水肿渗出，刺激神经末梢，使症状加剧。依据上述理论，用针刀将粘连松解、瘢痕刮除，使膝部的动态平衡得到恢复，本病可得到根本性的治疗。

该患者因外伤导致膝关节弓弦力学系统受损，主要是静态弓弦力学单元——髌韧带与髌下脂肪垫——之间的粘连瘢痕而导致膝关节疼痛、功能障碍。依据膝关节弓弦力学系统，髌下脂肪垫损伤后形成的网状立体病理构架，一次针刀松解髌韧带压痛点，并将髌韧带和脂肪垫剥离开来，关节疼痛即可缓解，功能活动明显改善。辅以手法治疗、超短波理疗、内服中药柔筋散及康复操继续康复锻炼，使膝部的动态平衡得到恢复，故疼痛消失、功能活动恢复正常。

第十节　踝关节陈旧性损伤临证医案精选

患者李某，男，49岁，警察，于2015年3月10日来我院就诊。

主诉：右踝疼痛6年。

现病史：患者6年前在追捕逃犯时不慎将右踝部扭伤，自行冷敷及红花油推拿后好转，后反复扭伤发作，天气变化及受凉后加剧，保暖及受热可缓解。此次因值班受凉疼痛加剧遂来我院就诊。

查体：右踝疼痛，略见肿胀，走路跛行，踝周韧带压痛，足内外翻时疼痛加剧。

影像学检查：X线片检查示右踝关节诸骨未见异常，踝关节关节间隙变窄。

诊断：踝关节韧带损伤。

治疗：第1次针刀松解趾长伸肌腱鞘和拇长伸肌腱鞘的粘连瘢痕和拇长伸肌腱鞘的粘连瘢痕。在1%利多卡因局部麻醉下，使用Ⅰ型4号针刀行针刀松解术，分别松解趾长伸肌腱鞘和拇长伸肌腱鞘上下部的粘连瘢痕。口服抗生素常规预防感染3日。72小时后，依踝关节韧带损伤康复操进行康复锻炼，并以中药足浴。中药处方：黄芪60g，当归20g，白芍20g，甲珠20g，威灵仙15g，白芷10g，盐附片20g。将上方浸泡于4000ml水中，半小时后煮沸，待温度适中后足浴半小时，每日1次，连续7日。

2015年3月16日，第二诊，患者诉：右踝关节疼痛有所缓解，功能活动明显改善。予以第2次针刀治疗，松解踝关节伸肌支持带的粘连瘢痕，在1%利多卡因局部麻醉下运用Ⅰ型4号针刀分别松解伸肌下支持带上部，伸肌下支持带下部的粘连瘢痕，口服抗生素常规预防感染3日。72小时后，依踝关节韧带损伤康复操进行康复锻炼，并依上方予以中药足浴7日。

2015年3月23日，第三诊，患者诉：右踝关节疼痛明显缓解，功能活动持续改善。予以第3次针刀治疗，松解踝关节内侧副韧带的粘连瘢痕，在1%利多卡因局部麻醉下运用Ⅰ型4号针刀分别松解三角韧带的起点、三角韧带的胫舟部、三角韧带的胫跟部，三角韧带的胫距部的粘连瘢痕，口服抗生素常规预防感染3日。72小时后，依踝关节韧带损伤康复操进行康复锻炼，并依上方予以中药足浴7日。

2015年3月30日，第四诊，患者诉：右踝关节周围按压疼痛不明显，但针眼及皮肤疼痛，功能活动无障碍。予以第四次针刀治疗，松解踝关节后侧外侧副韧带的粘连瘢痕，在1%利多卡因局部麻醉下运用Ⅰ型4号针刀分别松解外侧副韧带的起点、距腓前韧带的止点、跟腓韧带的止点，距腓后韧带的止点的粘连瘢痕，口服抗生素常规预防感染3日。72小时后，依踝关节韧带损伤康复操进行康复锻炼，并依上方予以中药足浴7日。

2015年6月22日第1次随诊，患者诉：右踝关节有轻微疼痛感，劳累后加重，功能活动恢复正常。查体：外侧韧带无压痛，足内翻时无疼痛。跟骨叩击试验（-）。嘱患者依踝关节韧带损伤康复操继续康复锻炼。依上方中药足浴15日，内服中药柔筋散15日。

2015年9月25日第2次随诊，患者诉：左踝关节已无疼痛感，活动自如，已能参加体育活动。

【案语】该患者因外伤导致踝关节弓弦力学系统受损，主要是静态弓弦力学单元的粘连瘢痕，踝关节弓弦结合部周围的肌肉、肌腱、韧带、筋膜、关节囊等软组织出现广泛粘连、挛缩、瘢痕，从而导致疼痛、功能障碍。根据慢性软组织损伤病理构架的网眼理论，通过四次针刀松解术治疗，破坏了踝关节韧带损伤的病理构架。第 1 次治疗：针刀松解趾长伸肌腱鞘和拇长伸肌腱鞘的粘连瘢痕。右踝关节疼痛有所缓解，功能活动明显改善。第 2 次治疗：针刀松解伸肌支持带的粘连瘢痕。右踝关节疼痛明显缓解，功能活动持续改善。第 3 次治疗：针刀松解踝关节内侧副韧带的粘连瘢痕。右踝关节周围按压疼痛不明显，功能活动无障碍。第 4 次治疗：针刀松解踝关节后侧外侧副韧带的粘连瘢痕。功能活动基本恢复正常。针刀治疗以及术后手法、康复锻炼、中药足浴从根本上恢复了踝关节的力学平衡状态，故能最终消除疼痛，使踝关节活动自如。

第十一节　慢性跟腱炎临证医案精选

患者刘某，男，22 岁，体院学生，于 2016 年 1 月 15 日来我院就诊。

主诉：右足跟部疼痛 2 个月。

现病史：患者 2 个月前跑步训练时突感右足跟部疼痛，活动后加重，休息后减轻。

查体：右足跟腱处压痛明显，足背屈时疼痛加重。

影像学检查：X 线检查显示跟骨后缘高密度影。

诊断：跟腱损伤。

治疗：第 1 次针刀治疗在 1%利多卡因局部麻醉下运用 I 型 4 号针刀松解跟腱周围的粘连、瘢痕。术后口服抗生素常规预防感染 3 日。72 小时后，依踝关节韧带损伤康复操进行康复锻炼，并予以中药足浴。中药处方：黄芪 60g，当归 20g，白芍 20g，甲珠 20g，威灵仙 15g，白芷 10g，盐附片 20g。将上方浸泡于 4000ml 水中，半小时后煮沸，待温度适中后足浴半小时，每日 1 次，连续 7 日。

2016 年 1 月 25 日第二诊，患者诉：右足跟部疼痛有所缓解，功能活动明显改善。予以第 2 次针刀治疗，在 1%利多卡因局部麻醉下运用 I 型 4 号针刀分别松解腓肠肌内外侧头起点的粘连、瘢痕及腓肠肌与比目鱼肌肌腹之间的粘连、瘢痕。术后口服抗生素常规预防感染 3 日。72 小时后，依跟腱损伤康复操进行康复锻炼，并依上方予以中药足浴 7 日。

2016 年 2 月 6 日第三诊，患者诉：右足跟部疼痛明显缓解，功能活动持续改善。予以第 3 次针刀治疗，在 1%利多卡因局部麻醉下运用 I 型 4 号针刀分别松解腓肠肌与比目鱼肌内外侧缘之间的纵行粘连、瘢痕，术后口服抗生素常规预防感染 3 日。72 小时后，依跟腱损伤康复操进行康复锻炼，并依上方予以中药足浴 7 日。

2016 年 2 月 22 日，第 1 次随诊，患者诉：左足跟部有轻微疼痛感，训练后加重，功能活动恢复正常。查体：跟骨叩击试验（-）。嘱患者依跟腱损伤康复操继续康复锻炼。依上方中药足浴 15 日，内服中药柔筋散 15 日。

2016 年 8 月 25 日，第 2 次随诊，患者诉：左足跟部已无疼痛感，活动自如，已能参加体育活动。复查 X 线片，跟骨侧轴位片示跟骨后缘高密度影消失。

【案语】该患者因外伤导致足跟部弓弦力学系统受损，主要是静态弓弦力学单元的粘连、瘢痕，足跟部弓弦结合部周围的肌肉、肌腱、韧带、筋膜、关节囊等软组织出现广泛粘连、挛缩、瘢痕，形成网状立体病理构架。根据慢性软组织损伤病理构架的网眼理论，以上三次针刀松解术应用针刀整体松解、剥离、铲除粘连、挛缩及瘢痕组织，以及术后配合手法将残余的粘连、瘢痕拉开，恢复力平衡和动态平衡，从而达到治疗的目的。

第七章

常见运动损伤性疾病针刀临床研究进展

第一节 肩胛提肌损伤针刀临床研究进展

1. 针刀治疗

雷福侠[1]采用针刀治疗肩胛提肌损伤。选取 A、B 两处进针点。A 处在肩部找好压痛点，先用龙胆紫标示好，常规消毒麻醉，选择适宜型号的针刀（Ⅲ-Ⅳ号），如在肩胛边缘进针，使针体和背平面成 90°角刺入，深度刀刃达肋骨面，刀口线向和肩胛提肌纵轴平行方向。先纵行剥离，然后将针身倾斜，使和肩胛骨平面成 130°，和背面成 50°。刀刃在肩胛骨边缘骨面上作纵向切开剥离，1～2 次即可出针。B 处进针点在上颈椎横突，先用龙胆紫标示好，常规消毒麻醉，选择适宜型号的针刀（Ⅲ-Ⅳ号）号，患者取坐位低头，进针点在横突尖部，进针深度直达横突尖部，刀口线方向和颈椎纵轴平行，先作纵行剥离，再作横行剥离，刀口线始终在横突尖部骨面上活动。共治 60 例患者，经 1 次治愈 41 例，2 次治愈 12 例，3 次治愈 5 例，2 例经 3 次治疗效果不佳，放弃治疗。

李宏伟等[2]采用针刀治疗肩胛提肌损伤。定点：取患侧肩胛骨内上角，C_1～C_4横突后结节处压痛点和肩胛提肌走行区压痛点，并用龙胆紫做一点状进针标记。操作方法：患者坐位，肩部肌肉放松，双上肢下垂。按汉章针刀四步进针法，如压痛点在肩胛骨内上角的边缘，将刀口线方向与肩胛提肌纤维纵轴平行，垂直皮肤，进针直达肋骨面，先纵行剥离，后将针身倾斜，使其和肩胛骨平面呈 130°角，刀刃在肩胛骨边缘骨面上做纵向切开剥离，1～2 次即可出针；如压痛点在颈椎横突，在颈椎横突部进针刀，刀口线方向和颈椎纵轴平行刺入，达横突尖部时，先作纵行剥离，再作横行剥离（刀口线始终在横突尖部骨面上活动）。有硬结可纵切几刀后出针。按压 5 分钟以防出血，创可贴外敷治疗点。手法治疗：术毕，医生一手压住患侧肩部，一手压于患侧枕部，牵拉肩胛提肌 1～2 次。1 周治疗 1 次，2 次为 1 疗程。共治 78 例患者，60 例痊愈，10 例显效，5 例好转，3 例无效，有效率 96.15%。

2. 针刀结合整脊手法治疗

吴树旭等[3]采用针刀配合整脊手法治疗肩胛提肌损伤。针刀疗法：C_1～C_4横突后结节处有压痛点及肩胛骨内上角、肩胛骨脊柱缘最上端有压痛点的患者分别取卧位及坐位；常规消毒、铺巾，用 2%利多卡因局部麻醉。C_1～C_4横突后结节处有压痛点，针刀刀口平行于身体纵轴，针体以垂直于横突后结节的方向刺入皮肤，按顺序分别行纵向疏通及横向剥离，整个操作过程局限于横突后结节骨面。肩胛骨内上角压痛点，刀口与肩胛提肌肌纤维平行，针体与皮肤垂直进针，刀刃到达第二肋骨骨面后行纵向疏通及横向剥离，有硬结者可纵向切割后出针。肩胛骨脊柱缘最上端有压痛点，刀口与肌纤维平行，针体垂直骨面，将斜刃针刀探至肩胛骨脊柱缘最上端，刀刃于骨内缘骨面上划割数刀后出针。每周 1 次，共 1～2 周。整脊手法：取仰卧位，头超出床边，术者右手扶患者头部，左手扶下颌处，行约 1 分钟左右的牵引对抗操作。将患者头前倾 10°～20° 后，突然加大拉力，用右手拇指对肩胛提肌损伤部位的压痛点进行推顶，扶正患者头部，重复上述牵引动作约 3 分钟后，对患者的压痛点进行按揉推拿约 4 分钟。整脊手法 1 次/日，治疗时间以患者耐受程度为准。治疗 2～4 周。共治 33 例患者，治愈 9 例，有效 11 例，好转 11 例，无效 2 例，总有效 31 例，出血 1 例，感染 2 例。

陈红等[4]采用针刀松解配合手法治疗肩胛提肌损伤 30 例。针刀治疗，患者取俯卧低头位，用记号笔定位，常规消毒铺巾，用 1%利多卡因定位。肩胛提肌起点处松解时，取双侧 C_1～C_4 横突后结节，刀口线与颈椎纵轴平行，垂直于皮肤进针刀，针刀经皮肤、皮下组织、筋膜直达横突尖部，纵疏横剥 3 刀；肩胛提肌止点处松解时，取双侧肩胛骨内上角，刀口线与肩胛提肌肌纤维平行，垂直于皮肤进针刀，针刀经皮肤、皮下组织、筋膜直达肩胛内侧角，调转刀口线 90 度角，向肩胛骨内侧骨面铲剥 3 刀；肩胛提肌肌较松解时，沿肩胛提肌行走路线上寻找 2～3 个压痛点，刀口线与肩胛提肌肌纤维平行，垂直于皮肤进针刀，针刀经皮肤、皮下组织到达肩胛提肌肌腹部，纵疏横剥 3 刀；菱形肌止点处松解时，在肩胛骨脊柱缘定 3～4 个点，刀口线与脊柱纵轴平行垂直于皮肤进针刀，针刀经皮肤、皮下组织、筋膜直达肩胛骨脊柱缘，调转刀口线 90 度角，向内沿肩胛骨骨面铲剥 3 刀。术毕，压迫止血 3 分钟，创可贴覆盖针眼。手法治疗，针刀术后采用阻抗耸肩手法。患者取坐位，医者站于患者身后，前臂压住患者肩部，嘱患者耸肩，患者耸肩至最大位置时，突然放开双前臂，以松解残余粘连，重复 2～3 次即可。共治 30 例患者，治愈 25 例，好转 4 例，无效 1 例，治愈率 83.7%。

3. 针刀结合封闭治疗

孙运强[5]采用针刀联合封闭治疗肩胛提肌损伤。患者取坐立位，首先根据肩胛提肌损伤部位准确选择封闭注射点及针刀剥离点。止点损伤者在肩胛骨内上角压痛点作标记，起点损伤者，C_1～C_4 棘突旁开 15～20mm 或横突末端触到压痛点作标记，先对痛点进行封闭治疗，以 2%利多卡因 3ml、醋酸曲安奈德 50mg、维生素 B_{12}1mg 及生理盐水 10ml 混和液为封闭注射液，采取多点损伤多点封闭治疗。封闭完毕以左手触压痛点，右手持针刀垂直皮肤进针，针刀深达骨面，先纵向切割，再横向剥离，尤其对起止点处有粘连、硬结及瘢痕处进行剥离，每周 1 次，4 次为 1 疗程。1 疗程结束后判断疗效。共治 40 例患者，治愈 16 例，显效 14 例，好转 7 例，无效 3 例，总有效率 92.5%。

李文光[6]采用针刀配合封闭治疗肩胛提肌损伤。先行局部封闭，选用醋酸泼尼松 25mg 混合 1%盐酸利多卡因 10ml 制成混悬液。每次选 2～3 个痛点，常规消毒铺单，于痛点处用 5 号长针头注射，刺入达横突或肩胛骨骨面，每点扇形注射 3～4ml 药液。然后行针刀治疗，用 4 号针刀在肩胛骨内上角痛点处，使针体和肩胛骨面成 90 度角刺入，深达骨面，刀口线方向跟肩胛提肌肌纤维方向平行。先纵向剥离，然后将针身倾斜，使跟肩胛骨平面成 130 度角或背面 50 度角，刀刃在肩胛骨边缘骨面上作纵向切开，横向剥离 1～2 次即可出针。在 2～4 颈椎横突尖部，进针直达横突，刀口线与颈椎纵轴一致，先纵向剥离，再横向剥离，刀口始终在横突尖部骨面活动，最后在横突尖下方深入 2mm，横向剥离 1～2 次出针。每周 1 次，3 次为 1 疗程。共治 66 例患者，治愈 56 例，好转 10 例，无效 0 例，治愈率 84.5%，有效率 100%。

孟羽[7]采用针刀治疗肩胛提肌损伤。根据肩胛提肌损伤针刀治疗操作方法，每次取 1～2 个痛点。治疗前，对定点处注射地塞米松 1.5～2.5mg，1%盐酸利多卡因 3ml，山莨菪碱 2mg，维生素 B_{12} 100μg 混合液，每点注射 2～3ml，数分钟后，再行针刀治疗。每周一次，3 次为 1 疗程。1 个疗程后进行疗效评价。共治 33 例患者，治愈 28 例，好转 5 例，无效 0 例。

4. 针刀结合艾灸治疗

张云涛等[8]采用针刀配合艾灸治疗肩胛提肌损伤。针刀治疗，定点：①止点损伤者在肩胛骨内上角及周围压痛点标记；②起点损伤者，要定位 C_1～C_4 横突部后结节，必须先测量等比例的颈椎正位 X 光片棘突到横突后结节的距离，定位病变颈椎棘突，再按测量的距离旁开，结合压痛点准确定位标记。操作：①止点处行针刀时，患者取坐位靠于椅背，双上肢下垂。肩部肌肉放松。皮肤常规消毒、铺巾、局麻，局麻时可用 5ml 注射器缓慢探及肩胛骨内上角骨面，进针刀时针刀刀口线与肩胛提肌纤维方向一致，针体垂直于皮肤刺入，缓慢进针，刀刃达肩胛骨内上角骨面，先纵疏横剥，后调转刀口紧贴肩胛骨内上角边缘骨面，针身向颈部倾斜 45 度角横行铲剥 3～4 刀，范围不超过 0.5cm，横行铲剥操作时每刀必须达肩胛骨内上角边缘骨面，以避免造成气胸。②起点处行针刀时，让患者取俯卧低头位，上胸部垫枕，在颈椎横突后结节点行针刀时，刀口线与人体纵轴平行，刺入后直达横突后结节骨面，手法应缓慢匀速，先纵疏横剥，如有硬结可提插切开 2～3 刀，要求每刀必须达横突后结节骨面。操作完后出针，按压 3～5 分钟，再用创可贴外贴。一般治疗 1 次即可，未愈者 7 日后再行第 2 次治疗，一般不超过 3 次。艾灸治疗，自行针刀操作 24 小时后开始，用艾灸盒施灸，选患侧穴位：颈夹脊（C_1～C_4）、肩井、天宗、曲垣、肩中俞，一次 20～25 分钟，直至所灸皮肤红润为度。7 日为 1 疗程。一般治疗 1～2 个疗程。共治 36 例患者，痊愈 24 例，显效 6 例，好转 4 例，无效 2 例，有效率 94.4%。

5. 特种针刀治疗

李登科等[9]采用杨氏 3A+"项五针"埋线针刀治疗肩胛提肌损伤。操作方法，体位：俯卧位。消毒：在术区用碘伏常规消毒，戴无菌手套。备针：助手打开 4-0#PGLA 线体，剪为 3cm 长数段，打开 7#埋线针刀（3.5cm 长），将 3cm 线段放入埋线针刀前端 1.5cm，另外 1.5cm 留在针体之外，备用。操作：①项中点：左手在定点处按压，右手持针，将带有线体的针具抵住皮肤，轻轻加压后快速突破，向尾侧倾斜针体，在帽状肌腱下移行，线体完全没入皮下时，旋转针体，回提针具，将线体留在皮下，然后再略微改变方向，穿刺数下，针下有松动感后出针，按压后创可贴贴敷。②枢外点：针体突破至一侧的枢椎棘突外上侧缘，松解数下，针下有松动感后旋转出针，把线体留在该点处。③肩胛点：针尖到达肩胛骨内上角，旋转针体，回提针具，将线体留在皮下，然后穿刺数下并沿着肩胛提肌的方向摆动针体，做钝性分离，针下有松动感后出针。

参考文献：

[1] 雷福侠. 小针刀治疗肩胛提肌损伤 60 例 [J]. 陕西中医，2007，28（2）：210–211.

[2] 李宏伟，温树辉，吕明，等. 针刀治疗肩胛提肌损伤的临床研究 [J]. 中医外治杂志，2012，21（1）：38–39.

[3] 吴树旭，郭俊彪. 小针刀配合整脊手法治疗肩胛提肌损伤的效果分析 [J]. 广西医学，2016，38（11）：1618–1619.

[4] 陈红，朱红坤，瞿群威，等. 针刀松解配合手法治疗肩胛提肌损伤 30 例 [J]. 湖北中医杂志，2015，37（5）：57.

[5] 孙运强. 针刀联合封闭治疗肩胛提肌损伤临床观察 [J]. 临床军医杂志，2014，42（5）：534–535.

[6] 李文光. 针刀配合封闭治疗肩胛提肌损伤临床观察 [J]. 首都医药，2014（24）：187–188.

[7] 孟羽. 针刀等治疗肩胛提肌损伤 83 例临床观察 [J]. 科学之友，2007，（8）：133–134.

[8] 张云涛，陈圣堂，朱定弦，等. 针刀配合艾灸治疗肩胛提肌损伤临床观察 [J]. 湖北中医杂志，2015，37（4）：64–65.

[9] 李登科，杨才德，宋建成，等. 杨氏 3 A+ "项五针" 埋线针刀治疗肩胛提肌损伤 [J]. 中国中医药现代远程教育，2016，14（11）：110–112.

第二节　头夹肌损伤针刀临床研究进展

针刀治疗　王学义等[1]采用针刀治疗头夹肌损伤。患者俯卧位或骑椅坐位，常规消毒皮肤，铺巾，戴手套。①疼痛及压痛点在枕骨上项线单侧或双侧，针身角度与骨面成 90° 角，直达骨面，先纵行剥离，后横行剥离 3～4 次，必要时可以与肌纤维呈垂直作 "+" 字切割 2～3 刀即可，出针后用纱布或创可贴固定。②疼痛及压痛点在第七颈椎棘突，可在棘突顶及上、下、左、右分别定点，严格无菌操作，针刀快速刺入皮肤，刀口线与肌纤维走行一致，深度达病灶即可（不必非到骨面，不要损伤项韧带），纵行切割 2～3 刀，然后取大号拔罐器拔罐，可见罐壁有气雾，个别患者在针眼处有气泡出现，拔罐 5～10 分钟，使之出血 5～10ml，起罐后，清理患处，创可贴固定。治疗每周 1 次，5 次为 1 疗程。共治 68 例患者，治愈 62 例，好转 6 例，治愈率 91%，无效率 9%，总有效率 100%。

参考文献：

[1] 王学义，刘仲学. 针刀治疗头夹肌劳损的体会 [J]. 科技创新导报，2014，31：215.

第三节　菱形肌损伤针刀临床研究进展

1. 针刀治疗

吴卫华等[1]采用针刀治疗菱形肌损伤。患者伏坐靠背椅，患侧手搭住对侧肩膀，充分暴露病位。触摸确定肌肉的起止点，以肌肉的起止点和有硬结处为治疗点，用龙胆紫做好记号，常规消毒后行针刀治疗。使用汉章牌Ⅰ型4号针刀，刀口线与菱形肌的肌纤维走向一致。快速透皮后缓慢进针，针尖到达肋骨骨面，稍微提起，做纵行切割，横行摆动，起止点处做边缘铲切，在硬结处可做十字切割，切割时可听见"沙沙"的响声，患者可有酸胀感和舒适的抓筋感。操作完毕即出针，按压针孔片刻，贴创可贴保护针口。伴有颈、胸椎关节微小移位的，辅以手法整复。每次治疗2～5个点，每周1次，共治疗3次。共治41例患者，治愈28例，好转10例，无效3例，有效率92.7%。

张铁英[2]采用微创针刀松解术治疗菱形肌上后锯肌损伤。俯卧位，根据查体结果，选取阳性反应点，做标记，碘伏消毒后，用0.5%利多卡因、复方倍他米松注射液0.5～1mg局麻。方法如下，①肩胛骨内侧缘的肋骨最高点取1～3点。局麻药注射至肋骨面，但不可深入肋间，用直径0.8mm的4号针刀迅速刺入皮下，到达肋骨面后，将针分别调滞涩感时，切割2～3下，切割幅度为1～2mm。②C_6～T_4椎旁阳性反应点取1～3点。用0.5mm直径的4号针刀刺入皮下。针刃方向与脊柱纵轴相平，刀体垂直进针，约进针0.5～1cm到筋节点，行纵行疏通，横行分离，针下松动后出针。③肩胛骨内侧缘点取1～2点。用0.5mm的4号针刀，针刃方向与脊柱纵轴平行，垂直进针到肩胛骨内侧缘筋结点，切割2～3下，切割幅度为1～2mm。每周1次，平均治疗1～3次。共治38例患者，治愈24例，显效8例，有效5例，无效1例，总有效37例（97.37%）。

朱俊琛等[3]采用针刀治疗菱形肌损伤。患者取俯卧位，在背部寻找确切的压痛点，大多数压痛点位于肋骨上，用记号笔做标记；用碘伏常规皮肤消毒，左手拇指切按标记点，右手持平刃针刀自目标记点进针。刀口线与肌纤维平行，针体与肋骨垂直，直达肋骨面，确定为肋骨面后，在肋骨面上对局部粘连组织行疏通剥离，对明显硬结行通透剥离，一般2～3刀即可。大多患者针后明显感到轻松。若7～10日后疼痛仍不能明显缓解的，可行第2次针刀治疗。注意针刀刺入的角度，与肋骨呈垂直进针，有时针刀一次不能探及肋骨，可在浅位试探，直至探及肋骨方可切割剥离，不可深刺，亦不可滑入肋间隙，以防刺破胸膜，形成气胸。每次治疗2～4点，根据病人反应及病情确定治疗次数，每周1次，一般不超过3次。结果：（第2日）60例患者，治愈2例，显效55例，无效3例，有效率95.00%；（3个月随访，2例患者丢失）58例患者，治愈8例，显效48例，无效2例，有效率96.55%。

2. 针刀结合手法治疗

陈红等[4]采用针刀结合手法治疗菱形肌损伤。针刀治疗，患者取俯卧位，常规消毒铺巾，1%利多卡因局部麻醉。小菱形肌起点松解时，在颈椎棘突顶部定位，刀口线与脊柱纵轴方向一致，针刀体与皮肤垂直，针刀经皮肤、皮下组织、筋膜直达棘突尖部，纵疏横剥3刀，调转刀口线90°角沿棘突根部向下提插切割3刀；大菱形肌起点松解时，在胸椎棘突定点定位，操作方法与小菱形肌止点松解相同；大、小菱形肌止点松解时，在肩胛骨脊柱缘定4～5个点，刀口线与脊柱纵轴方向一致，针刀体与皮肤垂直，针刀经皮肤、皮下组织、筋膜直达肩胛骨脊柱缘，调转刀口线90°角向内铲剥3刀；大、小菱形肌肌腹部松解时，在菱形肌肌腹部选取定3～4个压痛点，刀口线与肌纤维走向平行，针刀体与皮肤垂直，针刀经皮肤、皮下组织直达大、小菱形肌肌腹，纵疏横剥3刀；

肩胛提肌止点处松解时，在肩胛骨内上角定位，刀口线与肩胛提肌肌纤维一致，针刀体与皮肤垂直，针刀经皮肤、皮下组织、筋膜直达肩胛骨内上角，纵疏横剥 3 刀，调转刀口线 90 度角向内上角边缘铲剥 3 刀。术毕拔出针刀，局部压迫止血 3 分钟，创可贴覆盖针眼。手法治疗，患者取端坐位，双肩关节外展 90 度角，做好扩胸姿势，医者立于患者身后，双手推住患者肘关节后方，嘱患者扩胸，当扩胸至最大位置时，突然放开双手，以松解残余粘连，重复 2 次即可。结果：35 例病人，治愈 29 例，好转 5 例，无效 1 例，治愈率 82.9%。

3. 针刀结合中药治疗

黄晓春等[5]采用针刀配合中药治疗菱形肌损伤。针刀治疗，患者取俯卧位，常规消毒，找准菱形肌痛点，沿肋骨在菱形肌上作横形剥离治疗。进针刀时，不可进入肋间。以防刺伤肋间神经或穿透胸膜。术后用创可贴敷针眼，中药活血舒筋汤加减，每日 1 剂，连服 5 日，10 日后统计疗效。共治 50 例患者，痊愈 30 例，显效 13 例，好转 5 例，无效 2 例，总有效率 96%。

齐建永等[6]采用加味黄芪桂枝方配合针刀治疗慢性菱形肌损伤。采用中药加味黄芪桂枝方配合针刀松解术。处方：炙黄芪 30g，桂枝 15g，防风 15g，羌活 15g，秦艽 15g，葛根 20g，防己 20g，茯苓 15g，白术 15g，当归 15g，鸡血藤 20g，地龙 15g，木香 12g，白芍 20g，甘草 6g。针刀治疗：压痛点在脊柱肩胛骨之间：左手触及痛性索条，加压固定到肋骨上，刀口线的方向与人体纵轴平行，针头垂直皮肤刺入，直达肋骨骨面，稍退针达痛性索条，纵切几刀后纵行疏通剥离出针。颈 6 至胸 4 棘突侧方压痛：刀口线与菱形肌纤维方向一致，针体与皮肤呈 60 度角刺入达棘突骨面，纵行疏通，横行剥离。肩胛骨脊柱缘骨面压痛：患者坐位，臂后伸，肘背屈，使肩胛骨翘起。刀口线与骨面垂直刺入，在肩胛骨内缘划割 3～4 下，针眼处用创可贴外敷。术后应循序渐进地进行扩胸、举臂等功能锻炼。共治 30 例患者，治愈 12 例，显效 11 例，有效 7 例，总有效率 100%。

4. 针刀结合理筋治疗

李琦泰等[7]采用针刀配合经筋疗法治疗菱形肌损伤。找穴：一患者俯卧位，充分暴露病位。触摸确定肌肉的疼痛硬结处为第 1 治疗点，用龙胆紫做好记号。然后用左手拇指按压第 1 治疗点，右手拇指在同侧的第六颈椎至第五胸椎棘突外侧缘按压，寻找第 2 治疗点即菱形肌起点，指压时以第 1 治疗点疼痛消失或明显减轻作为第 2 治疗点，并用龙胆紫做好记号。针刀治疗：第 2 治疗点常规消毒后。使用刀宽 0.8mm 的汉章牌一次性针刀，刀口线与脊柱走向一致。快速透皮后缓慢进针，作纵行切割 1～2 刀，切割时可听见"沙沙"的响声，患者可有酸胀感。操作完毕即出针，按压针孔片刻。每周 1 次，共治疗 3 次。经筋疗法：患者采取健侧卧位，患侧肘关节屈曲约 90°，上臂稍后伸，使菱形肌处于放松状态，常规消毒后，采用壮医经筋疗法"固灶行针"法，即用左手拇、食、中指捏拿第 1 治疗点的筋结点作为腧穴，右手持直径 0.3mm、长 40mm 一次性毫针，以 20°～30°斜向头部或下肢方向刺入所取腧穴。行左右多向刺法，出现肌束抽动后出针。起针后，在第 1、2 治疗点施以火罐拔吸，并留罐 5 分钟，起罐后擦干血迹，消毒，贴创可贴保护针口。每周 1 次，共治疗 3 次。治疗 3 次后统计，治愈 20 例，占 90.91%，好转 2 例，占 9.09%，总有效率 100%。

5. 针刀结合浮针疗法治疗

张鑫等[8]采用针刀结合浮针疗法治疗菱形肌损伤。①针刀治疗：患者取俯卧位于处置床上，放松肩背部肌肉及双上肢置于躯体两侧，注意避免肩部的活动。根据查体情况选择菱形肌压痛点，如肋骨面点、棘突旁点，后用龙胆紫标记。按朱氏三步进针刀法刺入，切割、疏通、分离、松动后出针刀，创可贴覆盖针眼。②浮针治疗：用一次性使用无菌浮针，规格为 0.6mm×32mm 中号，用碘伏消毒以进针为中心的皮肤，离疼痛点约 6～10cm 处，针体和皮肤夹角呈 15°～25°角快速刺入皮下，提起针尖沿皮下疏松结缔组织向痛点方向推进平刺，约深 25～35cm，以进针点为支点，手握针柄，使针体做扇形运动以行扫散运动，扫散时间一般不超过 2 分钟。在整个运针过程中，医者动作要稳、要匀及要柔软。患者的疼痛症状消失或减轻时抽出针芯，留置软管，用医用胶布贴附于针座固定，8～24 小时内拔出。共治 25 例患者，治愈 18 例，好转 7 例，总有效率为 100%；治疗 6 个月后复发 2 例，复发率为 8%。

6. 特种针刀治疗

陆天宝等[9]采用杨氏 3A+疗法"菱五针"埋线针刀治疗菱形肌损伤。治疗：体位：俯卧位或坐位。消毒：在术区用碘伏常规消毒，戴无菌手套。备针：助手打开 4.0#PGLA 线体，剪为 3cm 长数段，打开 7#埋线针刀（3.5cm 长），将 3cm 线段放入埋线针刀前端 1.5cm，另外 1.5cm 留在针体之外，备用。操作：①大椎点左手在定点处按压，右手持针，刀口线与躯干纵轴平行，将带有线体的针具抵住皮肤，轻轻加压后快速突破，向尾侧倾斜针体，在颈七胸一棘上、间韧带下移行，线体完全没入皮下时，旋转针体，回提针具，将线体留在皮下，然后再略微改变方向，穿刺数下，针下有松动感后出针，按压后创可贴贴敷。②小菱点左手在定点处按压，右手持针，刀口线与小菱形肌的肌纤维方向平行，将带有线体的针具抵住皮肤，轻轻加压后快速突破，线体完全没入皮下时，旋转针体，回提针具，将线体留在皮下，紧贴骨面铲切数下，然后再横摆针体，针下有松动感后出针，按压后创可贴贴敷。③大菱点同"小菱点"。

参考文献：

[1] 吴卫华，袁丽芳. 小针刀治疗菱形肌损伤 41 例［J］. 中国针灸，2007，27（6）：471–472.

[2] 张铁英. 微创针刀松解术治疗菱形肌上后锯肌损伤疗效观察［J］. 中国中医急症，2015，24（3）：463–480.

[3] 朱俊琛，王超，马幸福，等. 菱形肌损伤的针刀松解与梅花针叩刺疗法的临床疗效观察［J］. 中国中医骨伤杂志，2016，24（12）：15–18.

[4] 陈红，朱红坤，吴群. 针刀治疗菱形肌损伤疗效分析［J］. 湖北中医杂志，2015，37（6）：63

[5] 黄晓春，钟吉富. 针刀配合中药治疗菱形肌损伤临床观察［J］. 蛇志，2008，20（3）：181–184.

[6] 齐建永，张丽萍，王旭东. 加味黄芪桂枝方配合针刀治疗慢性菱形肌损伤［J］. 四川中医，2016，34（3）：154–155.

[7] 李琦泰，黄丽萍. 肌肉起止点针刀配合经筋疗法治疗菱形肌损伤 22 例［J］. 针灸临床杂志，2012，28（8）：30–31.

[8] 张鑫，王宗宝，高云胜，等 小针刀结合浮针疗法治疗菱形肌损伤［J］. 长春中医药大学学报，2017，33（3）：451–452.

［9］ 陆天宝，杨才德，包金莲，等. 杨氏 3A+疗法"菱五针"埋线针刀治疗菱形肌损伤［J］. 中国中医药现代远程教育，2016，14（12）：111–113.

第四节 棘上韧带损伤针刀临床研究进展

1. 针刀治疗

郭新强等[1]采用针刀治疗棘上韧带损伤。俯卧位，在痛点处棘突顶上进针刀，刀口线和脊柱纵轴平行，针体和背面成 90°角，深度达棘突面，将针体倾斜，如痛点在进针点棘突上缘，使针体和上段脊柱呈 45°角，再斜刺约 4cm 左右，采用横纵行剥离，然后沿脊柱纵轴移动针身，使针体向相反方向移动 90°，分别和上端脊柱与下段脊柱成 45°角，刀锋正对棘突上下角，采用横行剥离法，出针刀时，在骨面上横行剥离 1～2 下，刀下如遇有韧性硬结则纵行切开，出针刀。共治 360 例患者，痊愈 285 例；显效 75 例；总治愈率 79%，有效率 100%。

李东霞等[2]采用针刀治疗陈旧性腰段棘上韧带损伤。患者取俯卧位，腹部垫枕，保持前屈位。找出压痛点并作标记，局部消毒，覆盖小洞巾。用汉章Ⅳ型针刀，刀口线垂直体表，顺脊椎方向进刀。在坚硬处纵行切割、疏剥，然后旋转针身成 45°角向内刺入 4mm，纵行疏剥，出刀。局部按压片刻，用创可贴敷盖刀口。手法被动屈髋、屈膝运动。1 次未治愈者，隔周再施术 1 次。共治 58 例患者，痊愈 54 例，治愈率达 93.1%；好转 3 例；无效 1 例。

朱志强[3]采用针刀治疗腰段棘上韧带慢性损伤。患者俯卧治疗床上。离压痛最近棘突顶上进针刀，刀口线与脊柱纵轴平行，呈 90°角深达棘突骨面。将针体倾斜，若痛点在进针点棘突上缘，使针体和下段脊柱成 45°角，如痛点在棘突下缘、使针体和上段脊柱成 45°角，再刺入 4mm，横行剥离 1～2 下，如遇有韧性硬物，则纵行切开，术毕，贴创可贴固定 2 日，嘱患者腰过度屈曲 1～2 次即可。共治 132 例患者，治愈 118 例，占 89.4%；好转 11 例，占 8.3%；无效 3 例，占 2.3%；总有效率 97.7%。

张开勇等[4]采用针刀治疗棘上韧带慢性损伤。治疗方法：①定位：患者取俯卧位，治疗颈段时胸部垫枕，医者先用右手拇指指尖按压最痛点，在棘突及棘突上、下两端或棘间触诊找到体表压痛点后，选定病变棘上韧带所在棘突，用记号笔标记；②消毒：用新洁尔灭常规消毒 3 遍，以标记为中心螺旋向外，其直径范围约为 15cm；③铺巾麻醉：戴无菌手套，铺无菌洞巾，用 5%利多卡因 1ml 局部皮下浸润麻醉；④进针操作：待麻醉起效后用针刀快速刺入皮肤，依次缓慢经过皮下、筋膜、棘上韧带，如触到硬结则在硬结处行纵行剥离，病人常常在此时感到针下酸胀感，然后针刀继续深入至棘突骨膜，刺入棘突骨松质，行多点点刺，注意针刀刃面始终与脊柱平行，将针提至皮下，在皮下筋膜层行平刺疏通，一般行上下疏通即可；⑤出针：完成松解以后，用无菌干棉球压住针孔 5 分钟，以防针孔出血，无菌纱布覆盖，覆盖美敷保护针孔，嘱患者 24 小时内减少活动量，针孔禁止外露。共治 64 例患者，痊愈 55 例，显效 5 例，好转 2 例，无效 2 例，有效率 96.9%，痊愈率 85.9%。

2. 针刀结合封闭治疗

姚光潮[5]采用针刀治疗棘上韧带损伤。患者俯卧在治疗床上，在离压痛点最近的棘突顶上选好进针刀点并作标记，皮肤常规消毒。针体和刀口线与脊住纵轴平行，垂直进针刀到达棘突顶部骨面。无论痛点在棘突的上缘或下缘，针刀均须倾斜，针体与脊柱成45°角，刀锋正对棘突的上下角。在棘突顶部上下角的骨面上纵行疏剥，再在骨面上横行剥离3～4下，至刀下无阻力。若有硬结将其切开后出针。出针后用强的松龙25mg，1%普鲁卡因3ml局封。用消毒棉球按揉术点，使药物能充分地渗透到施术部位，创可贴覆盖针眼。结果：27例患者，疼痛完全消失，棘突上无痛点和压痛点，随访6个月未见复发者，为25例，占92.5%。疼痛消失，棘突上仍有痛点和压痛点，仍有复发者，为2例，占7.5%。

李先星[6]采用针刀加局部封闭治疗腰部棘上韧带慢性损伤。患者俯卧位，确定损伤部位，并用龙胆紫作好标记。皮肤常规消毒，铺小孔巾。术者戴无菌手套，站在患者的左侧，在离压痛点最近之棘突顶上进针刀，刀口线和脊柱纵轴平行，针体和背面成90°，深度达棘突顶部骨面，将针体倾斜45°，在疼痛棘突的上缘或下缘，再斜刺4mm左右，先纵行剥离，然后沿脊柱纵轴移动针身，调整刀锋，使刀锋正对棘突上、下角，在棘突顶部上、下角的骨面上纵行疏剥，再在骨面上横行剥离2下，刀下如遇韧性硬结，则纵行切开后出针。再用7号针头穿刺达棘上韧带处，回吸无异常后注入康宁克通A20mg加1%利多卡因2ml，局部浸润，出针。用消毒纱球压迫针孔2分钟后用胶布固定。一般只需1次治疗即痊愈，如1次治疗后尚有余痛，在一周后再治疗1次，最多不超过3次。共治56例，治愈45例，好转11例，总有效率100%。

王军等[7]采用针刀结合封闭治疗棘上韧带、棘间韧带损伤。阻滞疗法：用2%利多卡因5ml+0.9%NaCl5ml+地塞米松5mg，用5号球后注射针头在棘间隙正中进针，从棘上韧带开始注药，直到黄韧带，然后退针，再在棘上、棘间韧带两侧各注药2ml。每间隙共注药5～10ml。间隔5～7日注药1次，3次为一疗程。针刀治疗：适用于病史较长，用注射疗法反复发作者。方法：按注射法注射后，针刀刀口与棘上韧带平行，深达棘突，先纵行剥离，后横行剥离。结果：本组76例，治愈43例（占57%），2～3次注射加用针刀治愈27例，治愈率93%，好转2例，无效4例。

张杰等[8]采用局部封闭加针刀术治疗棘上、棘间韧带损伤。封闭疗法：颈部取坐位，胸背和腰部取俯卧位，确定压痛点后以龙胆紫标记，碘酒固定。常规消毒，戴无菌手套，铺无菌巾，以7号长注射针，在棘突或棘间痛点处垂直进针，先打起一小皮丘，再向痛点周围软组织封闭，注入曲安奈德25mg，2%利多卡因50mg。针刀疗法：封闭后，以针刀刀口线和韧带纤维走向平行，使针体垂直刺入，至棘突或棘间韧带痛点。对于棘上韧带，在棘突处先用纵行通透剥离法及切割法垂直刺最痛点为中心2mm²大小范围若干针，然后使针体和背部成45°角，用横行铲剥法，使刀口紧贴骨面剥开骨突周围软组织粘连，如有钙化，用切开剥离法，刮平锐边。对于棘间韧带，则在上下棘突间纵行疏通，如有硬结，则需切割通透剥离。出针，压迫针孔片刻，不出血为止。无菌干棉球包扎。共治136例患者，治愈117例（86.03%），好转15例（11.02%），无效4例（2.95%）。

张照庆等[9]采用针刀结合病灶注射治疗棘上韧带损伤。①器械：针刀选用汉章牌I型4号针刀。②药物：1%利多卡因2～3ml+曲安奈德40mg。③方法：颈部采取坐位，胸背和腰部取俯卧位。找准隆起压痛的病变部位给予标记。常规消毒，铺无菌巾，戴手套。病变处局麻后进针刀，刀口线和脊柱纵轴平行，针体和背面成 90°角，达棘突顶部骨面，逐层切入皮肤、皮下、筋膜、棘上韧带，并在棘突上下缘横行剥离 2～3 刀，深达棘突骨膜。然后把配好的药液分别注入到棘上韧带周围及切透的骨膜，包扎术口，术毕。1 周后可行第 2 次治疗。共治 42 例患者，痊愈 36 例，显效 4 例，好转 1 例，无效 1 例，平均治疗次数 1.2，有效率 97.6%，痊愈率 85.7%。

3. 针刀结合易罐治疗

傅国彦[10]采用针刀配合易罐治疗棘上韧带损伤。患者俯卧床上，术者用拇指找到棘上韧带压痛敏感点，标记并消毒后，用 2%利多卡因局麻。术者左拇指紧压棘上韧带压痛点，右手以针刀刀口线和棘上韧带长轴平行刺入，当刀口接触骨面或病灶区域，患者可有明显酸胀感觉，此时纵行切开，然后刀口沿棘突两侧骨面行铲拨，再将刀口线旋转 90°垂直棘上韧带横切 2 刀后出针，棉球压迫片刻后用创可贴粘贴，伤口部垫腰枕，平卧观察 0.5 h。常规易罐疗法，患者取俯卧位，充分暴露患处皮肤，消毒后使用易罐扣在棘突的压痛点，检查吸力后，以患者不疼痛、单手不能将易罐取下为宜。共留置易罐 7 个，留置 10 分钟后起罐。共治 50 例患者，治愈 23 例，好转 14 例，有效 11 例，无效 2 例，总有效率 96.00%。

4. 针刀综合疗法

李继光等[11]采用针刀为主的综合疗法治疗棘上韧带损伤。针刀及拔火罐：患者俯卧于治疗床上，在棘突顶部找到压痛点或硬结。用龙胆紫做好标记，常规碘伏或安尔碘皮肤消毒，在标记点处进针刀，直达棘突骨面行纵行疏剥，再转动针刀横行铲剥 2～3 次，刀下如遇有韧性硬结，则切割通透剥离，出针，用消毒棉球按压 1～2 分钟，切口未出血，即行拔火罐，留罐 3～5 分钟，吸出瘀血 1～3ml，起罐后重新消毒针口，创可贴覆盖针孔。针刀和火罐治疗后，休息 10～15 分钟后进行手法操作。先做放松手法，患者俯卧，医者以轻柔缓和的㨰法、掌按揉等法作用于针刀施术部周围，充分放松局部肌肉约 10～15 分钟。再做整复手法：掌按压法，患者俯卧，医者双手掌重叠，掌根抵住病变棘突部位，嘱患者呼气放松，在脊柱弹性范围内，瞬间垂直方向发力，有时可听到咔嚓弹响声。斜扳法，患者侧卧位，贴床面下肢自然伸直。另一下肢自然屈曲。医者立于患者腹侧。一手扶患者肩部，一手肘部抵于患者臀部，使腰部充分旋转至最大限度后，双手作反方向扳动，常可听到咔嚓弹响声。注意：以上二法施术时不强求弹响声。共治 32 例患者，显效 24 例，有效 8 例，总有效率为 100%。

参考文献：

［1］郭新强，秦贵弟. 小针刀治疗棘上韧带损伤 360 例［J］. 陕西中医，1994，15（6）：259–259.

［2］李东霞，方巧巧，曾利友. 针刀治疗陈旧性腰段棘上韧带损伤 58 例［J］. 安徽中医学院学报，1999，18（4）：25–25.

［3］朱志强. 针刀治疗腰段棘上韧带慢性损伤［J］. 科学之友，2007，（8）：174–174.

［4］张开勇，陈东煜，詹红生，等. 针刀治疗棘上韧带慢性损伤的临床观察［J］. 中国中医骨伤科杂志，2015，23（1）：20–25.

［5］姚光潮. 针刀治疗棘上韧带损伤 27 例临床观察［C］. 第四届全国针刀医学学术交流大会论文集，

1996：148-149.

[6] 李先星. 小针刀加局部封闭治疗腰部棘上韧带慢性损伤 56 例 [J]. 广西中医药, 2000, 23（6）:
34-34.

[7] 王军, 王英, 孟敏, 等. 棘上韧带棘间韧带损伤的治疗 [J]. 颈腰痛杂志, 2001, 1：80-81.

[8] 张杰, 耿翠燕, 吴晓虎, 等. 局部封闭加针刀术治疗棘上、棘间韧带损伤 136 例分析 [J]. 中国
误诊学杂志, 2010, 10（22）: 5433-5433.

[9] 张照庆, 李玉梅, 董军立, 等. 针刀结合病灶注射治疗棘上韧带损伤疗效观察 [J]. 中国针灸 2010
年针刀专刊, 2010,（30）: 38-39.

[10] 傅国彦. 小针刀配合易罐治疗棘上韧带损伤临床疗效观察 [J]. 亚太传统医药, 2014, 10（6）:
86-87.

[11] 李继光, 段晓梅, 马艳. 综合疗法治疗棘上韧带损伤 32 例 [J]. 云南中医中药杂志, 2010, 31
（5）: 54-55.

第五节　棘间韧带损伤针刀临床研究进展

1. 针刀治疗

李正祥[1]采用针刀治疗腰部棘间韧带慢性损伤。内手法：患者侧卧于治疗床上，屈
膝屈髋，使脊柱屈曲，以扩大棘突间隙，找准最敏感的压痛点作为治疗点，用龙胆紫点
上作为进针点标记，常规消毒皮肤，取汉章牌 4 号针刀在进针点上进针，刀口线和脊柱
纵轴平行，深度为 1cm 左右，当针刀下有坚韧感，并且患者诉有酸胀感时，即为找到病
灶部位，先纵行剥离 2 下，再将针体倾斜与脊柱纵轴成 30°角，在上下棘突的下、上缘
（即韧带上下附着处）沿棘突矢状面纵行剥离，下、上各 2 下，出针，外敷创可贴 2 日。
外手法：患者患侧卧位，上位下肢屈髋屈膝，下位下肢呈伸直位，医者面对患者，用一
手扶持肩前部向后，另一手扶持其臀部向前，将腰部被动斜扳至最大限度后，两手同时
用力，作相反方向扳动，常可听到"卡咯"声。改为健侧卧位，如上法进行斜扳手法。
共治 53 例，治愈 43 例，占 81%；显效 10 例，占 19%；总有效率为 100%。

陈日含等[2]采用针刀松解术治疗腰部棘间韧带损伤。选棘间压痛点定 1～3 处。用
Ⅰ型 4 号针刀。按针刀四步进针法从定点进针刀穿棘上韧带至棘间韧带，行松解手法后
出针刀。病人会有明显剧烈的酸胀感。每周治疗 1 次，连续治疗 2 周。共治 199 例患者，
优 176 例（88.4%），良 20 例（10.0%），差 2 例（1.0%），无效 1 例（0.5%）。

陈日含等[3]采用针刀松解术治疗慢性腰部棘间韧带损伤。定位：通常每个损伤棘间
可有明显压痛点，分别在各个棘间损伤点各定 1 个治疗点。操作：采用 4 号普通型一次
性无菌针刀，患者取俯卧位，局部常规消毒铺巾后，按针刀四步进针法从定点进针刀，
穿棘上韧带落空感后至棘间韧带，行纵行疏通松解手法后出针刀。术中病人自觉治疗部
位有明显剧烈的酸胀感，术后贴无菌创可贴，术后伤口保持清洁 72 小时。每 5 日治疗 1
次，连续治疗 3 次。共治 246 例患者，优 209 例（85.0%），良 23 例（9.3%），差 9 例（3.7%），
无效 5 例（2.0%），优良率 94.3%，总有效率 98.0%。

刘成峰等[4]采用针刀治疗棘间韧带损伤。嘱患者俯卧，按病灶所在棘间韧带情况取

棘间压痛点 1～3 个，严格按照针刀手术操作四步八法进行治疗。进针四步规程：①定点：在确定病变部位和搞清该处的解剖结构后，在进针部位用紫药水做一个记号，局部再用酒精脱碘，覆盖无菌小洞巾。②定向：使针刀刀口线和大血管、神经及肌肉纤维走向平行，将刀口压在进针点上。③加压分离：在完成第二步后，右手拇指、食指捏住针柄，其余三指推住针体，稍加压力不使刺破皮肤，使进针点处形成一个长形凹陷，刀口线和主要血管神经及肌肉纤维走行平行，这样，神经血管就会被分离在刀刃两侧。④刺入：当继续加压，感到一种坚硬感时，说明刀口下皮肤已被挤到接近骨质，稍一加压，即可刺破皮肤，此时进针点凹陷基本消失，神经血管即膨起在针体两侧。此时可根据需要施行手术方法进行治疗。针刀手术八法：①纵行疏通剥离法：粘连结疤发生于肌腱韧带附着点上时，将刀口线和肌肉韧带走行方向平行刺入患处，当刀口接触骨面时，按刀口线疏剥，按附着点的宽窄，分几条线，疏剥，不可横行剥离。②横行剥离法：当肌肉与韧带和骨发生粘连，将刀口线和肌肉或韧带走行方向平行刺入患处，当接触骨面时，做和肌肉或韧带走行方向垂直铲剥，将肌肉或韧带从骨面上铲起，当觉得针下有松动感时，即可出针。③切开剥离法：当几种软组织互相粘连结疤，如肌肉与韧带，韧带与韧带互相结疤粘连，将刀口线和肌肉或韧带走行方向平行刺入患处，将互相间粘连或瘢痕切开。④铲磨削平法：当骨刺长于关节边缘或骨干，并且骨刺大，将刀口线和骨刺竖轴垂直刺入，刀口接触骨刺后，将骨刺尖部或锐边磨平。⑤瘢痕刮除法：瘢痕如在腱鞘壁或肌肉的附着点处和肌腹处，可以针刀将其刮除。先沿软组织的纵轴切开数条口，然后在切开处反复疏剥 2～3 下，刀口有柔韧感，说明瘢痕已碎，出针。⑥骨痂凿开法：当骨干骨折畸形愈合，影响功能，可以针刀穿凿数孔，将其手法折断，再行复位。⑦通透剥离法：当某处有范围较大的粘连板结，无法进行逐点剥离，在板结处可取数点进针，进针都选择肌肉或肌肉其他组织相邻的间隙处，当针接触骨面时，除软组织在骨面的附着点之外，都将软组织从骨面铲起，并尽可能见软组织互相之间的粘连剥离开来，并将结痂切开。⑧切开肌纤维法：当某处因为部分肌肉纤维紧张或挛缩，引起顽固性疼痛，功能障碍时，将刀口线和肌肉纤维垂直刺入，切断少量肌纤维，可以使症状缓解。此法可以广泛用于四肢腰背痛疾病的治疗。本文以前二种方法为主。针刀治疗组 5～7 日治疗 1 次，3 次为 1 个疗程，治疗次数最多不超过 3 次。近期疗效，治疗 1 疗程结束后评判。共治 44 例患者，治愈 26 例，好转 14 例，无效 4 例，治愈率 59.1%，有效率 90.9%；远期疗效：治疗结束 6 个月后随访统计疗效，共 44 例患者，治愈 30 例，好转 14 例，无效 0 例，治愈率 68.4%，有效率 100%。

邢煜奎等[5]采用针刀治疗腰椎棘间韧带损伤。患者俯卧位，腹下垫枕，脊柱呈轻度后弓状态；定点：相应棘间隙，可定 1～2 点。局部消毒，戴无菌手套，用 0.6mm×80mm Ⅰ型一次性针刀自定点处进针，刀口线与脊柱纵轴平行，快速垂直进针，进入皮下后缓慢进针，有落空感后即进入棘间韧带，变换针体方向使针锋沿上位棘突下缘和下位棘突上缘垂直纵行切割松解棘间韧带各 2～3 刀。注意以骨面为依托，不可针刺过深，出针后无菌敷料按压针孔 1～2 分钟，针孔无出血后用创可贴敷盖针孔。每周 1 次，3 次为 1 疗程，疗程结束 1 周后观察疗效。共治 48 例患者，治愈 38 例，显效 9 例，无效 1 例，总有效率 97.9%。

郭涛[6]采用针刀治疗腰椎棘间韧带损伤。患者取俯卧位，腹部垫一枕头，使得脊柱保持后弓状态，选取棘间韧带损伤的相应脊椎间隙作为操作点，消毒后采用一次性针刀在操作点进针，刀口与脊柱纵轴平行，垂直进针，进入皮下后缓慢进针，有落空感（表明进入棘间韧带）后改变针体方向，刀锋沿上个棘突下缘、下个棘突上缘进行垂直切割，以松解棘间韧带 2～3 刀，出针后按压针孔 2 分钟，针孔无出血后，敷料覆盖针孔。每周 1 次，3 次 1 个疗程。共治 48 例患者，显效 27 例（56.3%），有效 19 例（39.6%），无效 2 例（4.2%），总有效率 46 例（95.8%）。

2. 针刀结合封闭治疗

王军等[7]采用针刀结合封闭治疗棘上韧带、棘间韧带损伤。阻滞疗法：用药：2%利多卡因 5ml+0.9%NaCl5ml+地塞米松 5mg（病程较长者经 1 次治疗后，将地塞米松改为强地松龙 10mg）。方法：用 5 号球后注射针头棘间隙正中进针，从棘上韧带开始注药，直到黄韧带，然后退针，再在棘上、棘间韧带两侧各注药 2ml。每间隙共注药 5～10ml。间隔 5～7 日注药 1 次，3 次为 1 疗程。针刀治疗：适用于病史较长，用注射疗法反复发作者。方法：按注射法注射后，针刀刀口与棘上韧带平行，深达棘突，先纵行剥离，后横行剥离。本组 76 例，1 次注射治愈 43 例（占 57%），2～3 次注射或加用针刀治愈 27 例，治愈率 93%，好转 2 例，无效 4 例（占 5%）。

苏文利等[8]采用针刀治疗腰骶棘间韧带损伤。病人俯卧位，在腰骶椎间明显压痛处进针刀，病人感觉明显酸胀，再提针刀向棘突侧刮剥，病人有强烈的酸胀感，再剥 2～3 次后，出针刀，用 2%利多卡因 5ml 加地塞米松 2mg 沿针孔注入。

高永等[9]采用针刀治疗腰棘间韧带损伤。确诊为腰棘间韧带损伤患者俯卧手术台上，选准痛点后，常规消毒皮肤，用 1%普鲁卡因 5～10ml 局麻成功后，用针刀刀口线和脊柱纵轴平行，针体和背面成 90° 角垂直刺入皮肤达病灶内，深达棘突顶部骨面，再进针刀 5mm 左右，按棘间韧带纵斜面剥离松解；然后沿脊柱纵轴移动针身，使针体向相反方向移动至 90°，使刀锋正对棘突的上、下角；在棘突顶部上、下角的骨面上再横行剥离 1～2 下。手法要轻重适中，忌用力过猛，损伤健康组织。目的是使其陈旧性损伤形成新的创面。术毕，在局部用 5ml 空针抽吸强的松龙 25mg、维生素 B_{12}5μg、透明质酸酶 1500U，缓慢注入痛点，无菌纱布敷盖切口处。3 日内保持清洁干燥，患处垫枕卧床休息 3～7 日。本组 38 例患者，显效 26 例；好转 7 例；无效 5 例。

农明善等[10]采用封闭联合针刀剥离治疗腰棘间韧带损伤。工具：Ⅱ 型针刀（汉章牌）。封闭药物：曲安耐德 1ml+2%利多卡因 2.0～3.0ml。方法：患者取俯卧位，以美兰标记局部压痛点，常规消毒术野，铺孔巾，术者戴无菌医用手套，检查压痛点确切后行局部封闭，指压按揉该处软组织 1～2 分钟，再行针刀松解术，取原封闭进针口，刀口线与脊柱矢状线呈 45° 进针，深约 1.0cm，触及韧性组织或结节行纵向剥离 3 刀，再横行剥离两下，拔除针刀，消毒针眼，覆盖无菌纱布，胶布固定，术毕。术后免剧烈运动 1 周，1～3 次为 1 个疗程，每次间隔 1 周。共治 36 例患者。治愈：腰痛症状消失，活动自如，随访半年内无复发 23 例，其中 20 例经 1 次治疗痊愈。显效：腰痛明显减轻，活动正常，未影响生活、工作 7 例。无效：原有腰痛临床症状及体征无改善 6 例。总有效率达 83%。

张杰等[11]采用局部封闭加针刀术治疗棘上、棘间韧带损伤。封闭疗法：颈部取坐位，胸背和腰部取俯卧位，确定压痛点后以龙胆紫标记，碘酒固定。常规消毒，戴无菌手套，铺无菌巾，以 7 号长注射针，在棘突或棘间痛点处垂直进针，先打起一小皮丘，再向痛点周围软组织封闭，注入曲安奈德 25mg，2%利多卡因 50mg。针刀疗法：封闭后，以针刀刀口线和韧带纤维走向平行，使针体垂直刺入，至棘突或棘间韧带痛点。对于棘上韧带，在棘突处先用纵行通透剥离法及切割法垂直刺最痛点为中心 2mm² 大小范围若干针，然后使针体和背部成 45°角，用横行铲剥法，使刀口紧贴骨面剥开骨突周围软组织粘连，如有钙化，用切开剥离法，刮平锐边。对于棘间韧带，则在上下棘突间纵行疏通，如有硬结，则需切割通透剥离。出针，压迫针孔片刻，不出血为止。无菌干棉球包扎。共治 136 例患者，治愈 117 例（86.03%），好转 15 例（11.02%），无效 4 例（2.95%）。

3. 针刀结合中药治疗

马向明[12]采用针刀结合中药治疗腰棘间韧带损伤。针刀治疗：患者侧卧治疗床上，脊柱微屈曲，在患者诉疼痛的棘突周围作术前常规消毒后，铺无菌洞巾，然后在疼痛的棘突间隙进针刀，刀口线和脊柱纵轴平行，深度 1cm 左右，当刀下感到坚韧、患者有酸感即为病变部位，先纵行剥离 1～2 次，再将针体倾斜和脊柱纵轴成 30°角，在上下棘突的下上缘，沿棘突矢状面纵行剥离，下上各 2～3 次，出针，以干棉球压迫针孔片刻，敷上创可贴。然后术者以双手在腰骶部捏拿棘间韧带，使局部软组织挛急松弛，并可防止再度粘连，约 15 分钟后，用右手背和小鱼际部在腰骶部施摇搓手法 10 分钟，最后双手握拳，在局部轻轻拍打 3～5 分钟，施术完毕。中药熏蒸：在针刀治疗 3 日后，用红花、透骨草、刘寄奴、土鳖虫、秦艽、荜茇、川芎、艾叶、威灵仙各 20g。水煎 4 次，将煎液倒入三洲牌智能型中药熏蒸汽自控治疗器内，然后对准患处熏蒸，每次 30～60 分钟，每日 2 次，6 次为一疗程。在熏蒸时可根据患者对热的耐受程度调节温度。共治 78 例患者，治愈 66 例（1 次手术治愈 42 例，2 次手术治愈 19 例，3 次手术治愈 5 例），显效 8 例，好转 3 例，无效 1 例，总有效率 98.7%。

梁平[13]采用针刀配合中药外敷治疗下腰椎棘间韧带损伤。针刀治疗：皮肤消毒后从病变间隙正中垂直进针，针刀刀口与棘上韧带平行，一般进针 1.5～2cm，有"得气"感后，先纵行剥离，再横行剥离后出针。一般 1 次，最多 2 次。中药外敷：敷以自制解毒化瘀舒筋膏（处方以黄柏、大黄、芒硝、当归、川芎、五灵脂、没药、乳香、皂刺、独活为主，粉碎后将药粉混入加热熔化的凡士林中冷却备用），外以腰围固定，每日 1 次。一般 3 次，最多 5 次。有 1 例患者敷药 2 次后出现皮疹，停止敷药后症状消失。共治 92 例患者，治愈 83 例；显效 7 例；治愈显效率 97.8%，好转 2 例。有效率 100%。

4. 针刀结合火罐治疗

李忠超等[14]采用针刀配合火罐治疗腰 5～骶 1 棘间韧带损伤。患者取俯卧位，腹部垫一皮枕头，取局部痛点（腰 5～骶 1 椎体棘突之间）并标记。术区皮肤消毒，铺无菌洞巾，压痛点处 1%利多卡因进行局部浸润麻醉。按照针刀定点、定向、加压、刺入四步操作规程进行，以针刀刀口线和脊柱纵轴走向平行，使针体垂直刺入至棘间韧带痛点，深度 1～1.5cm，当刀下感到坚韧，患者诉有酸感时，即为病变部位，先纵行剥离 1～2 下，再将针体倾斜和脊柱纵轴呈 30°角，在上一椎骨棘突的下缘和下一椎骨棘突的上缘，沿棘突矢状面纵行剥离，各 2～3 下，如有硬结，则需切割通透剥离。出针后，以针刀刺入口为中心拔罐。选用大号玻璃罐，采用闪活法拔罐，留置 5～10 分钟，出血量控制在 5～10ml。完毕后局部皮肤常规消毒。共治 32 例患者，治愈 20 例，好转 11 例，无效 1 例，有效率 96.8%，治愈率 62.5%。

5. 针刀综合疗法

王光平等[15]采用综合疗法治疗腰棘间韧带损伤。针刀治疗：患者俯卧，确定棘突间病处，用龙胆紫标记。皮肤常规消毒，用 4 号针刀，按四步进针法操作。刀口线与脊柱纵轴平行刺入，深度 3～4cm，纵行切开剥离，然后将针体向上、下倾斜在上棘突的下缘和下棘突的上缘沿棘突矢状面纵行切开剥离 1～2 刀。出针刀，加拔火罐，出血 2～20ml，取罐后敷创可贴。腰椎微小移位者，行腰部斜扳手法复正。5～6 日治疗 1 次，最多治疗 2 次。针刺治疗：主穴为阿是穴（棘突间压痛点），配腰俞穴。患者俯卧，用 2.0 寸毫针，先在病变棘突间直刺一针，再在两侧旁开 1 寸处分别向正中方向斜刺一针，深约 1.5 寸，腰俞穴向上横刺 1～1.5 寸。提插捻转得气后接 G6805 治疗仪，高频连续波和疏密波交替作用。从针刀治疗后的第 2 日开始针刺治疗，1 次/日，5 次为 1 个疗程。共治 142 例，治愈 114 例；显效 22 例，有效 6 例。

李来友等[16]采用针刀综合疗法治疗单纯腰骶棘间韧带损伤。注射疗法：醋酸泼尼松龙 25mg，维生素 B_{12} 0.5mg，654-2 5mg，0.2%利多卡因 5ml，灌药后摇匀待用。注射方法：以 L_5～S_1 棘间韧带损伤为例，以拇指尖顺 L_5～S_1 棘突间垂直按压，寻到痛点后，确定病变部位的上、下棘突。肥胖者先用皮肤压痕作记号，常规消毒后，用 5 号球后注射针头沿间隙正中进针，从棘上韧带开始注药，直到黄韧带，然后退针，再在棘上、棘间韧带两侧各注药 2ml。每间隙共注药 5～8ml。出针后稍压片刻，针口外敷创可贴，一般注药 1 次，如效果不佳，间隔 5～7 日再注药 1 次，最多 3 次。散瘀止痛膏外敷：药物组成：肉桂 4g、北细辛 20g、红茴香 20g、血竭 50g、红花 30g、川草乌 30g、生军 50g、真降香 30g、樟脑 10g、冰片 10g，以上药研细，用医用黄凡士林 1000g 煮沸 10 分钟，停火后徐徐加入上药并拌匀装筒密封待用。使用方法：取膏药摊于灭菌纱布上再封上纱布压平，修剪成 5cm×5cm 方块，用同样大小塑料薄膜铺膏药之上，平放患处后再用伤湿止痛膏敷贴，如患者对橡皮膏过敏，可采用绷带缠绕腰部固定。针刀疗法：适用于病史较长、用注射疗法反复发作者。方法：按注射疗法注射后，针刀刀口与棘上韧带平行，深达棘突，先纵行剥离，后横行剥离。出针后压迫 1 分钟，针口外敷创可贴。本组病人 260 例中，治愈 239 例，显效 13 例，有效 5 例，无效 3 例，总有效率 98.8%。

参考文献：

[1] 李正祥. 小针刀治疗腰部棘间韧带慢性损伤 53 例 [J]. 天津中医药，2004，21（5）：386-386.

[2] 陈日含，陈日立. 针刀松解术治疗腰部棘间韧带损伤疗效观察 [C]. 中国天津：中华中医药学会针刀医学会 2008 年度学术会议论文集，2008：89-90.

[3] 陈日含，陈日立. 针刀松解术治疗慢性腰部棘间韧带损伤 246 例[J]. 中国针灸 2010 年针刀专刊，2010，（30）：97-98.

[4] 刘成峰，刘婷，巨馨乐. 针刀和圆利针治疗棘间韧带损伤 89 例 [J]. 陕西中医学院学报，2010，33（4）：84-85.

[5] 邢煜奎，刘军伟，潘佳佳. 腰椎棘间韧带损伤的针刀疗效观察 [J]. 按摩与康复医学，2015，6（20）：32-33.

[6] 郭涛. 针刀治疗腰椎棘间韧带损伤的临床价值分析 [J]. 光明中医，2017，32（12）：1763-1765.

[7] 王军，王英，孟敏，等. 棘上韧带棘间韧带损伤的治疗 [J]. 颈腰痛杂志，2001，1：80-81.

［8］ 苏文利,鲁秋颖. 小针刀治疗腰骶棘间韧带损伤 30 例[J]. 辽宁中医杂志,1995,22(6):280–280.

［9］ 高永,廖开瑞. 小针刀治疗腰棘间韧带损伤 38 例临床分析[J]. 山东医药,2003,43(8):31–31.

［10］ 农明善,张伟敏. 封闭联合小针刀剥离治疗腰棘间韧带损伤[J]. 中国临床康复,2005,9(2):127–127.

［11］ 张杰,耿翠燕,吴晓虎,等. 局部封闭加针刀术治疗棘上、棘间韧带损伤 136 例分析[J]. 中国误诊学杂志,2010,10(22):5433–5433.

［12］ 马向明. 针刀结合中药治疗腰棘间韧带损伤 78 例[J]. 实用中医药杂志,2004,20(7):365–365.

［13］ 梁平. 针刀配合中药外敷治疗下腰椎棘间韧带损伤 92 例[J]. 中国中医骨伤科杂志,2005,13(1):60–61.

［14］ 李忠超,魏凌波,连茂杰,等. 针刀配合火罐疗法治疗腰 5～骶 1 棘间韧带损伤临床观察[J]. 世界临床医学,2016,10(2):31–31.

［15］ 王光平,曾凡珍,董莲. 综合疗法治疗腰棘间韧带损伤[J]. 湖北中医杂志,2000,22(11).

［16］ 李来友,方鸿秋. 单纯腰骶棘间韧带损伤 260 例治疗体会[J]. 郧阳医学院学报,2003,22(4):232–233.

第六节 第三腰椎横突综合征针刀临床研究进展

1. 针刀治疗

王凯等[1]采用针刀治疗第三腰椎横突综合征。患者俯卧位,常规消毒,在第三腰椎横突尖部压痛点处,针体与皮肤垂直,刀口线与脊柱纵轴平行进针刀,当针刀到达横突骨面后,先沿横突尖四周切剥,再在横突骨背面横行剥离数下,感到针下有松动感时即出针,压迫针眼片刻,消毒敷料包扎。共治 86 例,治愈 66 例,好转 18 例,未愈 2 例,有效率为 97.67%。

孔祥生等[2]采用针刀斜刺法治疗腰三横突综合征。第三腰椎棘突旁 2～5cm 处,可触到横突尖端有明显的压痛点或大小不等的结节,标注记号作为施术进针点,碘伏术区无菌消毒,铺无菌洞巾,戴无菌手套,局部注射 0.75%利多卡因。进针刀手法:术者用右手拇指和食指拿住 3 号针刀针柄,右手中指尖扶针刀体中部控制针刀速度与深度。斜刺要领:针刀穿过皮肤及浅筋膜层后,用右手拇指和食指拿稳针刀柄,右手中指尖顶住进针点的周围皮肤以控制进针深度,针体应保持斜行方向,使针刀刺入到病变的最痛点、条索或硬结上。针刀刺入到病变条索后,局部有轻度酸胀感,轻轻摆动针体,沿着腰三横突尖部纵切,大多数患者在数秒钟后就会出现条索软化,压痛点明显消失。原则为痛点消失及硬结、条索基本软化或全部软化。共治 60 例。治疗 2 个疗程。经针刀斜刺法进行第 1 次治疗,治愈 51 例,9 例患者接受第 2 次治疗后,治愈 5 例,显效 3 例,好转 1 例,治愈率为 93.3%。

吴文飞[3]采用针刀松解术治疗第三腰椎横突综合征。病人俯卧位,在第三腰椎横突的背外侧端,约棘旁旁开 2.5～3.0cm 做一标记,戴无菌手套,以标记为中心常规消毒,铺孔巾,选用 0.5%普鲁卡因或 1%利多卡因 10ml 局麻。术者右手持针刀,自选定的标记处刺入皮下,调整刀刃与肌纤维走行方向一致后,缓慢向深部刺入,直至腰三横突骨膜。先自背正中线侧向外侧铲剥 2～3 下，再使针刀移至横突最外端，贴附横突上下切割附着于此处的筋膜 3～4 下，将针刀移至皮下，用手扪及硬结是否消失，或变小。若消失或变小即出针，否则可按上法再重复一次。疼痛严重的患者，用 1%利多卡因 2ml 加强的松龙 25mg、洁霉素 2ml，在剥离处封闭，以消炎和防止再粘连。出针后用创可贴保护刀口，卧床休息 2 天后下地行走，2 周后不愈或无明显好转可再做 2 次，一般 2 次即可。结果：30 例患者中，痊愈 21 例，好转 8 例，无效 1 例。

2. 水针刀治疗

李晓初[4]用水针刀治疗第三腰椎横突综合征。先配制松解液，用 10ml 空针抽取利多卡因 3ml，红花注射液 2ml，得保松注射液 5mg 混合后备用。患者取俯卧位，最好腹部垫一枕头，用拇指在第三腰椎横突尖端寻找阳性结节点即压痛点做好标记，常规消毒后铺无菌洞巾，戴无菌手套。根据患者体质胖瘦情况选择吴氏扁圆刃刀 1～2 号进针，刀口线方向与脊椎纵轴方向平行刺入皮肤，直达横突尖端，待有酸胀感，回抽无回血，纵行剥离 3 刀，扇行推割 3 刀，注入上述松解液 4～5ml，快速出针刀，刀口贴上创可贴。然后医者先在治疗部位揉法放松周围肌肉 5 分钟，然后用双手拇指按压在患侧横突尖端。由外向脊柱方向弹拨松解 5 次，再由脊柱方向向外弹拨 5 次，弹拨力度以患者能忍受为度。共治 30 例，痊愈 20 例，显效 5 例，好转 3 例，无效 2 例，总有效率 93%。

3. 针刀结合中药熏蒸治疗

洪康斌[5]采用针刀结合中药熏蒸治疗第三腰椎横突综合征 180 例，取得较好效果。治疗方法：患者俯卧，腹部垫枕，常规皮肤消毒，在压痛最明显处亦即横突尖部垂直进针刀，刀口线与人体纵轴平行，缓慢进针，突破浅筋膜后直达横突坚硬骨面，即可在骨面上操作，以横突尖为中心做上缘、下缘、外侧缘的弧形切开剥离，再提刀探至横突根部纵行切割几刀，必要时切断部分浅筋膜，针下有松动感出针，外贴创可贴。中药熏蒸：采用大连麦迪科技公司生产的 MD-99C 熏蒸治疗仪治疗。治疗前将药袋放入药液缸内，加水适量，启动电源，煮沸后产生含药雾化蒸气，患者仰卧治疗床上，腰部置于相应的活动开口处熏蒸，每次 30 分钟，每日 1 次，7 天为 1 个疗程。结果 180 例患者中，临床治愈 144 例，好转 30 例，无效 6 例，总有效率 96.7%。

徐玉德[6]采用针刀配合中药热敷治疗腰三横突综合征 118 例。患者取俯卧位，按压寻找压痛最明显处，一般多在骶棘肌外侧边缘，深压可触及一硬结，压痛明显，此处既是腰三横突尖部，定点做标记，常规消毒术区，铺灭菌洞巾、针刀与患者纵轴平行缓缓刺入，感觉针刀刀口与骨面接触时，横行切开 2～3cm，退出针刀，无菌敷料覆盖。若局部有活动性肌痉挛结节，可在横突尖部上下端横切 1～2 刀，以棉球压迫针孔片刻。并以院内制剂通敷合剂，经黄酒、水、醋按比例混液，熬 30 分钟后，毛巾包裹敷于腰部。每日 1 次。每次 40 分钟。共治 118 例，针刀配合中药组 59 例，治愈率 97%；纯针刀组 58 例，治愈率 91%。

4. 针刀结合封闭治疗

陈广语[7]采用针刀加局封治疗腰三横突综合征。患者俯卧位，腹部垫高枕，于患侧第三腰椎横突外侧边缘找压痛点，做好标记。常规消毒术部皮肤，铺无菌洞巾，戴无菌手套。于第三腰椎横突尖端，腰大肌外缘压痛明显处垂直进针，针尖抵达横突后，稍向外侧倾斜，使之到达横突的尖端，回吸无血后注入 2%利多卡因注射液 5ml、曲安奈德注射液 3ml 混合液，注药时患者有向同侧股外侧及膝部放射麻胀感，即提示封闭部位正确。左手拇指按压在标记点处，右手持针刀，使刀刃和人体纵轴平行，紧贴左手拇指缘，快速垂直刺入直达横突骨面，再移刀锋至横突尖端外缘，行横向剥离。然后将刀刃移到横突上下缘，行横向剥离。最后在横突尖端上缘进行纵向剥离，使横突与周围粘连之筋膜组织之间有松动感后拔出针刀。用无菌敷料压迫片刻后创可贴固定。1 次未愈者，5 天后再重复治疗 1 次。术后 1 周内让患者每天坚持做腰部轻微的屈伸旋转运动，每次 2～3 分钟。共治 160 例，治愈 144 例，好转 16 例。

唐汉武等[8]采用针刀结合局部封闭治疗第三腰椎横突综合征。封闭治疗：患者取俯卧位，腹下垫枕，使用 10ml 的注射器抽取封闭液约 5ml。在第三腰椎横突压痛最明显处标记。常规消毒皮肤，将注射器针头更换为 6 号长针头。从上述标记点快速进针，针尖指向腰三横突尖部，缓慢向深部刺入至横突尖部，然后分别在横突尖部的上下和外侧缘缓慢注射封闭液，如双侧第三腰椎横突皆有明显压痛，可每侧各注射上述封闭液 2.5ml 即可。针刀治疗：患者取俯卧位，腹下垫枕，在第三腰椎横突压痛最明显处标记，常规消毒皮肤、铺巾，医者戴无菌手套，使用"汉章"牌 3 号针刀，刀口平行骶棘肌刺入，直达横突骨面后，左手拇指捉住针体以免进针过深误入腹腔损伤重要脏器。右手操作针柄，使针刀在横突尖部及上、下和外侧缘分行纵向松解、横向剥离至手下有松动感时出针刀，局部条索应重点松解。5～7 日 1 次，3 次 1 个疗程。共治 40 例患者中，治愈 28 例，显效 10 例，有效 2 例。

5. 针刀结合吡罗昔康贴片治疗

唐茶娣等[9]采用吡罗昔康贴片联合针刀松解治疗腰三横突综合征 452 例。患者俯卧体位，腹下垫一 10～15cm 高软枕。在第三腰椎横突压痛点处及臀部软组织粘连挛缩处，常规消毒，铺巾，用生理盐水 10ml 混合 2%利多卡因 2ml 进针点局部麻醉并深入腰 3 横突尖周围麻醉，然后用 I 型 4 号 0.8mm 针刀沿竖脊肌纤维走向一致稍向内斜向进针，至腰三横突尖骨面，分别在横突尖上下缘、横突尖前面和后面，行横行铲切剥离、纵行疏通和刃剥，感觉针下松动出针。臀部软组织粘连挛缩处沿肌肉走行方向纵行切割数下出针。用干棉球压迫针眼片刻，贴创可贴。患者二天内避免针眼沾水及污染，一天后撕去创可贴，使用韩国 SK 公司生产的吡罗昔康贴片一片贴于针眼处，隔天更换，连续使用三贴。一般每 7 天治疗 1 次，2 次为 1 个疗程。452 例中 289 例患者获得随访，随访时间 6 个月。随访结果：显效 267 例，好转 20 例，无效 2 例，总有效率达 99.3%。

6. 针刀综合疗法

何云清等[10]CT 介入靶位胶原酶注射配合针刀治疗腰椎间盘突出症。CT 介入胶原溶盘注射治疗：术前行血常规、凝血三项及心电图常规检查，在腰椎 CT 片确认椎间盘突出位置后用靶针穿刺并注射 0.5～1ml 空气，再每点注入利多卡因 60mg，观察 1～20 分钟。缓慢注入胶原酶 600～1200U，注射时间 20～30 秒，拔出靶针，针孔敷创可贴，嘱病入俯卧 6～8 小时后改平卧，术后严格观察生命体征并应用抗生素 3 日。针刀治疗：胶原酶溶盘术后 1 周行针刀治疗，让患者俯卧治疗床上，选患椎棘突间、横突、关节突处及沿坐骨神经通路寻找疼痛点作为治疗点，一般选 3～6 个点，做好标记。常规消毒，戴无菌手套，利多卡因局麻。松解棘突间时，刀口线与脊柱纵轴平行刺入，深达棘间韧带；关节突施术时，进针点在棘突最高点旁开 1.5cm 处，以松解关节囊为主，然后上提松解骶棘肌；横突施术时，进针点在脊柱中线旁开 4.5～5.5cm 处，在横突尖部作弧形铲剥。另外在梨状肌，臀中肌，臀上皮神经点，坐骨结节等处寻找阳性点，行常规针刀松解，术后敷创可贴，每周 1 次。一般 3～5 次为 1 个疗程，治疗 1～2 个疗程。共治 264 例，183 例治愈，72 例好转，5 例有效，4 例无效，有效率 98.48%。

孙文山[11]采用针刀火罐配合中药治疗第三腰椎横突综合征。患者取俯卧位，腹下垫枕，于第三腰椎横突末端压痛明显处，消毒铺洞巾，局麻后取汉章牌 3 号针刀，刀刃与骶棘肌平行，垂直于皮肤刺入直达腰三横突骨面，在横突末端铲切 2～3 下，再横向剥离松解 2～3 次，至手下有松动感后出针。然后于针孔处拔火罐 3～5 分钟，拔出少许瘀血，起罐后针孔用创可贴覆盖以预防感染。每周治疗 1 次，连续治疗 2 周。口服地龙散，水煎服，日 1 剂，早晚分服，连续服用 2 周。共治 200 例患者，治愈 132 例，显效 53 例，有效 15 例。

王鸿明等[12]采用针刀加松筋法治疗第三腰椎横突综合征 142 例。患者俯卧位，腹部垫枕，使腰部处于前屈位。平腰 2～3 棘突间隙，旁开约 3～4 横指，即在骶棘肌外侧缘，重按时压痛明显，或可触及一硬结，即为腰 3 横突尖部，并做好定点标记。局部常规碘伏消毒，铺无菌孔巾。用 0.5%利多卡因注射液 5ml 属非浸润麻醉。针刀刀口线与人体纵轴线平行刺入，直达骨面，探至横突尖端，紧贴骨面纵行切割腹横筋膜 3～5 刀，横突尖端上下缘横行铲剥 2～3 刀，操作时刀口线要紧贴骨端，随骨端的弧度转动，出针。选用朱氏松筋针沿针刀刀口进针，在横突尖端彻底松解，直到横突尖端部软组织完全松动为止，完毕出针。针刀及松筋治疗每周 1 次，一般不超过 2 次。经治疗的 142 例中，治愈 121 例，显效 12 例，有效 9 例。

参考文献：

[1] 王凯，赵明宇. 小针刀治疗第三腰椎横突综合征 86 例 [J]. 河南中医，2012，32（5）：625.

[2] 孔祥生，宋寒冰，姜益常. 针刀斜刺法治疗腰三横突综合征临床观察 [J]. 针灸临床杂志，2012，28（1）：36-37.

[3] 吴文飞. 针刀松解术治疗第三腰椎横突综合征疗效观察 [J]. 求医问药，2012，10（8）：83.

[4] 李晓初. 水针刀治疗第三腰椎横突综合征的临床观察 [J]. 辽宁中医杂志，2009，36（7）：1211.

[5] 洪康斌. 针刀结合中药熏蒸治疗第三腰椎横突综合征 180 例 [J]. 江苏中医药，2011，43（7）：72.

[6] 徐玉德. 小针刀配合中药热敷治疗腰 3 横突综合征临床观察 [J]. 甘肃医药，2012，31（3）：215-216.

[7] 陈广语. 小针刀加局封治疗腰三横突综合征 160 例 [J]. 长春中医药大学学报，2010，26（5）：732-733.

[8] 唐汉武，黄承军，徐敏，等. 针刀结合局部封闭治疗第三腰椎横突综合征的病例对照研究 [J]. 颈腰痛杂志，2011，32（6）：477-478.

[9] 唐茶娣，姒学东. 吡罗昔康贴片联合小针刀松解治疗腰三横突综合征 452 例报告 [J]. 中国疼痛医学杂志，2012，18（3）：192.

[10] 何云清，徐静，朱宏. CT 介入靶位胶原酶注射配合小针刀治疗腰椎间盘突出症临床观察 [J]. 中医药临床杂志，2010，22（2）：160-162.

[11] 孙文山. 针刀火罐配合中药治疗第三腰椎横突综合征 [J]. 中国中医骨伤科杂志，2015，23（3）：59-60.

[12] 王鸿明，王振业，李晓丽，等. 针刀加松筋法治疗第三腰椎横突综合征 142 例 [J]. 陕西中医学院学报，2013，36（6）：91-92.

第七节　竖脊肌下段损伤针刀临床研究进展

1. 针刀治疗

林木南等[1]采用针刀治疗骶棘肌下段损伤。让患者俯卧治疗床上，肌肉放松，在压痛点或病灶处，用紫药水定好点，常规消毒。①在骶、髂部压痛点处进刀，刀口线与骶棘肌纵轴平行，深度达骨面，先纵行剥离，再横行剥离。出针。②在腰椎有压痛的横突尖部处进针刀，刀口线和骶棘肌纤维纵轴平行，深度达横突尖部骨面，先纵行剥离 1～2下，再横行剥离，刀锋达横突顶端，沿横突顶端骨面下剥，将肌肉和筋膜从横突尖部骨平面和横突顶端骨面上转剥下来。如果在横突尖部骨平面上有韧性结节，将其纵行切开。出针。③在棘突下缘有痛点处，沿棘突顶端骨面下缘进针刀，深度达棘突顶端平面下约0.5cm，先纵行剥离 1～2 下，再将针体沿脊柱纵轴倾针，使和下段脊柱纵轴呈 30°角，在棘突下骨面上先纵行剥离，再横行剥离。出针。针刀术后立即用创可贴盖好针刀切口，再进行外手法，即侧卧斜扳法，侧卧后拉法，捏、拿、揉、按、推腰肌等，以进一步松解针刀未达到部位或未充分松解的粘连，一般 1 次治疗即告痊愈。如 1 次仍未治愈，尚存余痛，在 5 日后再作 1 次，最多不超过 3 次。共治 30 例患者，治愈 9 例，显效 15 例，好转 5 例，无效 1 例。

2. 针刀结合手法治疗

张洪安等[2]采用针刀配合手法治疗骶棘肌下段损伤。针刀治疗方法：①患者姿势：患者俯卧位，腰和脚踝下垫枕。②治疗点：位于腰部激痛点处，L_1～L_5 关节突和棘突的疼痛点。③针刃方向：与腰骶棘肌纤维方向一致。④运针法：纵行针切、横行针切；伴有局部抽搐反应为针切在激痛点结节，疗效较好。⑤辅助治疗：针毕，沿腰骶棘肌纤维方向弹拨。手法治疗：①患者取俯卧位，先在患者腰骶段两侧用擦法、一指禅推法、拇指腹揉法放松腰骶部肌肉 10～15 分钟，然后在痉挛的肌肉或条索状结节处做弹拨手法 20～30 次。②行腰椎内侧推式矫正手法（以 L_3～L_4 的腰椎关节，且其患侧在右为例），步骤：病人左侧在下侧，躺在床上，面向医师，右腿弯曲，将右脚放在左膝腘上；医师站在床旁，面向病人。右手触摸 L_3～L_4 的棘间韧带，左手抬起病人的上腿向头部方向弯曲。当紧张的肌肉到达右手的手指时，即将病人的腿放到床外，表明由下向上已锁定 L_3～L_4 椎体；换左手触摸 L_2～L_3 的棘间韧带，医师的右手握病人的左臂上拉，使产生旋转，直感到有紧张的肌肉到达左手的手指时即停止旋转表明由上向下已锁定 L_3～L_4 椎体；医师的左手豆状骨压在 L_4 椎体的横突上，右手稍微向后再推一推病人的右上肩，到达极限即固定其位置不动；嘱病人做 3 次深呼吸后，医师以左手（前臂与床平行，与椎体成垂直）突然发力，听到"咔嚓"声，表明矫正成功。共治 134 例患者，痊愈 98例，有效 29 例，无效 7 例，总有效率 94.7%。

参考文献：

[1] 林木南，刘建华，林松庆，等.针刀治疗骶棘肌下段损伤30例疗效观察 [J].福建中医药，1999，30（2）：13-14.

[2] 张洪安，王明杰，周学龙，等.针刀配合手法治疗骶棘肌下段损伤134例临床报告 [J].大众科技，2014，16（177）：99-100.

第八节 髂腰韧带损伤针刀临床研究进展

1. 针刀治疗

薛军等[1]采用针刀治疗髂腰韧带损伤。①定位：A型如痛点偏于 L_4、L_5 横突一侧，以 L_4、L_5 横突为依据，以横突末端的骨平面为进针点。B型如痛点偏于髂嵴这一侧，以靠近痛点的髂骨边缘为进针点。②方法：患者取俯卧位，充分暴露腰髂部，施术区域皮肤常规消毒后，铺无菌洞巾，选用付氏2号针刀。A型进针时使刀口线和骶棘肌平行，针体和背平面垂直刺入，当刀锋到达横突骨平面后，将刀口线转动90°以上，与横突的纵轴平行，将刀锋划到横突顶端，并使针体沿横突纵轴线向外侧倾斜，使针体与腰外侧平面成30°角，先纵行剥离再横行剥离，将刀口线转90°，做切开剥离一二刀出针，覆盖无菌纱布后，一手固定患侧髂嵴处，令患者向健侧过度侧屈3次即可。B型进针时使刀口线与进针点和第五腰椎横突的连线平行，使针体和进针部的皮肤平面垂直刺入，深达骨面后，使刀锋划至髂嵴边缘的内唇。然后使针体沿刀口线方向向第五腰椎横突方向倾斜，使针体与内侧皮肤成15°角，令刀锋紧扣髂嵴边缘的内唇骨面，先纵行剥离，再横行剥离，然后将刀口线转动90°，作切开剥离2～3刀出针。覆盖无菌纱布后，一手固定患侧髂嵴处，令患者向健侧过度侧屈2～3次即可。结果：治愈为腰痛消失，腰部活动自如，腰部屈伸、侧屈、旋转活动无障碍，计78例，占97.5%；好转为腰部疼痛消失，侧屈稍有疼痛，计2例，占2.5%。有效率100.0%。全部患者均经1次治疗，随访2年未见复发。

闫振界等[2]采用针刀治疗髂腰韧带损伤。患者取俯卧位，放松腰部肌肉，体表定位 L_4～L_5 横突与髂嵴之间找准压痛点并标记。局部皮肤常规消毒，铺无菌洞巾。首先术者持针刀于定点处棘突中点旁开3cm定位，刀口线与脊柱纵轴平行，针体和腰部平面垂直，刀锋进入皮肤、皮下组织，直达横突骨面，针刀体向外移动，当有落空感时即达横突尖，此时用提插刀法切割横突间粘连、瘢痕3刀，深度约0.5cm以松解髂腰肌韧带起点、竖脊肌、腰方肌及胸腰筋膜。再松解髂腰肌韧带止点，在髂后上棘定位，刀口线与脊柱纵轴平行，达髂后上棘骨面后，贴髂骨骨板进针2cm，用提插刀法切割髂腰韧带粘连、瘢痕3刀，深度约0.5cm。术毕，拔出针刀，局部压迫止血3分钟，盖上无菌纱布。嘱患者仰卧，术者将双下肢膝关节和髋关节尽力向腹部及对侧屈曲5～8次，使尚未分离松解的粘连处进一步分离，放松痉挛紧张的软组织，5日进行1次，一般进行3次即可。共治120例，全部显效，其中恢复正常101例，疼痛明显减轻、劳动后仍感酸胀不适19例，有效率为100%，1年后回访复发1例。

2. 针刀结合封闭治疗

吴仕杰等[3]采用药物封闭加针刀剥离治疗骼腰韧带损伤。以 $L_4 \sim L_5$ 横突为依据，在 L_4 或 L_5 横突压痛点处做一标记，常规消毒，取强的松龙 25mg、利多卡因 100mg、生理盐水 4ml 混悬液于标记处垂直进针至横突尖部有骨质感后注药 2ml，再将针头稍退于横突上、下及外侧各注药 2～3ml。稍后取 I 型针刀于穿刺处以刀口线和骶棘肌平行，针体和背平面垂直刺入，当刀锋达横突骨平面后，将刀口线转动 90°左右与横突纵轴平行，将刀锋滑到横突的顶端，使针体沿横突纵轴线向外侧倾斜，针体与腰外侧平面呈 30°角，先纵行剥离，再横行剥离。然后将刀口线转 90°做切开剥离 1～2 刀出针，用创可贴覆盖后，一手固定患侧骼嵴处，令患者向健侧过度侧屈 2～3 次即可。一般 1 次即愈，不愈者 1 周后再做 1 次，一般不超过 3 次。共治 42 例患者，痊愈 32 例（76.2%），好转例（19.0%），无效 2 例（4.8%），总有效率 95.2%。

3. 针刀结合手法治疗

万金来等[4]采用针刀配合叶氏正骨手法治疗骼腰韧带损伤。对于叶氏正骨手法不加赘述，针刀疗法：选择明显压痛点，多在 L_4、L_5 棘间，患侧骼后上棘、骼嵴中点及其下方等处。压痛点常规消毒后，术者一手拇、食指捏住针柄，另手拇、食指用无菌干棉球捏住针体，针尖对准压痛点中心，双手骤然向下用力，使针刀快速穿过皮肤，至深筋膜层后，行多点式松解。完成松解后，用持针的棉球压住进针点，快速出针，持续按压进针点 5 分钟，用无菌敷料敷盖穿刺点，24 小时内保持敷料干燥、清洁即可。患者第 1 次先接受叶氏正骨手法治疗，再行针刀疗法治疗 1 次。第 2 次、第 3 次只接受叶氏正骨手法治疗。治疗每日 1 次，3 次为一疗程，治疗 1 个疗程后观察疗效。第 1 次治疗后嘱患者必须卧床休息，次日起床时须戴腰围并坚持使用 1 周，同时加强腰肌锻炼。共治 416 例患者，治愈 341 例，显效 69 例，好转 6 例，总有效率 100%。

4. 针刀结合埋线治疗

高军大等[5]采用针刀松解配合埋线治疗骼腰韧带损伤。患者取俯卧位，腹下垫一薄枕。①压痛点在 $L_4 \sim L_5$ 横突处明显者刀口线与人体纵轴平行，针体垂直于皮肤刺入，缓慢进针探至横突骨面。若为第 4 腰椎横突，针刀在其下缘探寻至最敏感的酸胀部位，手下有较硬韧的阻力感时，纵行疏通剥离，横行拨动；若刺至 L_5 横突骨面，向横突尖部探寻，然后将刀口线旋转，使之与 L_5 横突尖和骼嵴最短距离的连线方向一致，纵行疏通剥离；若骼腰之间软组织变性明显，可将刀口线方向调 90°，纵切几刀。②压痛点在骼嵴内唇，刀口线与横突尖和骼骨压痛处的连线一致，针体约与皮肤呈 30°，针尖刺向骼骨压痛处，针刃达骼嵴内唇骨面，纵行疏通剥离，横行摆动几下出针。若骼嵴较健侧高，针刀操作阻力较大时，可再将刀口线方向旋转 90°，即与骼腰韧带的纤维方向垂直，纵切几刀，针下有轻松感后出针。医用羊肠线埋线治疗。在上述针刀治疗完成后，随即在治疗点，将置有 1.5cm 长的 0～3 号医用无菌羊肠线的 16 号硬脊膜穿刺针，进入针刀治疗时酸胀最明显处，再推针芯将羊肠线注入，缓慢退出针尖，按压针孔，检查羊肠线断端无外露，无出血，用医用术后贴敷贴针孔。2 周治疗 1 次，1 次为 1 个疗程，1 个疗程后统计疗效。共治 50 例患者，痊愈 35 例，显效 10 例，好转 2 例，无效 3 例，总显效率 90.00%，总好转率 94.00%。

5. 针刀结合火罐治疗

孙勇等[6]采用针刀配合拔火罐治疗骼腰韧带损伤。患者取俯卧位。首先选取阿是穴

即患侧 L_4、L_5 横突压痛处及髂嵴内后缘压痛处。常规消毒皮肤，于上述穴位处分别注 0.75%利多卡因 3ml 局部浸润麻醉。然后分别于注射处进针刀，针刀刺至筋膜并行网眼状切开减压。最后以针眼为中心拔火罐，留罐 10 分钟。术后消毒针眼，用无菌贴贴敷 3 日；佩戴腰围 4 周。每周治疗 1 次，2 次为 1 个疗程，共治疗 1 个疗程。本组患者均获得随访，随访时间 1～12 个月，中位数 5 个月。均无针眼感染等并发症发生。42 例患者，治愈 32 例，显效 7 例，好转 3 例。

6. 针刀综合疗法

李安等[7]采用软组织微创术治疗髂腰韧带损伤。准备：患者俯卧位，腹下垫一薄枕，使患者腰骶部变平。选点：双髂嵴连线通过第四腰椎棘突或第四、五腰椎间隙，距棘突连线 4cm 左右做一垂线，两线交点大致为腰 4 横突外缘。操作：刀口线与人体纵轴平行，针体垂直于皮肤从选点刺入，缓慢进针探至腰 4 横突骨面，慢慢向外移动至横突尖部，对横突尖部和下缘做切开剥离；然后将刀尖移至腰 5 横突尖，与腰 4 尖操作相同。再稍稍提起刀尖，刀尖斜向股骨头方向，慢慢推进针刀，直至斜下方髂骨嵴内侧骨面，寻找高应力纤维后进行松解，针下有轻松感后出针。真空拔罐吸出局部瘀血，纱布包扎，次日行局部热敷。注意事项：①在横突及髂腰韧带处进行切开、剥离等操作必须细心，刀锋始终以横突和髂骨边缘骨面为依据进行操作，不可向深部盲目操作，以免损伤主要血管、神经。②即使双侧腰部病变，亦应先治疗一侧，待一侧恢复后再行另一侧治疗，治疗期间应注意休息，治愈后一段时间内，要避免腰部负重及剧烈活动。

参考文献：

［1］ 薛军，于清华. 小针刀治疗髂腰韧带损伤 8 例［J］. 中国针灸，2003，23（3）：168–168.

［2］ 闫振界，王换新，闫启明. 小针刀治疗髂腰韧带损伤 120 例［J］. 中国中西医结合急救杂志，2017，24（1）：31–31.

［3］ 吴仕杰. 药物封闭加小针刀剥离治疗髂腰韧带损伤 42 例［J］. 实用中医药杂志，2003，19（5）：247–247.

［4］ 吴文彬. 针刀配合叶氏正骨手法治疗髂腰韧带损伤［C］. 中华中医药学会针刀医学分会 2008 年度学术会议论文集，2008：212–214.

［5］ 高军大，许创贵，刘桂英. 针刀松解配合埋线治疗髂腰韧带损伤 50 例疗效观察［C］. 全国第九次针刀医学学术年会论文集，2010：122–123.

［6］ 孙勇，唐开军. 针刀配合拔火罐治疗髂腰韧带损伤［J］. 中医正骨，2012，24（10）：42–43.

［7］ 李安，梁咏珊，章瑛. 软组织微创术治疗髂腰韧带损伤的临床体会［C］. 中华中医药学会针刀医学分会 2013 年度学术年会论文集，2013：138–139.

第九节　冈下肌损伤针刀临床研究进展

1. 针刀治疗

戴朝富[1]采用针刀治疗冈下肌损伤。患者取俯伏位或俯卧位，医者先仔细按压，一般在冈下窝天宗穴附近可寻找到压痛点和条索状物。先定好位置，常规消毒后，铺上消毒洞巾，在痛点注入由确炎舒松-A、利多卡因、生理盐水、维生素 B_{12} 混合液 5~10ml。针刀刀口线与冈下肌循行方向一致平行刺入，如碰到硬性筋束，先横行切开 1~2 刀，调转刀口线，纵行切开 1~2 刀，继续深入，待碰到肩胛骨面，先纵行疏通，然后横行剥离，手下感觉粘连松解，即可出针。针孔处覆盖创可贴 3 天。然后在冈下肌止点肱骨大结节处，即肩部后上方仔细寻找压痛点，针刀刀口线与冈下肌纤维走向平行刺入，针体与上臂约呈 135°，先纵行剥离 1~2 刀，后横行剥离 1~2 刀，出针。共治 115 例，痊愈 87 例，显效 28 例。

2. 针刀结合拔罐治疗

彭祥建[2]等运用针刀加拔罐治疗冈下肌损伤 23 例，取得了满意疗效。治疗方法：患者取坐位，弯腰，两肘撑在双膝上。在肩背部特别是冈下窝仔细寻找最明显的压痛点或条索状物 2~3 个作为进针点，用龙胆紫药水标志。局部常规消毒后，按无菌技术要求操作。自治疗点刺入皮肤，刀口线与冈下肌肌纤维平行，深度达骨面。先纵行剥离 2~3 刀，再横行剥离 2~3 刀后出针。出针后拔罐 30 分钟，起罐后用消毒棉签擦干血迹，敷以创可贴。每周治疗 1 次，3 次为 1 个疗程。23 例患者，均在 1 个疗程后评定疗效，治愈 20 例，显效 3 例，有效率 100%。

3. 针刀结合手法治疗

许振南等[3]采用针刀松解术配合手法治疗冈下肌损伤。患者取健侧卧位，术者用拇指按压找准患者冈下肌明显压痛点，用龙胆紫作标记，常规消毒铺巾。压痛点位于冈下窝、肱骨大结节的冈下肌止点，在冈下窝取 2~3 个进针刀点、在肩部后上方取 2 个进针刀点，刀口线与冈下肌肌纤维平行，针体垂直于皮肤刺入，深度直达骨面，先纵行剥离，后横行剥离，待刀口下无阻力感后出针。每隔 7 日治疗 1 次，3 次为 1 个疗程。手法治疗：以右侧冈下肌损伤为例。行针刀松解术后，患者改为端坐位，术者立于患者右侧。术者右手握住患者右手腕向健侧偏下方用力牵拉，左手用力按压患侧冈下肌，如此操作 2~3 次。每隔 7 日治疗 1 次，3 次为 1 个疗程。随访时间 8~17 个月，本组 63 例患者，治愈 59 例，好转 4 例。

梁恒晔[4]采用针刀配合整脊手法治疗冈下肌损伤 71 例。针刀治疗：冈下窝松解，患者取端坐位，对于冈下窝、肱骨大结节有压痛者，分别在冈下窝、肱骨大结节处痛点定点，针刀体与皮肤垂直，按针刀四步进针规程进针刀，刀口线与冈下肌肌纤维平行刺入，针刀直达骨面，先纵疏横剥至手下有松动感，然后针刀退至肌肉层，再行横向推针 2~3 刀，最后调转刀口线 90°，在痛性条索状物上推铲 2~3 刀，范围不超过 1cm。定点后进针前，进针点周围皮肤要严格消毒，无菌操作，出针刀后，创可贴贴敷针眼。整脊手法：以右侧偏歪为例，医者用左手拇指抵住偏歪颈椎棘突右侧，其余四指自然扶患者颈部左侧，医者右手虎口对患者下颌，张开手托住患者头部，嘱患者低头、转颈，将接近极限时，感觉力已经传递至患椎，右手腕部用巧力轻轻一抖，常可闻及小关节复位声并可感觉椎体活动感，同样方法，右手拇指抵住患椎棘突右侧，左手复位，直至完全复位。上述方法治疗，每周 1 次，3 次为 1 个疗程，1 个疗程后评定疗效。所有病例治疗后 3 个月随访，痊愈 64 例，好转 7 例，治愈率 90.14%，总有效率 100%。

4. 针刀综合疗法

刘青峰[5]运用针刀、手法、药物综合治疗冈下肌损伤，取得较满意疗效。治疗方法：

定好治疗点后，术野常规消毒，铺巾。痛点在冈下窝的，找 2～3 个进针刀点，刀口线与冈下肌纤维走向平行，深度达骨面，针体和肩胛骨平面呈 90°，先纵行剥离，后横行剥离，若粘连严重，适当做切开剥离，粘连广泛的，则做通透剥离。痛点在冈下肌止点肱骨大结节处，在肩部后上方寻找压痛点，取 2 个进针点，两点沿肌纤维走向纵行排列，两点距离不超过 1cm 左右，一点在肌腱上，一点在冈下肌腱下滑囊，刀口线和冈下肌纤维走向平行刺入，针体与上臂呈 135°。上点先纵行剥离，后横行剥离，下点做切开剥离。如果纯属肌腱损伤，腱下囊未损伤，压痛点局限，下点就不必取。出针后压迫针孔片刻，用创可贴保护创口。术后休息 1 周，术部 5 天内避免沾水，保持干燥，术部 5 天内每日更换创可贴 1 次。手法治疗：在行针刀治疗术后，随即进行患侧上肢上举、内旋、外展、后伸、旋转、对肩等手法治疗数分钟，以使粘连的软组织彻底分离，以助康复。药物治疗：选用消炎镇痛的西药，如芬必得、美洛昔康片、布洛芬片。舒筋活血的中成药，如伤痛跌打片、跌打丸、龙血竭胶囊等后续治疗 2～3 周。共治 62 例，1 次治愈 19 例，2 次治愈 35 例，3 次治愈 8 例。

参考文献：

[1] 戴朝富. 针刀治疗冈下肌损伤 115 例 [J]. 针灸临床杂志，2006，22（5）：29–30.

[2] 彭祥建，赵友义. 小针刀加拔罐治疗冈下肌损伤 23 例 [J]. 中国民间疗法，2006，14（8）：57–58.

[3] 许振南，吉云萍. 小针刀松解术配合手法治疗冈下肌损伤 [J]. 中医正骨，2014，26（7）：32–33.

[4] 梁恒晖. 针刀配合整脊手法治疗冈下肌损伤 71 例报告 [J]. 中国中医骨伤科杂志，2011，19（9）：66–67.

[5] 刘青峰. 针刀、手法、药物综合治疗冈下肌损伤 62 例 [J]. 中医临床研究，2011，3（4）：54.

第十节　肱二头肌长头肌腱炎针刀临床研究进展

1. 针刀治疗

孙洪望[1]等运用针刀治疗肱二头肌长头腱鞘炎。治疗方法：经腱鞘注射消炎镇痛液，配方：2%利多卡因 5ml+维生素 B_{12}500μg+得宝松 1ml+生理盐水 3ml=10ml，7 天后重复 1 次，2 次治疗不能治愈者改为针刀术。患者取坐位，肩关节外展，肘关节屈曲旋后，按压结节间沟痛点，定点定向 1%利多卡因局麻，4 号针刀在阻滞点进入，刀口线与肌腱走向平行，提插纵行切割腱鞘，当穿过腱鞘时有落空感，肩关节旋内旋外活动，感觉肌腱阻挡感消失或明显减弱再横行挑拨推动肌腱，手下有松动感后出刀，压迫止血。前臂胸前悬吊制动 24 小时。1 周后复诊，与术前对比。共治 6 例，术后 1 周，优 56 例，良 3 例，无效 1 例。

2. 针刀结合手法治疗

俞茂华等[2]采用针刀治疗肱二头肌长头肌腱炎。患者仰卧，肩关节外展 15°～30°，置于身侧。针刀操作：取肩外侧入路，刀口线与肱二头肌长头腱平行，针体与该平面垂直。刺入结节间沟后先行纵行点切法，再将针体向肩峰方向倾斜 45°左右，刀口线向内下方推切 3～4 次。如有韧性结节，可深达骨面，先纵行剥离再横行针推。所有患者均不用局麻，单纯用针刀治疗。一般治疗 1 次，必要时 1 周后再治疗 1 次。共治 40 例患者，显效 23 例，有效 14 例，无效 3 例，总有效率 92.5%。

参考文献：

[1] 孙洪望，孙伟. 针刀治疗肱二头肌长头腱鞘炎 60 例临床观察 [J]. 颈腰痛杂志，2009，30（1）：88.

[2] 俞茂华，汪芳俊，叶扬，等. 针刀治疗肱二头肌长头肌腱炎的临床观察 [J]. 浙江中医杂志，2014，19（11）：836–837.

第十一节　肱骨外上髁炎针刀临床研究进展

1. 针刀治疗

刘忠毅[1]采用针刀治疗肱骨外上髁炎。患者坐位，患肢屈肘 90° 放于治疗床上，找肱骨外上髁最痛点作为针刀进针点。消毒后进针，刀口线与腕背伸肌纤维方向一致，针体垂直于皮肤，针口刺达骨面，纵行疏通剥离。有软组织变性纤维化硬节者，可稍提针刀，依损伤范围大小散切几刀，将腱膜和深筋膜切开。每周 1 次，共 2 次。共治 32 例患者，优 20 例，良 6 例，可 4 例，差 2 例，总有效率 93.8%。

2. 针刀结合手法治疗

王丽萍[2]采用针刀联合手法治疗网球肘。治疗方法：针刀治疗：取坐位，将患肘关节屈曲 90° 平放于治疗台上，在肱骨外上髁或其附近找到敏感压痛点或结节样改变处，用甲紫溶液标记。常规皮肤消毒，铺无菌洞巾，与伸腕肌纤维走向平行进针至肱骨外上髁顶点，先纵疏横剥 2 或 3 刀，然后沿肱骨外上髁前紧贴骨面铲剥 2 或 3 刀，范围不超过 1cm；再提针刀至皮下，顺前臂肌纤维方向提插疏通伸腕肌、伸指总机、旋后肌肌腱之间粘连后出刀；7 日后未治愈者可重复治疗 1 次，一般不超过 3 次。手法治疗：取坐位，术者一手持患肢腕部使前臂呈旋后位，另一手用屈曲的拇指端压于肱骨外上髁前方，其余 4 指置于肘关节内侧，逐渐屈曲患肘关节至最大限度，再用拇指用力按压肱骨外上髁前方；然后伸直肘关节，同时将拇指推至患肢桡骨头前面，并沿桡骨头前外缘向后弹拨腕伸肌起点，此时患者可有桡侧 3 指麻木感减轻感。每日治疗 1 次，7 次为 1 个疗程。共治 78 例，治愈 68 例，占 87.2%；有效 10 例，占 12.8%。总有效率 100%。

张云涛等[3]采用针刀联合循经点按手法治疗颈源性网球肘。针刀治疗组：针刀治疗（均用汉章Ⅰ型针刀）：颈部针刀治疗：患者取俯卧低头位，上胸部垫枕，在颈 5～7 棘突、横突的压痛点处或颈肩部有明显筋条或筋结处定位。皮肤常规消毒、铺巾、局麻后进针刀。在颈 5～7 棘突点行针刀时，刀头朝足方向、刀体朝头侧倾斜 60°，刀口线与人体纵轴平行，刺入后直达棘突顶点，纵疏横剥 2～3 刀，以松解项韧带；然后保持针刀在棘突骨面，略提起约 3mm，针刀向患侧棘突旁刺入深达骨面，提插切开 2～3 刀，以松解颈半棘肌、头半棘肌、头夹肌。在颈椎横突后结节点行针刀时，必须先测量等比例的颈椎正位 X 线片棘突到横突后结节的距离，定位病变颈椎棘突，再按测量的距离旁开，结合压痛点准确定位，刀口线与人体纵轴平行，刺入后直达横突后结节骨面，沿骨面向外横铲时有落空感，手法应缓慢匀速，行 2～3 刀，以松解中、后斜角肌。在颈肩部有明显筋条或筋结处行针刀，按照四步进针规程刺入后，顺筋条走行纵疏横剥 2～3 刀，再调转刀口 90° 提插切开 1～3 刀。操作范围均不超过 0.5cm，要注意深度，避免造成气胸，并注意避开重要血管和神经。肘部针刀治疗：患者取坐位，将肘关节屈曲 90° 平放于治疗台上，用记号笔在肱骨外上髁压痛明显处定位，皮肤常规消毒、铺巾、局麻后进针刀，刀口线和伸腕肌纤维走向平行，按照针刀四步进针规程刺入肱骨外上髁皮下，使针刀体和骨面垂直，达肱骨外上髁顶点，先纵疏横剥 2～3 刀，然后调转刀口 90°，同时使针刀身与肱骨外髁骨面成 45°，铲剥 2～3 刀，范围不超过 0.5cm，剥开骨突周围粘连的软组织。压迫止血 2～3 分钟，再用创可贴外贴。一般治疗 1 次即可，未愈者 5～7 日后再行第 2 次治疗，一般不超过 3 次。循经点按手法治疗：针刀治疗前，患者取坐位，医者立于患者背侧，先用㨰法、揉法、捏拿法放松颈项部肌肉，再用手掌在患肘桡侧推摩 5～10 分钟，手法均要缓慢、柔和。针刀治疗后再循经点按患侧穴位由上至下：风池、颈夹脊、缺盆、肩井、天宗、肩髃、臂臑、肘髎、曲池、尺泽、手三里、合谷等穴。点穴时要求力量渗透、持久，每个穴点按 30 秒～1 分钟，可反复点按 2～3 遍，使颈项部、肩胛部、肘部、前臂、手掌有酸胀、热麻感为宜。再使用坐位颈椎拔伸法 2～5 分钟，最后用拇指或多指反复从前臂伸肌起点按揉弹拨至手腕数遍，时间 4～6 分钟。阻滞对照组：局部皮肤常规消毒，选用 5ml 注射器抽取阻滞液（2%利多卡因注射液 5ml，曲安奈德注射液 10mg），选 C_5～T_1 棘旁或横突处压痛点、肱骨外上髁压痛明显处注入。回抽无回血后缓慢推注，每处注射 1～2ml。每 5～7 日注射 1 次，一般不超过 3 次。结果：2 组患者的临床疗效比较：治疗组的总有效率为 94.9%，高于对照组的 61.5%，差异具有统计学意义，P<0.05。

3. 针刀结合封闭治疗

袁芬[4]采用局部封闭加针刀治疗肱骨外上髁炎。先痛点封闭注射，曲安奈德 20mg，0.5%布比卡因 2ml，维生素 B_{12} 500μg 加 0.9%氯化钠注射液稀释至 6ml 痛点注射。再进行针刀治疗。采用朱汉章 4 号针刀，使针刀在肱骨外上髁处顺伸腕肌纤维走向垂直进针，先用纵向疏通剥离法，再用切开剥离法，并横向剥离，最后疏通伸腕肌、伸指肌总腱，有松动感即出针。共治 44 例患者，痊愈 30 例，显效 12 例，无效 2 例，总有效率为 94%。

任黎栋等[5]采用局部药物注射结合针刀治疗肱骨外上髁炎。患者坐位或仰卧位，患肘半屈曲位置，在治疗台上于患肘肱骨外上髁部找到压痛点并作标记，局部常规 PVP 消毒术区，铺无菌巾。用曲安奈德 20mg 注射液 2ml+2%利多卡因注射液 4ml+0.9%氯化钠注射液 4ml，配成溶液 10ml，置于 10ml 注射器，由标记点垂直进针直达骨膜，针刺至有骨质感后回抽，注药约 2ml，后将针头稍后退 3～4cm，将针尖到达伸肌腱部，缓慢注药 4ml 再将针稍退，向四周肌肉作扇形浸润注射。出针后用针刀由出针点刺入，针身与皮肤呈 90°，刀口线与伸肌纤维平行。当针刀接触骨面或病灶区域时，患者有明显酸胀感，此时，先纵行切割数刀再横向剥离 3～5 次，将针身与骨面呈 45°，用横行铲拔法，刀口紧贴骨面剥离开骨突周围粘连软组织。最后疏通伸腕肌，伸指肌总腱及旋后肌腱，有松动感后即可拔刀，局部压迫 3～5 分钟，无菌敷料包扎 1～3 日。每周 1 次，3 周为 1 个疗程。共治疗 3 个疗程。

任艳君[6]采用局部注射配合针刀治疗复发性肱骨外上髁炎。患者取坐位，屈肘成90°，在肘外侧肱骨外上髁部压痛点（阿是穴）做标记并常规消毒后，垂直刺入阿是穴，回抽无血时注入混合液（醋酸确炎舒松A注射液 5～10mg，加 1%利多卡因 3ml，维生素 B$_{12}$0.5mg）0.5ml，再向四周上下左右分别注入混合液 0.5ml。注射完毕，术者左手拇指紧压肱骨外上髁部，右手以针刀紧贴拇指边缘，顺肌肉走向平行刺入，针身与皮肤成90°，当针刀接触骨面或病灶区域时，患者有酸胀感，不能有麻木感或触电感（麻木感或触电感说明触及神经，定位不准）。此时先纵行切割数刀，然后再横向剥离几下，后疏通伸腕肌、伸指总肌、旋后肌腱，出针，压迫针孔片刻，同时取患侧天宗穴及周围明显压痛处或结节处，常规消毒后针刀垂直刺入，接触骨面后先纵行切割，然后再横向剥离几刀，创可贴覆盖针孔，术毕。若 1 次不愈，10 日后再作 1 次。共治 38 例，全部有效。其中治愈 31 例，占 81.6%；好转 7 例，占 18.4%。1 次治愈 24 例，好转 3 例；2 次治愈 5 例，好转 3 例；3 次治愈 2 例，好转 1 例。

张勇[7]采用痛点精确定位封闭加针刀疗法治疗肱骨外上髁炎。患者坐位，患肢平放治疗台上，屈肘 90°。在肱骨外上髁附近先指压确定疼痛区域，再以棉签头（面积约1.5mm^2）在疼痛区域进一步点压探查最痛点并标记。常规消毒，7 号注射针在标记点垂直进针，直达骨膜，缓慢注射镇痛液 1ml，然后提针约 2mm，使针尖位于伸肌腱深部再缓慢加压注药 2ml，拔针。棉签压迫止血，用一次性针刀由原标记点纵向快速进针，于伸肌腱深部纵向剥离 3～5 针至骨膜后拔针，局部按揉止血。治疗后患臂适当休息，避免剧烈运动以防复发，可自行热敷治疗。镇痛配方：2%利多卡因 3ml，地塞米松 0.5mg，维生素 B$_{12}$0.5mg，以生理盐水稀释为 6ml。共治 35 例患者按疼痛缓解程度由大到小分为Ⅰ、Ⅱ、Ⅲ层，Ⅰ 19 例，Ⅱ 14 例，Ⅲ 2 例。

李永胜等[8]采用痛息通配合针刀治疗肱骨外上髁炎。药物配制：2%利多卡因 2.5ml，痛息通 20mg，维生素 B$_{12}$1ml，维生素 B$_1$50ml。治疗方法：将肘关节屈曲 90°，平放于治疗桌面上，常规局部消毒，于压痛点明显处注射 5 分钟后，术者持朱氏针刀施术，使针刀刀口线和伸腕肌纤维走向平行刺入肱骨外上髁皮下，使针体和桌面垂直，先用纵行疏通剥离法后，再用切开剥离法，觉得锐边已刮平，然后使针身与桌面呈 45°角左右，用横形铲剥法，使刀口紧贴骨面剥开骨突周围软组织粘连，再疏通一下伸腕肌，伸指总肌，旋后肌肌腱出针。共治 30 例患者，治愈 25 例，显效 4 例，有效 1 例，总有效率 100%，全部病例未见过敏反应，也无明显不良反应。

张德清等[9]采用针刀加封闭治疗肱骨外上髁炎。患肘屈曲位，先用指摸法在肘外侧从肱骨外上髁至桡骨颈部寻找压痛点，用压痕作标记。常规皮肤消毒。选用汉章牌 4 号针刀由痛点垂直进针至骨筋膜层，采用纵形划痕样剥离 4～5 次，减张腱鞘内压力，再横形划痕样剥离 2～3 次，进针或剥离时尽量使病人自觉有明显局部酸胀感。再由浅入深进针，到达骨膜处行纵形划痕样剥离 2～3 次。取出针刀后，碘酒消毒压迫针孔 1～2分钟。将 2%利多卡因 1ml 加强的松龙注射液 1.5ml 或曲安缩松注射液 40mg 沿针刀针孔进针至骨膜回抽后推注药物，并呈扇形多点注射封闭。拔针后轻柔按摩局部 3～5 分钟，使药液扩散，用创可贴贴住针孔 1 日后揭除。

王廷惠等[10]采用针刀加痛点局部封闭治疗肱骨外上髁炎。患者坐位屈肘，上肢平放于治疗桌上，在肱骨外上髁最敏感的压痛处定点，并用甲紫溶液标记。皮肤常规消毒后铺巾，戴无菌手套，左手拇指按压标记点作为刺入点，用 5ml 一次性无菌注射器+5 号针头抽取 2%盐酸利多卡因注射液（北京益民药业有限公司，国药准字 H11020323）1ml、醋酸曲安奈德注射液（浙江仙琚制药股份有限公司，国药准字 H33020762）10mg 加维生素 B_{12} 注射液（西南药业股份有限公司，国药准字 H50021485）0.5mg 混合液，在刺入点刺入并注射药物，做局封治疗，出针后用无菌纱布按压数分钟。然后右手持针刀，刀口线与腕背伸肌纤维方向一致，针体垂直于皮肤，刺入至骨面，纵行疏通剥离，在骨面上划痕。有变性软组织硬结者，可稍提针刀，根据损伤范围大小散切几刀，将腱膜和深筋膜切开。治疗完毕后无菌纱布按压止血后，用无菌创可贴保护针孔 72 小时。以上治疗均 7 日 1 次。共治 40 例患者，治愈 30 例，好转 9 例，未愈 1 例，治愈率 75.0%，总有效率 97.5%

金晓平[11]采用针刀加穴位注射治疗肱骨外上髁炎。针刀治疗：①取穴：曲池、合谷、手三里、阿是穴。②操作方法：患者取仰卧位，局部皮肤常规消毒，术者戴消毒灭菌手套，用 2%利多卡因 2ml 行局部表皮浸润麻醉，选用汉章牌 4 号针刀，按针刀四步规程进针，直刺曲池，合谷，手三里，使之产生酸胀感；肱骨外上髁阿是穴为针刀主要治疗点，先将针刀快速直刺入皮肤，缓慢刺入到达肱骨外上髁疼痛部位，使之产生酸胀感后，调整针刀方向略向上向下，纵向疏剥 2～3 刀，然后横向摆动铲剥 2～3 刀出针，用消毒干棉球按压针孔 5 分钟，3 日内针眼处保持干燥，贴创可贴，隔 7 日 1 次，3 次为 1 疗程。穴位注射：取曲池、阿是穴，将所取穴位常规消毒，用 5ml 的一次性注射器，抽取曲安奈德注射液 1ml 加 2%利多卡因 1ml，再加维生素 B_{12}1ml，快速刺入穴位，缓慢提插，得气后回抽无血，将药液缓慢注入穴中，每穴约 1.5ml。在阿是穴，将药液注向病所。出针后，用消毒干棉球按压针孔，以防出血或渗血，7 日 1 次，3 次为 1 疗程。经治疗 1 个疗程以后，88 例患者中痊愈 48 例，占 54.54%；显效 30 例，占 34.1%；好转 8 例，占 11.36%；无效 2 例，占 2.27%，总有效率为 97.73%。

袁小波等[12]采用针刀联合穴位注药治疗肱骨外上髁炎。穴位注药。药物组成：曲安奈德注射液（规格 40mg/1ml）1ml+利多卡因注射液（规格为 100mg/5ml）2ml+维生素 B_{12} 注射液（规格为 0.5mg/1ml）1ml+0.9%氯化钠注射液 1ml，配成溶液 5ml；用 5ml 一次性注射器吸取备用。取穴：阿是穴，患肘屈曲 90°于治疗桌上；局部反复按压并准确要切的压痛点，标记。用 2%碘酊和 75%酒精常规皮肤消毒，铺无菌巾。用准备好的装有药物的一次性注射器由标记点垂直进针直达骨膜，针刺至有坚硬骨骼感并回抽无血后，注药约 1ml 后将针头稍后退 3～4mm，将针尖到达伸肌腱浅、深部，缓慢注药 2ml 再退，向四周局部肌肉作小扇形浸润注射，出针。而后进行针刀松解术。治疗期间，患者均减少患肢用力及活动，穴位注药治疗 2 周 1 次，共 2 次，针刀治疗 1 次，1 个月后恢复正常生活及工作。共治 35 例患者，治疗后 1 个月优良率 32 例，占 91%；治疗后 2 个月优良率 30 例，占 88%；治疗后 6 个月优良率 27 例，占 77%；治疗后 12 个月优良率 23 例，占 66%；治疗后 16 个月优良率 19 例，占 54%。

林秀莉[13]采用针刀疗法治疗肱骨外上髁炎。治疗前准备：配制镇痛药液：将 2%利多卡因 2ml、维生素 B_{12} 0.5mg 加入生理盐水 2ml 中。准备 4 号一次性针刀，检查确保刀口无生锈、卷刃。针刀操作：①患者取坐位，肘关节半屈位，置于治疗台上，在肱骨外上髁处找准压痛点并标记，予局部常规消毒、铺巾后，用 10ml 注射器在肱骨外上髁压痛点处注入镇痛液 3～5ml，镇痛液可从多种角度注射至骨膜以增强其阻滞效果。②注入镇痛液后，用左拇指找准压痛点后固定不动，采用 4 号一次性针刀（型号：TSY225-A）沿拇指尖快速进针达肱骨外上髁，患者有酸胀痛感觉时左拇按压痛点处固定不动，用右手拇指、食指捏住针柄，其余三指托住针体，使刀口方向与肌纤维平行，将一侧刀口贴紧拇指尖快速进针刀，到达皮下后，行纵向剥离及横向剥离各 1～2 下，出针刀。③用酒精棉球压迫针口 3～5 分钟，用无菌纱布包扎针口 2 日。根据病情决定是否行下一次针刀治疗。针刀治疗每周 1 次，2 次为 1 个疗程，治疗 2～3 个疗程，随访半年。以患者疼痛缓解情况评价疗效。25 名观察病例中，17 例患者治疗 1 个疗程后疼痛症状完全消失；5 例治疗 2 个疗程后疼痛症状完全消失；3 例治疗 3 个疗程后疼痛症状基本消失。随访半年未见复发。

　　李福民[14]采用封闭加针刀与微创手术治疗网球肘疗效观察。封闭加针刀治疗组：患者反坐于椅子上，患肢屈肘 90°平放于椅背上，在肱骨外上髁定位痛点，常规碘酒、乙醇或安尔碘消毒。配2%利多卡因2～3ml加强的松龙1ml(25mg)或曲安奈德1ml(25mg)，进针于痛点的肌腱与骨膜附着处，强力推注药物后，右手戴手套，左手拇、示指绷紧痛点处皮肤，针刀刀刃与肌腱平行，先纵行剥离 2～3 下，然后针柄与平面保持 45°角，横向铲剥 2～3 下，用创可贴封闭针孔，2 日内不沾水，每隔 1 周 1 次，共 2～3 次。手术治疗组：患肢外展屈肘 90°，确定肱骨外上髁定位痛点后，常规碘酒、乙醇或安尔碘酒消毒。以 2%利多卡因局麻，选痛点处 2cm 长纵行切口，依次切开皮肤、皮下及深筋膜，显露肱骨外上髁桡侧伸肌总腱起点附着处，将该腱表面所见的细小血管束予以切断并钳夹或结扎止血。再将伸肌总腱起点在肱骨外上髁附着处以半环形切开 2mm 深，然后将切开的腱性部分向远侧推剥 10mm，止血后依次缝合。结果：封闭加针刀组随访 36 例，手术组随访 31 例，时间为 1 年，分别在 3、6、12 个月随访登记。封闭加针刀组 3 个月时优 31 例，良 2 例，可 3 例，优良率91%；6 个月时优 23 例，良 4 例，可 7 例，差 2 例，优良率 75%；12 个月时优 3 例，良 2 例，可 5 例，差 26 例，优良率 14%。手术组 3 个月时优 27 例，良 3 例，可 1 例，优良率 96%；6 个月时优 29 例，良 1 例，可 1 例，优良率 96.2%；12 个月时优 25 例，良 3 例，可 2 例，差 1 例，优良率 90%。

　　4. 针刀结合中药熏洗治疗

　　张志强[15]采用针刀松解 1 次，3 日后用中药熏洗患肘，每次 30 分钟，每日 1 次，10 次为 1 个疗程。结果：经 1～2 个疗程结束后，痊愈 16 例，好转 5 例，总有效率 100%。用的方药有：生川乌、生草乌、当归尾、川芎、桂枝等。其可以温经散寒，舒筋通络止痛，活血行气，可促进局部血液循环，使新陈代谢旺盛，组织再生能力和细胞活力增强，从而达到消除无菌性炎症，避免瘢痕、粘连形成的目的，且局部温热熏洗，药效发挥快，还可加速血液循环，起到药物与热疗的双重作用。

　　谢洪峰等[16]手术发现最敏感的痛点即为微血管神经束穿出伸肌总腱处，用针刀在此点切割疏剥松解，能较好地针对上述各种病变治疗，解除卡压，甚至切断微血管神经束，这也是外科手术的要求。而"针"所产生的强烈针感激发经气还可促进机体自身修复。中药熏洗利于局部治疗，药物通过皮肤孔窍、腧穴等部位直达患处发挥作用，收效快捷。同时，可通过温热刺激温通血脉、改善局部组织营养，并能刺激皮肤的末梢感受器，通过神经系统形成新的反射，破坏原有的病理反射联系。

5. 针刀结合红外线治疗

丁炜[17]采用针刀配合红外线治疗肱骨外上髁炎 56 例，其中治愈 50 例，占 89%；好转 5 例，占 9%；无效 1 例，占 2%；总有效率 98%。操作方法：针刀术后 24 小时始采用红外线偏振治疗仪，功率小于 300W，照射距离患处为 30～60cm，每次照射时间 15～30 分钟，使患者有舒适热感，皮肤出现绯红色为宜。每日 1 次，7 日为 1 个疗程。连用 1～2 个疗程。其中 1 次性治愈 29 例，占 52%，手术后即可恢复，2 次治愈 16 例，占 29%，术后 5 日逐渐感到肘关节活动轻松，3 次治愈 5 例，占 9%。二者配合，起到了消炎止痛、活血解痉、温经通络的作用。

李明波等[18]采用针刀配合物理热疗治疗肱骨外上髁炎。治疗点及体位：患者采取坐位，前臂屈曲 90°，置于平胸高的治疗桌面上。选取肱骨外上髁处压痛最明显点作为治疗点，并用龙胆紫在皮肤作定位标记。术前准备：治疗前术者戴口罩、帽子，常规洗手。准备治疗用品：针刀、酒精、碘伏、无菌手套、洞巾、注射器、2%利多卡因等。针刀治疗：术者戴无菌手套，患处常规消毒，铺无菌巾。针刀于标记点垂直进针，刀口方向平行伸腕肌纤维；先沿肌纤维方向纵行切剥粘连组织，后施行切开剥离法 4～5次，至针刀下感已剥离；再使针身与桌面成 45°角改行横行剥离，剥开肱骨外上髁骨突部的粘连软组织；出针，压迫针孔至无出血，用无菌敷料包扎，预防感染。7 日 1次，疗程 2～3 次。物理治疗：配合物理热疗，采用 TDP 辐射热疗：于针刀治疗 24小时后行 TDP 辐射热疗，1 次 30 分钟，1 日 1 次，每个疗程 7 日，疗程 2～3 次。结果：针刀配合物理热疗的治疗方法疗效显著，在男女病例中有效率均达 90%以上，尤其是有明确外伤史患者，治疗全部有效。因此，该治疗方法有着良好的疗效，值得推广、应用。

6. 针刀结合玻璃酸钠注射治疗

张松等[19]采用玻璃酸钠注射结合针刀治疗肱骨外上髁炎。玻璃酸钠注射：患者取仰卧位，进针点分别选择桡骨头环状关节面、肱骨外上髁、肱骨小头外侧面、肱桡关节间隙。刺入桡骨头环状关节面、肱骨外上髁、肱骨小头外侧面肌腱附着处，仔细抽吸无回血后分别注入玻璃酸钠 0.1ml；刺入肱桡关节间隙，有落空感后仔细抽吸无回血后缓慢注入玻璃酸钠 2.2ml。治疗 1 次/周，4 次为 1 个疗程。针刀治疗：患者取仰卧位，选取桡骨头环状关节面、肱骨外上髁、肱骨小头外侧面、肱桡关节间隙，用甲紫标记后，常规消毒，采用四步进针刀法，沿针刀刀口线平行肌纤维方向刺入肌层或直达骨面，采用纵切、横剥、切割松解后出针。术毕以创可贴敷盖，嘱患者 3 日内保持创口清洁干燥。每 10 日治疗 1 次，3 次为 1 个疗程，治疗后 6 个月随访。共治 51 例患者，2 周后治愈 2 例，显效 5 例，有效 42 例，无效 2 例，总有效率 96.08%；3 周后治愈 2 例，显效 6 例，有效 17 例，无效 0 例，总有效率 100%；4 周后治愈 39 例，显效 10 例，有效 2 例，总有效率 100%，6 个月后随访，无复发病例。

7. 针刀结合激光疗法治疗

张宾[20]采用激光疗法配合针刀治疗肱骨外上髁炎。激光疗法：采用上海曼迪森半导体激光治疗仪，在病患部位取 2 个最明显压痛点，用探头进行照射，激光输出功率 350～450mW，照射部位以无感觉为佳，部位选阿是穴、手三里、曲池、少海、天井等，每日

2 次，每次 5 分钟，7 日 1 疗程。针刀治疗：患者取坐位，屈肘约 90°，平放于治疗桌上，在肱骨外上髁或其附近找到最敏感的压痛点，局部 2% 碘伏消毒，铺盖无菌洞巾，戴无菌手套，术者左拇指紧压肱骨外上髁部，用 2% 利多卡因 5ml 局部麻醉后，右手持针刀紧贴左拇指边缘，使针刀刀口线与桡侧伸腕肌纤维走行方向平行，针体垂直于患肢皮肤，刺入患处，直达骨面后行铲剥，予以纵行上下疏通剥离并于坚韧致密处数次点刺，再予以横行疏通剥离法后，自觉针下重滞感有所减轻，然后使刀口紧贴骨面，用消平铲磨法以压痛点或结节为中心，舒剥周围软组织，使周围软组织粘连彻底松解后出针，用手加压 2 分钟以防止出血，伤口予以无菌纱布包扎。术后注意休息 1～3 周，勿使肘关节活动过多，避免患肢的伸腕活动。共治 70 例患者，痊愈 59 例（84.29%），好转 8 例（11.42%），未愈 3 例（4.29%）；3 个月后复发 4 例（9.76%），6 个月后复发 2 例（4.88%）。

8. 针刀结合火针治疗

毛伟欢等[21]采用针刀结合火针治疗肱骨外上髁炎。患者取坐位，肘关节屈曲 90° 平放于治疗台上，或仰卧位，患侧前臂置于胸前。在患侧肘部寻找压痛点。多数患者只有 1 个敏感痛点，少数患者有 2～3 个痛点。选 1 个最敏感的痛点用龙胆紫标记，肘部常规消毒，铺无菌巾，用 1% 利多卡因局部麻醉。用 5ml 注射器 6 号注射针头吸取 1% 利多卡因做局部注射。先将针刺入皮下做全层浸润麻醉，再将针刺深达肌腱、筋膜层做扇形缓慢的加压注射。出针后用拇指在注射部稍加按摩，目的使药液向周围弥散，增强疗效。术者用左手拇指按住原部位不动，右手持好针刀按照朱汉章针刀进针四步法进针，按纵行切开分解粘连，顺前臂伸肌或屈肌肌腱纵轴作 2～3 条线状松解。然后取中粗钨合金火针 1 支，在酒精灯上烧红，迅速在针刀孔边刺入患处肱骨外上髁皮下，将针柄捻转后即可出针，反复 2～3 次，用无菌干棉球压迫针孔。针刀口用创可贴覆盖，然后用无菌纱布固定，2 日内不沾水。每 7 日进行 1 次，2 次为 1 疗程。术后常规服用抗生素及止痛药物 3 日。本组 73 例均获随访，时间为 1 年，并分别在治疗后 3 个月、6 个月、12 个月随访登记。3 个月时优 65 例，良 4 例，可 4 例，差 0 例，优良率 94.5%；6 个月时优 62 例，良 4 例，可 6 例，差 1 例，优良率为 90.4%；12 个月时优 58 例，良 7 例，可 6 例，差 2 例，优良率为 89%。

9. 针刀结合中药外敷治疗

张志刚[22]采用针刀结合中药外敷治疗肱骨外上髁炎。患者取坐位，肘关节屈曲 90° 平放于治疗台上，肱骨外上髁压痛点用黑笔作一记号，常规消毒皮肤，铺无菌洞巾，用 2% 利多卡因 3ml 作局部浸润麻醉，选用针刀垂直进入，直达骨面，先行纵切开剥离，然后使针刀体呈 45° 角左右行横行划剥，使刀刃紧贴骨面剥开骨突周围组织粘连，可再疏通一下伸腕肌、伸指总肌、旋后肌肌腱，即可出针，局部压迫 1～2 分钟，外敷创可贴，嘱患者行伸肘及前臂旋转活动，3 日内不沾水，以防感染。行针刀治疗后 3 日，针口已闭后，开始用舒筋活络、祛瘀止痛中药外敷。药物组成：川芎、桃仁、红花、威灵仙、地龙、炮穿山甲、乳香、没药各 20g，川乌 6g，鸡血藤 15g。制法：上药共研细末，用前以食醋和 50 度白酒各半，调药粉至干湿适中，摊纱布上约厚 3mm，稍压成饼即可。用法：将药饼置纱布上，外敷于肱骨外上髁压痛点，以胶布固定，再以热水袋热敷患处 30 分钟，每日 1 次，每次 8 小时，15 日为 1 疗程。共治 95 例患者，经 1 疗程治疗 95

例中，痊愈 87 例，显效 4 例，好转 2 例，无效 2 例，总有效率 98%。

嘉士健[23]采用针刀配合改良七厘散治疗肱骨外上髁炎。针刀松解：患者取坐位或卧位，屈肘 90° 放于治疗台上，在肱骨外上髁附近寻找敏感的阳性痛点，用龙胆紫标记。患部常规消毒，局部麻醉后铺巾，术者戴手套，用一次性针刀，以标记点做为进针点，刀口线与伸腕肌肌纤维走向平行垂直刺入。直达骨面，先用纵行疏通剥离，再切口剥离 3～5 刀后。觉得锐边已削平，针刀呈 45° 左右，横行铲剥，刀口紧贴骨面剥开骨突周围黏连的软组织，再疏通一下伸腕肌，伸指总肌，旋后肌肌腱，出针。压迫止血，术者一手压迫刀口处，同时握住肘部，另一手握腕部做过度屈伸，外旋肘关节 5～6 次，最后在刀口处贴敷创可贴。每周 1 次，一般 1 次，1 周后还有明显症状，再行第 2 次针刀。每次针刀后，第 2 日休息 1 日，第 3 日再来做下一步治疗。改良七厘散穴位外敷：自制伤科七厘散加味，药用：血竭 100g，麝香 0.5g，冰片 10g，朱砂 10g，红花 50g，乳香 50g，没药 50g，儿茶 30g，一枝蒿 60g 研磨粉状后备用。患者针刀后第 3 日，如果刀口结巴干净无红肿现象，取 3～5g 自制七厘散与少量医用凡士林混匀放于肱骨外上髁痛点附近即阿是穴，用一张麝香壮骨膏贴敷在上面固定。如果对麝香壮骨膏过敏者，用消毒纱布固定。隔日 1 次，5 次 1 个疗程。共治 60 例患者，治愈 58 例，好转 2 例，无效 0 例，总有效率 100%，治愈率 96.7%。

李剑等[24]采用针刀配合中药热奄包治疗顽固性网球肘。治疗方法：采取肘关节屈曲 90° 平放于手术台面，在肱骨外上髁处常规消毒铺巾后，2%利多卡因 2ml 肱骨外上髁周围封闭。用针刀垂直刺入至肱骨外上髁，刀刃与伸腕肌纤维方向平行，先行纵行切开、剥离、再将针体与术面成 45° 角，横向松解至骨面。术毕。酒精纱块外敷包扎。②中药热奄包方药组成：当归、赤芍、防风、牛膝、桂枝、羌活、五加皮、威灵仙、艾条、透骨草各 50g，装布袋内封口，加适量水煎，待温热后，即可袋敷于肘关节外上侧。2 次/日，术后 48 小时开始，10 日 1 个疗程。本组 37 例患者，32 例得到随访 3 个月以上，失访 5 例。治愈 28 例，显效 4 例，总有效率 100%。

10. 针刀结合靶点双极电凝术治疗

陈勇喜等[25]采用针刀联合靶点双极电凝术治疗顽固性肱骨外上髁炎。采用上海沪通电子有限公司生产的型号为 GD350-B4 型高频电刀和双极电凝器及汉医牌针刀。操作方法：患者取平卧位，将肘关节屈曲 90°，平放于治疗桌面上，在肱骨外上髁压痛点（靶点）作一标记，常规消毒铺巾后，在痛点标记处作局部浸润麻醉达骨膜，而后在标记处作一 0.5～1.0cm 切口，用针刀在痛点处伸肌总腱病变部位进行切割松解；接下来从切口处置入无菌双极电凝镊子尖端达骨面，电凝镊子另一端接 GD350-B4 型高频电刀电凝档次，功率设定为 40～60W，脚踏开关控制电凝时间，行瞬间电凝，电凝时间 4～6 秒，一般在切口表面出现烧焦味气体为宜，可根据疼痛范围，变换电凝镊子方向，在痛点周围进行多点电凝，术中严格执行无菌操作。由于切口小，不需要缝合，压迫切口片刻，待不出血为止，用创可贴或无菌纱布覆盖即可，术后不必使用抗生素，亦不需要住院。结果：本组 20 例治疗后随访 3 个月，优 14 例（70%），良 4 例（20%），可 1 例（5%），差 1 例（5%），优良率 90%。

11. 针刀结合臭氧注射治疗

胡琼英等[26]采用针刀联合臭氧注射治疗肱骨外上髁炎。患者取坐位或卧位，患肢取屈肘90°，采取朱汉章四步进针法。①定点：标记肱骨外上髁伸肌总腱附近压痛点。常规消毒铺巾，术者戴无菌手套，采用汉章牌4号针刀。②定向：刀口线与伸肌总腱走行平行，针刀体与肱骨外上髁垂直方向。③加压分离：右手拇食指握住针柄，其余三指辅助托住针体，加压不刺破皮肤使进针点形成凹陷，达到局部血管、桡神经分离在刀刃两侧的目的。④刺入：继续加压有针下坚硬感，证明针刀下皮肤接近肱骨外上髁，再稍加压力，针刀即可刺破皮肤达到骨面。稍提起针刀，在伸肌总腱层次针刀刀口线与伸肌总腱走行一致，针刀刀刃端纵向弧形运动，运动距离视肱骨外上髁病变范围而定，一般0.8~1.0cm，行纵行疏通手法剥离粘连组织。然后刀刃端与伸肌总腱垂直方向做横向的弧形运动，运动距离视病变范围而定，一般0.6~0.8cm，行横行剥离手法加强松解度，对于有钙化影或肱骨外上髁粗糙等X射线片表现者，针刀刀口紧贴肱骨外上髁骨面，针体与骨面呈45°铲平粗糙骨面或钙化，刀刃沿骨面切开部分与骨面粘连的软组织，退针并按压针孔5分钟。再在肱骨外上髁扇形注射40μg/ml医用臭氧（淄博悦华医疗器械有限公司臭氧发生器制备）5ml，按压针孔10分钟，使臭氧和肱骨外上髁局部病变组织充分接触，无菌敷料覆盖。7日治疗1次，连续治疗2次。共治23例患者，治疗3个月后疗效：优17例，良3例，可2例，差1例，总有效22例（95.7%）；治疗6个月后疗效：优15例，良4例，可2例，差2例，总有效21例（91.3%）。

向东东等[27]采用针刀配合臭氧治疗肱骨外上髁炎。肱骨外上髁炎及局部压痛的操作：患者仰卧治疗床上，患肢肘关节屈曲90°于胸前，于肱骨外上髁、肱骨外上髁上方肱三头肌与肱桡肌之间的凹陷处、桡侧腕长肌与短伸肌起始部、桡骨小头与尺骨鹰嘴连线的中点即肘肌起始部等压痛点用定点笔做标记，定点处消毒；局麻后，医师左手置于定点处周围皮肤，右手执刀，刀口线与前臂（肱骨）纵轴平行，刀体垂直刺入上述各点、直达骨面，轻轻松开刀柄，任其刀锋"浮起"，然后做纵行疏通、横行剥离，刀下有松动感后出刀。针刀治疗后于各定点处分别注入臭氧5ml，操作结束；治疗1周1次，3次为1个疗程，术后随访6个月。肱骨外上髁炎伴有手指及手臂发麻的操作：根据患者的症状、体征，结合X线片、CT的表现判断是否伴有颈椎病，如果伴有颈椎病，患者取俯卧位，于患侧颈部颈3~7节段半棘肌起点、冈上肌压痛处，用定点笔做标记，常规消毒；局麻后，于定点处刀口线与躯干纵轴平行，刀体垂直刺入皮肤、皮下组织，直达骨面；纵行疏通、横行剥离，刀下有松动感后出刀。肱骨外上髁局部治疗同上。共治58例患者，痊愈13例，显效35例，有效10例，有效率100%。

12. 针刀结合中药治疗

徐世华等[28]采用针刀配合中药治疗肱骨外上髁炎。将肘关节屈曲90°平放于治疗桌面上，肱骨外上髁常规消毒，予2%利多卡因局部浸润麻醉后，用2号针刀，刀口线与伸腕肌纤维走向平行，刺入肱骨外上髁皮下，使针体和桌面垂直，先纵行剥离，后横形铲剥松解，一般1次即可，少数病人效果欠佳，5日后再行针刀1次。配合中药活血舒筋汤加减，每日1剂，分2次服，连服5日。共治30例患者，20例痊愈，6例显效，2例好转，2例无效。

13. 针刀结合浮针治疗

关乐等[29]采用针刀为主治疗肱骨外上髁炎。针刀治疗：患者坐位，令患侧肘关节屈曲90°平放于治疗台面上。术者拇指在其肱骨外上髁及其周围滑动按压，寻找压痛点，一般在其周围有 4～5 个压痛点。在压痛点处用指甲做"+"字标记，用 2.5%碘酒在标记处进行消毒，然后用 75%乙醇脱碘 2 次；术者戴一次性无菌手套，患部覆盖无菌小洞巾，选用汉章牌 4 号一次性无菌针刀（1 个痛点更换 1 支针刀），术者用左手拇指屈曲 90°按压痛点，右手持针刀，刀口线与前臂纵轴平行（与肌纤维、神经、血管走行一致），针体垂直顺其左手拇指按压点快速刺入皮下，再缓慢进针直达骨面，当患者出现酸胀针感而没有疼痛、麻木和触电感后，视病情行切割剥离 2～4 次，纵行疏通 2～3 次；然后，使针刀与治疗台面呈 45°角左右，用横行铲剥法，使针刀紧贴骨面剥开骨突周围软组织粘连，再疏通一下伸腕肌、伸指总肌、旋后肌肌腱，出针压迫针孔 3 分钟，待针孔不出血后用创可贴覆盖。其余痛点的针刀入口线与肌纤维、神经、血管走行一致，进针方法和手法同上法，只施以切割剥离，纵行疏通，不行横行铲剥法；3 日内针孔部位避免水洗。7～10 日治疗 1 次，3 次后观察疗效。经 3 次治疗后，局部如果仍有轻微痛点或不适感时，采用浮针配合调整治疗 1～2 次。浮针治疗：以华佗牌针灸针代替浮针，取 0.35mm×50mm 无菌针灸针 1 支，仍采用上述方法寻找敏感痛点或不适感处（阳性反应点），距阳性反应点上或下 30mm 左右处为进针点，皮肤碘伏常规消毒，针尖指向阳性反应点方向，将针体与皮肤呈 15°角快速刺入皮下，然后将针身与皮肤平行沿浅筋膜（主要是皮下疏松结缔组织）缓慢进针，使针尖直达病所，不做任何手法，不要求出现任何酸麻胀痛等针感，而后令患者活动肢体无疼痛等不适感、肢体活动不受限时，用消毒棉球覆盖其针孔处，然后取 1 块 50mm×25mm 左右胶布固定针柄。留针 12～24 小时（如出现不适感即可自行或让其家人随时起针），起针后按压针孔 3 分钟，以防出血。治疗 1～2 次。共治 135 例患者全部痊愈，其中经过 1 次治疗痊愈 65 例，经 2 次治疗痊愈 58 例，经 3 次治疗痊愈 12 例（其中 7 例给予浮针配合治疗），痊愈率达 100.0%，经电话和入户随访至今无 1 例复发。

14. 针刀结合灸法治疗

徐笑[30]采用针刀疗法结合隔姜灸治疗肱骨外上髁炎。针刀疗法：选穴采用局部取穴法。操作：患者取仰卧位伸肘，患侧上肢平放于床旁，在肱骨外上髁附近压痛最敏感的阳性点定位。先行局麻，然后医者持 1.5 寸针刀（规格：0.8mm×40mm），刀口线与前臂纵轴方向一至，针体与皮肤垂直，快速刺入透皮，然后缓慢进针直至骨面，提刀 2～3cm 纵行刺切几刀，之后纵行小幅度疏通剥离几下。出针，按压针孔片刻。屈伸、旋转肘关节几下。嘱患者 20 日内勿提拿重物及拧物动作。隔姜灸：穴位选取患侧曲池穴外侧肱骨外上髁处的压痛敏感阳性点与手三里穴作为两大主要治疗点，将鲜生姜切成直径为 2.5～3.5cm，厚度为 0.25～0.35cm 的薄姜片，用针穿刺数孔于薄姜片中间，将薄姜片放于治疗点上，其上再放直径 1.5cm、高 1.5cm 的大艾炷，然后点燃施灸。当艾炷燃尽后，可更换艾炷再灸。一般每个治疗点可灸 5～6 壮，以皮肤发红而不起水疱为宜。在隔姜灸的过程中，若患者感觉热烫疼痛不能耐受时，可将生姜片向上提，或将生姜片换到另一治疗点施灸。以上治疗方法针刀疗法每 5 日针 1 次，4 次为 1 个疗程；隔姜灸隔日 1 次，10 次为 1 个疗程，2 种治疗方法尽量避免同日进行，同日进行时必须先做隔姜灸，再做针刀治疗，以防止针刀治疗后再做隔姜灸时出现皮下出血现象。20 日（1 个疗程）后评定疗效。共治 52 例患者临床治愈 40 例，治愈率占 76.9%，好转 12 例，占 23.1%。随访 1 年，复发 3 例，但症状较轻，基本不影响生活质量。

胡兴旺[31]采用针刀配合艾灸治疗网球肘。治疗方法：①针刀治疗：患者坐位，肘关节屈曲90°平放于治疗台上，术者在肘部肱骨外上髁处探明压痛最敏感处并做标记，作为治疗点。肱骨外上髁处常规消毒后，铺无菌巾，术者戴无菌手套，取 0.4mm 规格针刀，使针刀刀口线和伸腕肌纤维走向平行，刺入肱骨外上髁下，使针体和桌面垂直，先用纵行疏通剥离法后，再用切开剥离法，觉得锐边已刮平，使针身与桌面呈45°角左右，用横形铲剥法，使刀口紧贴骨面剥开骨突周围软组织粘连，再疏通一下伸腕肌、伸指总肌、旋后肌肌腱，出针。压迫针孔片刻，不出血后贴上创可贴，将肘关节反复屈伸4～6次即可。1周后若常见临床症状仍未消失，可再治疗1次，最多不超过3次。②艾灸治疗：患者行针刀治疗后当日或次日起，行艾灸治疗。患者坐位，肘关节屈曲90°平放于治疗台上，点燃艾条一端，对准治疗点和曲池、肘髎等穴位，距离皮肤2～3cm进行悬起灸，以局部有温热感而无灼痛为宜，灸至局部皮肤微红为度。每日1次，连续7次为1个疗程。共治 32 例患者，痊愈 8 例，显效 10 例，有效 12 例，无效 2 例，总有效率93.75%，平均治疗次数 1.297 次。

15. 针刀结合局部注射治疗

高龙等[32]采用针刀配合黄芪注射液局部注射治疗肱骨外上髁炎。针刀局部治疗，用4 号针刀（型号：TSY225-A），先采用触诊法，定位痛点，用龙胆紫标记，局部碘伏消毒，2%盐酸利多卡因局部浸润麻醉后，针刀刀口方向与腕伸肌肌纤维方向平行垂直于皮肤进针，直达骨面，先行纵行切开剥离，然后刀刃转向90°，使针刀体与皮肤呈45°角，左右行横行划剥，使刀刃紧贴骨面剥离骨突起周围组织，最后刀刃沿肌纤维方向疏通分离伸腕肌、伸指总肌、旋后肌肌腱，即可出针，压迫 10～15 分钟，消毒，无菌敷料加压包扎。在此基础上，黄芪注射液（由陕西中医药大学附属医院西药房提供）局部注射。注射器沿剥离通道进针直至骨膜，呈扇形注射 2～3ml，出针后局部压迫止血，无菌敷料加压包扎。治疗结束后 1 周若症状改善不明显，可分别再行原治疗 1 次。结果：治疗 2 次者 3 例。治疗前后 VAS 评分，治疗前 7.53±0.75，治疗后 1 月 3.94±0.82，治疗后 3 月 0.95±0.24。结束后 3 月随访，48 例患者，脱落 2 例，痊愈 31 例，有效 14 例，无效 1 例，有效率 97.82%，复发率 2.17%。

16. 针刀结合康复训练治疗

曹文吉等[33]采用针刀松解术配合康复训练治疗肱骨外上髁炎。针刀松解术治疗：患者取仰卧位，在伸指伸腕肌总起点，桡侧腕长、短伸肌之间，桡侧腕短伸肌与指总伸肌之间各定 1 点，患侧常规消毒铺巾后，采用 1%利多卡因局部麻醉。医生严格无菌操作，取汉章Ⅰ型 4 号直形针刀，垂直皮肤进针刀，经过皮肤、浅筋膜及深筋膜直达肱骨外上髁骨面，纵疏横剥 2 刀，然后沿骨面进行铲剥，直至刀下有松动感为宜。局部按压止血，创可贴覆盖针眼。针刀术后，医生逐渐屈曲患者肘关节至最大限度，另一手拇指用力按压肱骨外上前方，同时弹拨腕伸肌起点，重复数次。康复训练分为离心运动练习和桡侧腕短伸肌的静力牵拉练习。①离心运动练习：练习时，患者仰卧位，肘关节伸直放置于床面上，前臂旋前使手掌向下并悬垂在床沿边。首先，手腕尽量背伸至最大程度，然后手腕逐渐放松，以健侧手帮助患侧手回到背伸位置。在练习中，患者可能出现中度疼痛，但不影响练习。若疼痛严重且影响关节功能，则停止练习。②桡侧腕短伸肌的静力牵拉练习。练习时，患者仰卧位，肘关节完全伸直，在健侧手的辅助下使前臂尽力旋前，手腕尽量屈曲并尺偏。根据患者的疼痛感受决定其肘部活动幅度，保持此位置后放松，间歇后重复此动作。患者在医生的指导下练习，2 种运动每日各练习数次。针刀治疗每周 1 次，如 1 次未愈者，1 周后进行第 2 次治疗，但最多不超过 2 次，2 周后进行疗效评定。共治 35 例患者，痊愈 18 例（51.4%），显效 7 例（20.0%），改善 7 例（20.0%），无效 3 例（38.6%），总有效率 91.4%。

杨阳等[34]采用针刀松解配合康复治疗网球肘。治疗方法：针刀疗法：患者坐位或仰卧位，患肘屈曲 90°平放于治疗台上，在肱骨外上髁处找到敏感压痛点或条索物处，用龙胆紫在拟针刺处做记号，常规消毒，其上覆盖无菌小手术洞巾，1%的利多卡因注射液局麻。术者左拇指按压痛点，使局部皮肤形成凹陷，右手拇食中指捏住刀柄，用汉章 4 号针刀由出针点刺入，针刀与皮肤平面成 90°垂直迅速刺入皮下，刀口线与肌腱走行方向平行，再由浅入深逐层松解，边切摆边深入，寻找病灶，到病灶时患者有酸胀感，当触及韧性物时，此时，先纵行切割数刀，再横向剥离 2～5 次，之后，将针身与骨面成 45°角，用横行铲拨法，刀口紧贴骨面剥离开骨突周围粘连软组织，最后疏通伸腕肌、伸指肌总腱及旋后肌腱，有松动感后即可拔刀，局部压迫 3～5 分钟，碘伏消毒，无菌辅料覆盖针眼 1～2 日。1 周为 1 个疗程，如果 5 日后未愈，重复 1 次治疗。康复治疗：指导患者屈肘屈腕等功能锻炼。结果：一般 1 次可以治愈，最多不超过 3 次。治疗 87 例，治愈 75 例（占 86.00%），好转 12 例（占 14.00%），总有效率 100%。

17. 针刀结合物理治疗

韩文良等[35]采用针刀为主配合微波治疗肱骨外上髁炎。针刀治疗：肘关节屈曲 90°，平置于手术台上，于肱骨外上髁伸肌总腱附着处寻找压痛点，龙胆紫标记，常规消毒，铺无菌洞巾，1%利多卡因局部麻醉，针刀体与肱骨外上髁垂直刺入，直达骨面，先纵向剥离再横向疏通剥离，松解粘连的软组织及肌肉筋膜、韧带，刀下有松动感后出针。术毕，用无菌纱布覆盖，3 日患处勿洗浴。未治愈者可于 10 日后行 2 次手术。微波治疗：患者取坐位，裸露肘部，选用日本生产的 MICROTIZERMY3D 微波理疗机，用辐射器对准患部，皮肤与辐射器的距离为 5～10cm，每日治疗 1 次，15 分钟/次，10 次为 1 疗程。共治 53 例患者，治愈 53 例（88.33%），显效 5 例（8.33%），有效 2 例（3.33%），总有效率 100%。

18. 针刀结合穴位贴敷治疗

侯军杰等[36]采用针刀合穴位贴敷治疗网球肘。治疗方法：对照组：采用电针治疗方法，对患者的曲池、肘三里、阿是穴等穴位进行电针治疗。首先进行常规消毒，使用经消毒的针灸针分别采用不同的手法进行刺入，其中阿是穴，斜刺，置入骨平面；曲池和肘三里等穴位，垂直刺入，平补平泻。每次治疗半小时，每隔 1 日针灸 1 次，治疗疗程为 2 周。随访 3 个月。观察组：采用针刀和穴位贴敷进行联合治疗。首先，针刀治疗。患者采取平卧位，保持肘关节屈曲，角度为 90°～130°，平放于床上，操作人员寻找压痛点，并且标上记号，对患者进行常规消毒。操作人员做好无菌操作之后，使用利多卡因、维生素 B_{12} 的混合液进行注射，量为 3ml。3 分钟后，使用针刀在肱骨外上髁位置进刀，切口和伸腕肌平行。进刀 3 刀感到刀下松弛后，保持针身和外上髁骨平面为 45°角的方向刺入。首先使用纵行疏通剥离方法进行剥离，然后再使用切开剥离法对锐边进行平整。最后使用横向剥离法剥离骨突位置的软组织粘连，从而疏通伸腕肌，松解后，等待患者酸胀痛消失，然后退出针刀。治疗后伤口无菌包扎，每个疗程为 1 次。其次，穴位贴敷治疗。针刀治疗后 3 日，伤口已经愈合，对患者进行玉龙散穴位贴敷治疗。玉龙散成分包括干姜、肉桂、白芷、草乌等中药，具有温经散寒、活血止痛、疏风通络的功效；和电针取穴一样，对穴位进行贴敷治疗，每次贴敷 5 小时，每隔 1 日贴敷 1 次，治疗疗程为 2 周。随访 3 个月。结果：治疗有效率：观察组治疗有效率为 90%，对照组为 60%。2 组对比，观察组治疗有效率明显高于对照组（P＜0.05）。随访结果：3 个月后随访，观察组治疗有效率达 94%，对照组达 60%，观察组治疗有效率明显高于对照组（P＜0.05）。

19. 针刀结合局部痛点持续按压治疗

李江等[37]采用针刀结合局部痛点持续按压治疗网球肘。治疗方法：治疗组：①针刀治疗：将肘关节屈曲 90°，平放于治疗台上，碘伏消毒肘关节及周围皮肤 3 遍，铺无菌洞巾，术者戴无菌手套。在最疼痛处作标记，1%利多卡因局部麻醉，选用 4 号针刀，刀口线与前臂纵轴平行，刀体与皮肤垂直刺入，直达骨面，先作纵行疏通剥离 2～3 下，横行剥离 3～4 下，如刀下有骨样物则使刀体与身体水平面呈 30°～45°角行铲剥法将骨嵴样物铲平即可。注意不要把伸肌总腱从肱骨外上髁处完全剥离断，以防影响功能。出针后用无菌敷料压迫针眼至不出血，创可贴覆盖针眼。一般治疗 1～3 次，如第 1 次未治愈，1 周后再重复 1 次。②局部持续按压：选择肱骨外上髁伸肌腱止点及周围压痛最明显的 1～2 个点，予大拇指用力持续按压，每个点持续按压 10 分钟，每日 1 次，连续 2 周。对照组：用局部封闭疗法。患者取坐位，将肘关节屈曲 90°，平放治疗桌上，先确定肱骨外上髁压痛最敏感处，做好标记，然后皮肤常规碘酒酒精消毒，铺小洞巾，戴手套，取曲安奈得 40mg 和 2%利多卡因 100mg，作痛点常规封闭。1 周 1 次，最多 3 次。结果：治疗组优 52 例，良 7 例，可 1 例，优良率 98.33%。对照组优 35 例，良 18 例，可 5 例，差 2 例，优良率 88.33%。治疗组复发 1 例，复发率 1.67%；对照组复发 7 例，复发率 11.67%。2 组优良率及复发率比较有显著性差异（P＜0.05）。

20. 针刀结合耳穴放血治疗

黄祖波等[38]采用针刀松解术配合耳穴放血治疗 48 例顽固性网球肘。治疗方法：针刀松解术：器具：采用汉章针刀 HZ 系列Ⅳ号针刀（北京卓越华友医疗器械有限公司生产，京药监生产许：20080008 号，京食药械准字：2014 第 2270021 号，规格：0.8mm×50mm）。定点：桡侧腕伸肌起点，敏感痛点操作：患者取坐位，将肘关节屈曲 90° 平放于治疗台上，或仰卧位，患侧前臂置于胸前。按解剖位置定位桡侧腕伸肌起点，并寻找 1～2 个敏感痛点，用记号笔标记，常规消毒后，1%利多卡因局部麻醉。拇指、食指持针柄，控制针刀口方向，中指抵针体，按针刀四步进针法进针，针刀刀口线和桡侧腕伸肌纤维走向平行，针体与皮肤垂直刺入，至肱骨外上髁顶点，施行"纵疏横剥法"2～3 刀，然后紧贴肱骨外上髁骨面铲剥 2～3 刀，范围不超过 1cm。再提针刀于皮下，沿前臂肌纤维走行方向，提插 2～3 刀，疏通桡侧腕伸肌、指总伸肌及旋后肌肌腱之间的粘连后出针。用无菌干棉球压迫针孔 1～2 分钟止血，针刀口用创可贴覆盖。疗程：每 15 日 1 次，1 次为 1 个疗程，连续治疗 2 个疗程，随访 3 个月。耳穴放血器具：采用华鸿牌一次性使用无菌采血针（天津华鸿科技有限公司，津食药监械生产许：20110346 号，津食药监械（准）字：2012 第 2410001 号）。选穴：耳尖、网球肘点。操作：先取耳尖，再取网球肘点，轻柔耳廓使其充血，常规消毒后采用一次性使用无菌采血针，对准放血点迅速刺入血络，采血 0.5～1ml，待血流尽时用干棉球擦拭。疗程：每 7 日 1 次，2 次为 1 个疗程，连续治疗 2 个疗程，随访 3 个月。结果：治疗 1 个疗程后，治疗前后疼痛评分均降低 60%左右，2 组差异具有统计学意义；治疗 2 个疗程后，治疗组疼痛评分降低 90%，对照组疼痛评分降低 80%，2 组差异具有统计学意义。2 组治疗后临床疗效对比，治疗组痊愈 19 例，显效 5 例，痊愈率 79.17%，总有效率为 100%；对照组痊愈 16 例，显效 2 例，有效 6 例，痊愈率 66.67%，总有效率为 100%。在治愈率上，经秩和检验分析，P＜0.05，差异有统计学意义。提示针刀松解术治疗顽固性网球肘痊愈率高，临床疗效好，配合耳穴放血治疗可明显提高患者临床治愈率，进一步改善临床症状。

21. 特种针刀治疗

薛爱荣[39]采用超微针刀疗法联合体外冲击波治疗肱骨外上髁炎。体外冲击波治疗，方法：采用翔宇医疗设备有限责任公司 XY-K-SONOTHERA-Ⅰ型体外冲击波治疗仪，对患者运用体表痛点准确定位法，每次选 1～2 个冲击点，避开重要血管、神经，探寻肘外侧明显压痛点及条索状病灶处，冲击波治疗头紧贴治疗部位以压痛点为中心进行治疗。治疗按周期进行，冲击压力 1.8～2.6bar，冲击波频率为 10Hz，手柄压力中等，每次治疗冲击 800～1000 下。2 次冲击波治疗间隔 7 日，治疗 4 周为 1 个疗程。超微针刀疗法，方法：①选病变部位：根据病人疼痛的部位及动作功能受限程度找出病变肌肉，其中端提重物屈肘疼痛为肱二头肌损伤，扫地伸肘疼痛为肱三头肌损伤，拧毛巾、倒开水时前臂旋转疼痛为桡侧腕伸肌损伤；②针具：选用 0.5mm 的超微针刀；③操作方法：病人仰卧在治疗床上，暴露治疗部位，常规消毒。右手持超微针刀，垂直刺入，刀口线与前臂纵轴平行，刀口朝向肱二头肌、肱三头肌或桡侧腕伸肌的起点、止点或肌腹的结节、条索处，切开剥离后再纵行疏通，进刀深度 1～1.5cm，出刀后针孔处用创可贴贴敷。7 日治疗 1 次，4 次为 1 个疗程。1 个疗程后判定疗效。共治 55 例患者，治愈 31 例，好转 23 例，未愈 1 例，有效率 98.18%。

郑相令[40]采用水针刀治疗肱骨外上髁炎。患者坐位，做前臂腕伸肌抗阻试验阳性时（屈曲肘关节，主动背伸腕关节之后，医者与之对抗使其掌屈腕关节，引起肘外侧剧痛），选此最明显痛点即为进针点。局部皮肤用紫药水做一标记，常规消毒后覆盖无菌洞巾，戴无菌手套。在进针点用 2%利多卡因局部注射一皮丘，使刀口线与前臂腕伸肌纤维方向平行，加压刺入，到达骨质表面后回抽无血，再上下切割、左右摆动剥离 3～5 次，回抽无血后注入曲安奈德 20mg（昆明积大制药）、复方当归注射液 2ml（四川升和制药 2～4ml，拔出针刀，创可贴外贴针眼，按压 5 分钟，TDP 灯照射 30 分钟。每周治疗 1 次，3 次为 1 疗程，1 个疗程后统计疗效共治 42 例患者，治愈 33 例，好转 6 例，无效 3 例，总有效率 92.86%。

李晓初等[41]采用水针刀治疗肱骨外上髁炎。令患者屈肘关节 90°，平放在治疗台上，在肱骨外上髁处常规消毒后，取小号扁圆水针刀，使刀口方向和伸腕肌纤维走向平行刺入肱骨外上髁压痛点最明显处，按垂直进针刀法使针刀体和治疗台面垂直，待患者有酸、麻、胀、沉感时，且抽吸无回血，注入 2%利多卡因、曲安奈德 10mg、维生素 B_{12} 500μg 配好的松解液 2ml，然后行割拉摇摆松解术 2～3 下，再推铲刮 2～3 下，最后将剩余的药物向左、右、中 3 个方向注射，出针刀，针眼贴创可贴。每周 1 次，1～3 次为 1 个疗程。37 例肱骨外上髁炎患者经 1～3 次治疗后，1 次治愈 30 例，占总数的 81.1%，2 次治愈 5 例，占 13.5%，3 次治愈 2 例，占 5.4%，且病程越短治疗效果越好。随访 1～6 个月，无复发。

马重兵等[42]采用杨氏 3A+疗法"肘五针"埋线针刀治疗肱骨外上髁炎。主穴：杨氏 3A+"肘五针"外上髁点周围阳性点。配穴：内上髁点、旋前圆肌点、鹰嘴点、肘管点。操作：选定埋线针刀，取出针芯，一段约 2cmPGLA 线，放入埋线针刀的前端，线在针孔内外的长度基本保持相同，使 PGLA 线呈"V"字形，刺入治疗点时，线在埋线针刀尖处被压而形成对折。患者取俯卧且头前屈位，术者坐于患者的肘部前方，戴检查手套，用定点笔定点，术区消毒，术者换戴无菌手术手套并铺无菌洞巾；术者左手拇指再次定点并按压固定皮肤，右手拇食二指持穿有线体的埋线针刀，右手中指及食指指端支于操作点旁，将埋线针刀的开孔斜面及外露线体朝左手拇指，刃口线与上肢纵轴平行，刀体与皮肤切线位垂直，快速刺入皮肤，直达肱骨外侧髁骨面，提起刀锋，约为刺入深度的一半（即浅筋膜之浅面），切开浅、深筋膜及其由该处经过的肌组织，呈线状切开 2～4 刀，然后纵行疏通，刀下有松动感后，缓慢出刀并按压刀孔，针孔处覆盖创可贴。2 次为 1 疗程，每次一般间隔 15 日。共治 26 例患者，痊愈 7 例（26.92%），有效 16 例（61.54%），无效 3 例（11.54%），总有效率 88.46%。

甘浩庆[43]采用钩活术配合激光针刀治疗顽固型网球肘。治疗方法：局部选点定位，常规消毒，用 7 号针头 5ml 注射器抽取 2%利多卡因 0.5ml，0.75%布比卡因 0.5ml，风湿宁针 2ml，亚甲蓝 0.2ml，注入病变部位，而后采用河北石家庄魏氏巨钩针，在病变处垂直进针，进入肌层向上提拉 2～3 下，再垂直下压达骨膜后钩针向内旋转 90°向上提拉数次后出针。用棉球压迫止血数分钟后，用激光针刀由外向内以 45°角紧贴骨面扇形推铲 3～6 刀或 6～9 刀不等，留置体内照射 5 分钟，功率 10mW，7 日 1 次，2 次 1 疗程。治疗后医生做患者前臂旋前及旋后 3～6 下，局部神灯照射 10 分钟，口服非甾体消炎药物 3 日。共治 76 例，经 1 疗程的治疗均获效。其中治愈 58 例，显效 15 例，有效 3 例，有效率 100%。

王育庆等[44]采用激光针刀治疗网球肘。对照组：针刀治疗：患者仰卧于治疗床上，肩部外展 30°，患臂自然放置于床上，充分暴露患肘，拇指检查压痛最明显部位或肌腱痉挛呈条索点作为进针治疗点，甲紫标记。常规消毒铺布，在压痛点最明显处注入封闭液（1%利多卡因 5ml，曲安奈德 10mg，复合维生素 B 2ml）。5 分钟后，将针刀刀口沿线与肌腱平行方向垂直加压刺入，行通透剥离，手下有松动感后出针，包扎。用沙袋加压 10 分钟，防止皮下出血。治疗组：在常规针刀治疗的基础上，接上 SJ-L 型激光针刀治疗仪。治疗时，在针刀到达病灶后，当针下有松动感及患者有明显酸胀感后，选取最主要的点，接通激光，连续照射 20 分钟，出针，包扎。10 日后 2 组再做第 2 次治疗。同时应注意要严格无菌操作，避免感染，封闭痛点时有酸胀感，同时嘱患者在治疗期间注意休息，避免患臂过度用力。治疗第 1 和第 2 次后，评定疗效。治疗期间停用所有药物及其他疗法。结果：治疗组有效率高于对照组，说明激光针刀较单纯针刀治疗能更好地改善网球肘患者的症状和体征；在镇痛方面，治疗 1 次和 2 次后，2 组疼痛均有缓解，且治疗组镇痛较对照组有明显优势。

22. 综合疗法

李发东等[45]采用针刀配合局部封闭、手法治疗肱骨外上髁炎。入选的病例当日进行针刀微创手术治疗。操作方法：患者取坐位，患肢半屈曲位平放在治疗台上，于肱骨外上髁处找到最敏感的压痛点并标记，常规消毒，用 7 号注射针头在痛点进行穿刺，直达骨膜，缓慢注入药物 1ml（醋酸曲安奈德：2%利多卡因按 1：4 比例混合液共 5ml），然后向上稍提针 2mm 左右，使针尖位于肌深浅部之间，回抽无血液，再缓慢注入药液 2ml，最后针退至皮下，分别在穿刺点周围由浅至深做扇形注射 1ml，拔针后局部手法按摩，促进药物吸收，然后采用汉章 4 号针刀垂直进针，使针刀刀刃在肱骨外上髁痛点处顺伸肌纤维走向平行进针，刺入达骨面或病灶区域时，患者有酸胀感，此时，先纵行切割数刀，再横向剥离 2～5 次，之后，将针身与骨面成 45° 角，用横行铲拨法，刀口紧贴骨面，剥离开骨突周围粘连的软组织，最后疏通伸腕肌、伸指肌总腱及旋后肌腱，有松动感后即可拔刀，用无菌纱布覆盖术口，术毕后一手握患肢肘部，一手握腕部，使前臂旋前，腕关节掌屈，被动屈伸患肘 10 次左右，以防粘连，敷料 24 小时后去除，3 日内针孔勿沾湿或污染。一般间隔 7 日治疗 1 次，共 1～2 次。治疗期间均停用其他与本病有关的治疗药物及有关疗法。共治 30 例患者，治愈 26 例，显效 2 例，有效 2 例，治愈率 86.7%，总有效率 100%。

伍辉国等[46]采用针刀经皮松解联合复方当归注射液局部注射治疗肱骨外上髁炎。取仰卧位，患肘屈曲 90° 置于治疗台上。助手双手环抱抓握患肢上臂，术者先在患肘外侧从肱骨外上髁至桡骨近端寻找压痛点并标记。常规皮肤消毒后，术者左手拇指在桡骨粗隆处将肱桡肌拨向外侧，选用汉章直形针刀（北京华夏针刀医疗器械厂，批号：061008），在标记处沿肱桡肌内侧缘刺入，垂直进针至深筋膜层。采用纵形划痕样剥离 3～4 次，以解除筋膜束卡压，再划痕样剥离 2～3 次；由浅入深进针，到达肱桡关节滑囊和骨面处后纵形划痕样剥离 2～3 次后出针，按压针孔 1～2 分钟。针刀松解结束后将装有 2ml 复方当归注射液（福建三爱药业有限公司，国药准字 Z35020638，每支 2ml）的注射器沿针刀针孔进针至骨膜后呈扇形多点注射。出针后按压局部 3～5 分钟，用无菌敷贴贴住针孔 1 日后去除。针刀切口处每日用碘伏或 70%酒精消毒预防感染，鼓励患者逐渐屈伸患侧指间关节和腕关节，并逐渐行肘部屈伸功能锻炼。反复发作者术后 1 周选用我院熏洗外用 1 号方熏洗患处，药物组成：伸筋草 10g、赤芍 10g、延胡索 15g、红花 15g、三七 7g、栀子 10g、海桐皮 10g、威灵仙 3g、生大黄 10g、透骨草 10g、荆芥 10g、制川乌 10g、制草乌 10g、丁香 5g、白芷 5g、冰片 5g。本组中 34 例治疗 1 次，19 例治疗 2 次，5 例治疗 3 次。所有患者均获随访，随访时间 3～18 个月，中位数 10 个月。末次随访时按照《中医病证诊断疗效标准》中肱骨外上髁炎的疗效标准评定，优 49 例、良 5 例、可 3 例、差 1 例。

董玮等[47]采用针刀加中药熏洗配合肌肉拉伸训练治疗顽固性网球肘。治疗方法：针刀治疗：患者取坐位，患肘自然屈曲置于治疗台上，局部常规消毒后铺巾，术者戴无菌手套。用 1%利多卡因 1ml 局部浸润麻醉，左手拇、食指绷紧肱骨外上髁部皮肤，右手持汉章 4 号针刀从压痛点进针，刀口线与肌腱走行方向平行，直至病变部位，先用纵行疏通剥离法切割此处的肌腱及被束缚的微小血管神经束，再用横行铲剥法紧贴骨面彻底松解。范围以疼痛范围为准，不可切割松解过大。出针刀后用手指压迫止血，针眼处以无菌敷料覆盖包扎。术后 3 日内保持干燥,针刀治疗只需 1 次。中药熏洗:方药由生川乌、红花、血竭、秦艽、细辛、伸筋草、透骨草各 30g 组成,加水 1500ml,浸泡 30 分钟,武火煎 15 分钟,趁热熏洗患处,每次 30 分钟。术后第 3 日开始,每日 1 次,10 次为 1 个疗程。肌肉拉伸锻炼:可从术后第 2 日开始,以右侧网球肘为例,患者右手指对掌位,屈腕屈肘,前臂旋前再缓慢伸直肘关节,左手握住右手指牵伸前臂伸肌群并保持 10s,然后右腕关节及手指缓慢背伸,左手提供阻力使伸腕、伸指肌群等长收缩(即抗阻等长收缩)6s,再持续牵伸前臂伸肌群,30s 为 1 次,休息 30s 后重复以上动作,5 次为 1 组,每日 2 组。肌肉拉伸训练以不引起肘部明显疼痛为宜。10 日为 1 个疗程。本组 30 例患者经 1～2 个疗程治疗后,治愈 21 例,占 70%;显效 6 例,占 20%;有效 3 例,占 10%;没有无效病例。本组病例均得到随访,随访时间不少于 12 个月,累计复发 2 例,复发率 6.6%。

参考文献:

[1] 刘忠毅. 小针刀治疗肱骨外上髁炎疗效观察 [J]. 实用中医药杂志, 2016, 32 (7): 706–707.

[2] 王丽萍. 针刀联合手法治疗网球肘 78 例 [J]. 人民军医, 2012, 55 (1): 5.

[3] 张云涛, 陈圣堂. 针刀联合循经点按手法治疗颈源性网球肘疗效观察 [J]. 实用中西医结合临床, 2016, 16 (1): 24–25.

[4] 袁芬, 龚园, 孙德海, 等. 局部封闭加小针刀治疗肱骨外上髁炎 88 例 [J]. 医学综述, 2008, 14 (7): 1113–1114.

[5] 任黎栋, 杨冬青, 李琴. 局部药物注射结合小针刀治疗肱骨外上髁炎 80 例 [J]. 中国中医急症, 2011, 20 (4): 646.

[6] 任艳君. 局部注射配合小针刀治疗复发性肱骨外上髁炎 38 例[J]. 中国民间疗法, 2012, 20 (7): 23–24.

[7] 张勇. 痛点精确定位封闭加针刀疗法治疗肱骨外上髁炎[J]. 中国疗养医学, 2014, 23 (1): 30–31.

[8] 李永胜, 缪茂军. 痛息通配合针刀治疗肱骨外上髁炎 30 例临床疗效观察 [J]. 医学信息, 2011, 24 (7): 4768.

[9] 张德清, 何建永, 王刚, 等. 小针刀加封闭治疗肱骨外上髁炎 [J]. 郧阳医学院学报, 2008, 27 (4): 355–382.

[10] 王廷惠, 万柯希. 小针刀加痛点局部封闭治疗肱骨外上髁炎 40 例[J]. 河北中医, 2013, 35 (2): 253–254.

[11] 金晓平. 小针刀加穴位注射治疗肱骨外上髁炎 88 例 [J]. 浙江中医药大学学报, 2012, 36 (4): 433–434.

[12] 袁小波, 许代福. 小针刀联合穴位注药治疗肱骨外上髁炎 35 例 [J]. 医学科技, 2016, (32): 64–65.

[13] 林秀莉. 小针刀疗法治疗肱骨外上髁炎 25 例 [J]. 广西中医药, 2011, 24 (3): 52–53.

[14] 李福民. 封闭加针刀与微创手术治疗网球肘疗效观察 [J]. 中国社区医师·医学专业半月刊, 2010, 12 (228): 77.

[15] 张志强. 小针刀加中药熏洗治疗顽固性网球肘 21 例 [J]. 现代中西医结合杂志, 2004, 13 (22): 3002.

[16] 谢洪峰，王葆稷，贾晓慧，等. 复发性肱骨外上髁炎治疗 [J]. 颈腰痛杂志 1998；19（2）：125.

[17] 丁炜，施伟. 小针刀配合红外线治疗肱骨外上髁炎 56 例 [J]. 实用医学杂志，2008，24，（8）：1452.

[18] 李明波，杨强，郑海霞. 小针刀配合物理热疗治疗肱骨外上髁炎疗效观察 [J]. 陕西中医药大学学报，2016，39（1）：69-70.

[19] 张松，路爽，张桦，等. 玻璃酸钠注射结合针刀治疗肱骨外上髁炎的临床分析 [J]. 中国疗养医学，2014，23（8）：698-699.

[20] 张宾. 激光疗法配合小针刀治疗肱骨外上髁炎 [C]. 重庆市中医药学会学术年会论文集，2010：28-29.

[21] 毛伟欢，孙成长，吴祥宗，等. 小针刀结合火针治疗肱骨外上髁炎 73 例 [J]. 山东中医杂志，2010，29（2）：107-108.

[22] 张志刚. 小针刀结合中药外敷治疗肱骨外上髁炎 95 例 [J]. 光明中医，2011，26（3）：546-546.

[23] 嘉士健. 针刀配合改良七厘散治疗肱骨外上髁炎临床观察 [J]. 辽宁中医杂志，2014，41（2）：322-324.

[24] 李剑，邢振龙. 小针刀配合中药热奄包治疗顽固性网球肘 [J]. 中国社区医师·医学专业，2012，14（331）：236.

[25] 陈勇喜，王大伟，农新盛，等. 小针刀联合靶点双极电凝术治疗顽固性肱骨外上髁炎 20 例 [J]. 广西医学，2014，36（2）：247-248.

[26] 胡琼英，刘芸，王学勤，等. 小针刀联合臭氧注射治疗肱骨外上髁炎临床观察 [J]. 2014，30（4）：565-567.

[27] 向东东，陈敏，陈燕，等. 针刀配合臭氧治疗肱骨外上髁炎的疗效观察 [J]. 转化医学杂志，2013，2（5）：295-305.

[28] 徐世华，钟吉富. 小针刀配合中药治疗肱骨外上髁炎的临床观察 [J]. 蛇志，2008，20（3）：223.

[29] 关乐，原广提，白淑兰，郭昌瑞. 小针刀为主治疗肱骨外上髁炎 135 例 [J]. 中国针灸 2010 年针刀专刊，（30）：65-66.

[30] 徐笑. 针刀疗法结合隔姜灸治疗肱骨外上髁炎 52 例 [J]. 中医临床研究，2017，9（19）：120-121.

[31] 胡兴旺. 针刀配合艾灸治疗网球肘 32 例 [J]. 河南中医，2013，33（11）：2006-2007.

[32] 高龙，梁晶亮，杨利学. 针刀配合黄芪注射液局部注射治疗肱骨外上髁炎的临床观察 [J]. 现代中医药，2016，36（6）：45-47.

[33] 曹文吉，杨新国. 针刀松解术配合康复训练治疗肱骨外上髁炎的临床观察 [J]. 湖北中医药大学学报，2016，18（2）：88-90.

[34] 杨阳，王秀华. 小针刀松解配合康复治疗网球肘 87 例 [J]. 实用中医内科杂志，2012，26（1）：105-106.

[35] 韩文良，胡玉龙，路爽. 针刀为主配合微波治疗肱骨外上髁炎 60 例疗效观察 [J]. 中国疗养医学，2015，14（10）：1056-1058.

[36] 侯军杰，符名赟，李灿杨，等. 小针刀配合穴位贴敷治疗网球肘的疗效观察 [J]. 现代诊断与治疗，2016，27（13）：2506-2508.

[37] 李江，杨阳. 针刀结合局部痛点持续按压治疗网球肘疗效分析 [J]. 实用中医药杂志，2012，

28（8）：638–639.

[38] 黄祖波，周浩，彭柳. 针刀松解术配合耳穴放血治疗 48 例顽固性网球肘疗效观察 [J]. 四川中医，2017，35（1）：201–203.

[39] 薛爱荣，徐鹏. 超微针刀疗法联合体外冲击波治疗肱骨外上髁炎 55 例 [J]. 中医研究，2015，28（6）：56–57.

[40] 郑相令. 水针刀治疗肱骨外上髁炎 42 例观察 [J]. 实用中医药杂志，2013，29（7）：564–565.

[41] 李晓初，钟庭开，陈平. 水针刀治疗肱骨外上髁炎的临床疗效体会 [J]. 医学信息，2009，22（6）：1019–1020.

[42] 马重兵，杨才德. 杨氏 3A+ 疗法 "肘五针" 埋线针刀治疗肱骨外上髁炎临床观察 [J]. 中国中医药现代远程教育，2017，15（13）：99–101.

[43] 甘浩庆. 钩活术配合激光针刀治疗顽固型网球肘 76 例 [C]. 全国第二届颈、肩、腰腿痛暨软组织损伤学术会议论文集，2008：65–66.

[44] 王育庆，段俊峰，等. 激光针刀治疗对网球肘患者疼痛症状的改善作用 [J]. 中国中医骨伤科杂志，2010，18（1）：32–33.

[45] 李发东，孟庆才，邓迎杰，等. 小针刀配合局部封闭、手法治疗肱骨外上髁炎的临床疗效观察 [J]. 新疆中医药，2010，28（2）：41–43.

[46] 伍辉国，江克罗，张文正，等. 针刀经皮松解联合复方当归注射液局部注射治疗肱骨外上髁炎 [J]. 中医正骨，2015，27（9）：39–39.

[47] 董玮，张俊，高启龙，等. 针刀加中药熏洗配合肌肉拉伸训练治疗顽固性网球肘疗效分析[J]. 中西医结合研究，2014，6（4）：206–207.

第十二节 肱骨内上髁炎针刀临床研究进展

1. 针刀治疗

丁保顺[1]采用针刀治疗顽固性肱骨内上髁炎。病人取俯卧位，将肘关节屈曲 90° 平放于治疗桌面上，在肱骨内上髁处常规消毒后，选肱骨内上髁处即压痛点处为进针点，使刀口线和前部旋前屈肌群的肌纤维走向平行，针体和进针点处骨平面呈垂直刺入，深达骨面，先纵行剥离，如感觉有瘢痕结节，作切开剥离，使刀口紧贴骨面剥开骨突周围软组织粘连。注意：在肱骨内上髁后部内侧的浅沟内，有尺神经通过，切勿损伤。操作过程中，只要刀锋紧贴骨面，不要滑入尺神经沟内是易于避免的。60 例病人施术后，症状完全消失，经半年至 2 年随访，无 1 例复发，肘关节功能良好。

2. 特种针刀治疗

李登科等[2]采用杨氏 3A+ 疗法 "肘五针" 埋线针刀治疗肱骨内上髁炎。主穴：杨氏 3A+ "肘五针" 内上髁点周围阳性点。配穴：外上髁点、旋前圆肌点、鹰嘴点、肘管点。操作：患者取坐位，患肢伸直外旋伸平约 180°，掌面向上置于桌上，术者正对坐于患者的肘部前方，戴检查手套，用无菌定点笔定点，术区消毒后换戴无菌手术手套并铺无菌洞巾；选用 3.4cm 长 7# 埋线针刀，取出针芯，术者押手再次定点并按压固定皮肤，刺手呈 "OK" 持针法，刃口线与前臂纵轴平行，针体与肱骨内上髁皮面垂直快速刺入，直达肱骨内上髁骨面。此处，软组织较薄，轻轻松开针柄，任其针锋"浮"起，然后做纵横切摆；如针下有骨样物则使针体与身体水平面呈45°角左右将骨嵴样物铲平即可。此后，亦可在骨膜外，将针体向一侧倾斜，几乎与皮面平行，向皮下刺入约10mm，在骨膜外行摆动360°～720°，以求较彻底的松解内上髁处软组织。针下有松动感后，缓慢出针并按压针孔，针孔处覆盖创可贴。配穴操作方法同上。15日1次，3次1疗程。共治30例患者，痊愈10例（33.33%），有效18例（60.00%），无效2例（6.67%），总有效率93.33%；1个月后随访复发率16.67%。

参考文献：

[1] 丁保顺. 小针刀治疗顽固性肱骨内上髁炎 [J]. 中国乡村医药，1999，6（5）：6–7.

[2] 李登科，杨才德. 杨氏 3A+ 疗法"肘五针"埋线针刀治疗肱骨内上髁炎临床观察 [J]. 中国中医药现代远程教育，2017，15（14）：113–115.

第十三节　桡骨茎突部狭窄性腱鞘炎针刀临床研究进展

1. 针刀治疗

张泽等[1]用针刀治疗桡骨茎突狭窄性腱鞘炎 86 例，经 1～2 次治疗，86 例患者疼痛完全消除。针刀治疗：患手轻握拳，腕下垫一薄枕，作拇指外展和背伸动作，摸到桡骨茎突尖部，用记号笔标记，常规消毒，铺无菌洞巾，麻醉后，在标记点处进针刀，刀口线与肌腱走行平行，刀体与皮面垂直，快速刺入皮肤，到达骨面，将腱鞘切开，并行纵疏横剥，刀下有松动感后出刀按压伤口片刻，无血渗出时，外敷创可贴，令患者作握拳姿势，术者协助做腕过度尺侧屈曲动作，反复 2～3 次，术后伤口禁水 2 天。治疗的 86 例患者疼痛基本消除，拇指功能恢复正常。

朱泽等[2]采用针刀治疗桡骨茎突狭窄性腱鞘炎 30 例。患者坐位，患手平放手术台上。按压桡骨茎突腱鞘肥厚处或局部疼痛明显处标记，消毒铺巾，利多卡因 1ml 局麻。左手拇指触及标记处，右手持刀自桡骨茎突偏桡侧在茎突的近端垂直进刀，触及桡骨骨质后，稍退刀，调整刀柄与桡骨平行，切割腱鞘 2～3 下，向近端推进切割，然后左右剥离。术后，局部加压包扎，嘱咐病人 1 天内不要沾水，治疗期间减少手腕及拇指的活动。共治 30 例患者，治愈 25 例，好转 4 例，无效 1 例，治愈率 83%，总有效率 96.6%。

黄彪等[3]采用针刀治疗桡骨茎突狭窄性腱鞘炎。患者握拳立放于桌面，于腕部下方垫脉枕，选择疼痛最明显的位置进行标记，常规消毒并给予局部麻醉。右手持针刀于标记处上方刺入腱鞘，刀口线平行于前臂纵轴，刀体与皮面垂直，在腱鞘内先纵行后横行各剥离一次，严重者可适度倾斜刀身，自骨面剥离铲起腱鞘，对于有较大硬结者可利用左手对硬结进行固定，针刀稍作提起，于硬结上切割 1～3 刀。嘱患者拇指轻轻做外展、内收、屈曲运动，如活动自如则说明手术成功。出刀后使用酒精棉球对刀口压迫 3～5分钟，包扎伤口。共治 60 例患者，显效 31 例，好转 19 例，无效 11 例，总有效率 83.33%。

2. 针刀结合局部药物注射治疗

王颖等[4]采用 V 型针刀配合封闭治疗桡骨茎突狭窄性腱鞘炎 50 例。嘱患者握拳尺偏，腕关节下方垫一软枕，手腕正立放于治疗桌上，以患肢桡骨茎突为进针点作标记，碘伏术区常规消毒铺巾。1%的利多卡因 2ml 行术区皮肤局部浸润麻醉。麻醉生效后，手术者持 V 型针刀于进针点和皮肤呈 30°角刺入皮下直达拇长展肌和拇短伸肌位于桡骨茎突的腱鞘，注意不要深至骨面。嘱患者背伸拇指，针尾无摆动情况，若出现针尾摆动情况，提示针刀刺入肌腱，此时需稍稍退针，直至针尾摆动消失，遂沿肌腱走行方向由近向远端作纵向切割，切割时触及腱鞘撕裂感，此操作中一般向前切割 0.5cm 即可，患者拇指背伸自如即可。封闭治疗同上，退针后以无菌纱布压迫伤口 5 分钟后用创可贴包扎穿刺点。嘱患者 1 周后复诊。术后随访 3～6 个月。共治 50 例患者，治愈 42 例，好转 6 例，无效 2 例，总有效率 96%。

3. 针刀联合臭氧治疗

向东东等[5]采用针刀联合臭氧治疗桡骨茎突狭窄性腱鞘炎。将患肢微握拳放于治疗台上，腕下垫软枕，桡侧朝上，在桡骨茎突附近压痛最明显处定点，局部用安尔碘消毒 3 遍，铺无菌巾，戴无菌手套，严格无菌操作，1%利多卡因局部浸润麻醉，选用 I 型 4 号直形针刀，针刀刀口线与桡动脉平行，针体与腕部皮肤垂直刺入，在感觉针下坚韧感后，沿肌腱走行方向由近端向远端作纵向切割，病情严重者可用针刀刺穿腱鞘达骨面，倾斜针体将腱鞘从骨面上剥离铲起，切割时可听到针下有"咔、咔"声响，切割至阻力感消失、针下有松动感、拇指屈伸正常、腕部疼痛明显减轻、无弹响即为松解成功。术毕拔出针刀，于刀口处注入浓度为 30mg/L 的臭氧 5ml，局部用安尔碘消毒后贴敷无菌输液贴。术毕嘱患者将腕部屈伸至最大限度 3 次。术后 3 天保持针孔干燥，适当活动。每周治疗 1 次，3 次为 1 个疗程，术后随访 6 个月。共治 39 例患者，治愈 15 例，有效 22 例，无效 2 例，总有效率 94.9%。

4. 针刀综合疗法

刘瀛等[6]运用针刀松解术治疗桡骨茎突狭窄性腱鞘炎，获得满意效果，疗效高于推拿治疗组。治疗组：患者坐位，握拳将患侧腕部置于治疗台上，用龙胆紫在桡茎突压痛明显处定位，作为针刀松解术进针点，常规活力碘消毒，铺无菌洞巾，1%利多卡因局部麻醉。术者戴无菌手套，针刀刀口线和桡动脉平行，针刀体与皮肤垂直刺入，感觉刀下有韧性感，用提插刀法在纤维管鞘上切 3 刀，然后针刀到达骨面，在腱鞘内纵疏横剥 3 刀，出针刀后，创可贴覆盖针眼。针刀后进行手法治疗，医者用拇指按揉桡骨茎突部及其上下方，然后一手握住患侧腕部，另一手食指及中指夹持患者拇指，其余手指紧握患者其他四指进行对抗牵引，并使患者腕部向尺侧和掌侧屈曲，同时缓缓旋转推按桡骨茎突，重复操作 3～4 次。术后嘱患者口服抗生素，早晚各 1 次，连服 3 天。对照组：采用推拿治疗。结果治疗组总有效率 97.1%，对照组总有效率 82.9%。针刀的综合疗法疗效优于推拿治疗。

参考文献：

[1] 张泽，于广彬. 针刀治疗桡骨茎突狭窄性腱鞘炎 86 例 [J]. 实用中医药杂志，2011，27（9）：621.

[2] 朱泽，邱承玺，洪海东，等. 小针刀治疗桡骨茎突狭窄性腱鞘炎 30 例疗效观察 [J]. 贵阳中医学院学报，2012，34（6）：138–139.

[3] 黄彪，陈超鹏，付红亮，等. 小针刀和局部封闭治疗桡骨茎突狭窄性腱鞘炎 60 例 [J]. 中国中医

药现代远程教育，2012，10（10）：49-50.

[4] 王颖，张守平，孙莉莉，等. Ⅴ型小针刀配合封闭治疗桡骨茎突狭窄性腱鞘炎 100 例疗效对比观察 [J]．中国实用医药，2014，9（2）：38-39.

[5] 向东东，温新生，李多默，等. 针刀联合臭氧治疗桡骨茎突狭窄性腱鞘炎疗效观察 [J]．人民军医，2014，57，（10）：1078-1079.

[6] 刘瀛，吴绪平. 针刀松解术治疗桡骨茎突狭窄性腱鞘炎临床观察 [J]．湖北中医杂志，2012，34（6）：60-61.

第十四节　屈指肌腱鞘炎针刀临床研究进展

1. 针刀治疗

蒋贵东[1]采用针刀治疗 69 例屈指肌腱鞘炎，其中治愈 51 例，占 73.91%；显效 16 例，占 23.19%；有效 2 例，占 2.90%。总有效率达 100%。其操作方法是：令患者手掌心向上平放于治疗台上，严格消毒治疗部位，在患指掌横纹痛点处，或者触到硬结处进针刀，要求针体和掌面成 90°角，刀口线与屈指肌腱平行刺入，针刀深达骨面，先作切开剥离，再作横向或纵向剥离，若有硬结将其切开，术毕，出针刀，用创可贴保护刀口，然后过度掌屈、背屈患指 2～3 下，每隔 5 日治疗 1 次，一般治疗 2～3 次即可痊愈。

孙印春[2]采用微创针刀治疗屈指肌腱狭窄性腱鞘炎。患指皮肤常规消毒准备，1%利多卡因行局部浸润麻醉，药液应进入腱鞘内，取屈肌腱掌骨头侧以结节为中心沿皮纹走行做横切口约 0.5cm，分离皮下组织，显露屈肌腱鞘，并屈曲手指确认，用止血钳沿手指端撑开皮下组织，沿纤维鞘管用针刀切开腱鞘约 0.5cm。同样向腕关节方向切开腱鞘约 0.5cm。鞘壁不做切除，嘱患者屈曲手指确认动作流畅连贯后，用皮内缝合法闭合，切口外贴创可贴即可。术后患指制动，后换药，并可练习手指屈伸，随水肿消退增加活动次数，如主动活动困难，健侧手可辅助患指增加屈伸幅度。2 周内避免握物，2 周后拆线。共治 76 例，并随访 2～18 个月，中位时间 10 个月。门诊随访 30 例，电话随访 46 例，症状均消失，6 例术后手指掌侧有轻度麻木感，未作临床治疗，4 个月内自行消失。

孙贵吉等[3]采用针刀刺割治疗屈指肌腱狭窄性腱鞘炎。治疗方法：常规皮肤消毒，以扣及之痛性硬结中点为标志，旁开 1～2mm 为进针点，先注射 2%利多卡因 1～2ml 作局麻，然后以左手食、中二指按压固定硬结，右手持针刀，自左手两指间进针刀，刀口线与屈指肌腱长轴平行，垂直刺入硬结，当针刀刺透硬结时有"落空"感，即停止进针刀，然后提起针刀至皮下，稍向近侧倾斜针刀柄，再刺入硬结，每次移动约 1 个刀口的长度，如此连续刺割 3～5 次。术毕伤口以无菌纱布覆盖，嘱病人每日屈伸患指数次。本组治疗 184 例 213 指，全部治愈，其中 1 次治愈 208 指（占 97.7%），2 次治愈 5 指（占 2.3%）。硬结消失时间最短 10 日，最长 2 个月。随访 3 个月至 6 年，全部患指均恢复正常，无并发症。

苟斌虎等[4]采用针刀疗法治疗Ⅱ、Ⅲ度拇指屈指肌腱狭窄性腱鞘炎。患者取坐位，患肢手掌向上，患指伸直外展，于掌指关节横纹处触及痛性结节，并用龙胆紫先行标记。

局部常规消毒后铺无菌洞巾，戴无菌手套，再次确认痛性结节。左手拇指定位，抽取1%利多卡因注射液于硬结稍近端行局部麻醉。选用4号针刀自标记点与皮肤垂直进针，刀口线与肌腱走行方向平行。针尖感明显阻力为到达腱鞘表面，稍加用力有落空感即已刺入腱鞘。保持深度，纵行切开增厚的腱鞘组织，可闻及划开腱鞘的"喳喳"声，术者凭借针感掌握松解程度。当针尖阻力感消失，嘱患者屈伸患指，完全屈伸时无扳机样感、无弹响音，按压无嵌顿感，表明松解彻底。出针结束手术，按压压针眼止血，无菌敷料包扎切口。7日为1疗程，1个疗程治疗1次，共1个疗程，术后嘱患者24小时内切口避免沾水，保持切口清洁干燥。嘱患者术后3日内避免患指过度活动，3日后逐步加强患指屈伸功能锻炼。共治34例患者，治愈20例，好转12例，未愈2例，总显效率94.1%；治疗后复发率：1个月5.5%；3个月5.5%。

张志强[5]采用针刀治疗屈指肌腱狭窄性腱鞘炎。用针刀手术治疗方法，患者手掌心向上放平，标记选定压痛点或者硬结。常规消毒进行局部麻醉，治疗者选用钩型针灸刀，右手持针灸刀沿肌腱走行方向进针，刀尖全部刺入皮下后将其旋转90°，随后钝性推开皮下组织，将刀尖回正，并对准腱鞘刺入。患者可以主动屈伸患指，扳机现象消失说明手术成功。术后对针孔进行止血，患者口服抗生素2日。共治86例患者，治愈58例，好转26例，未愈2例，总有效率97.67%。

唐流刚[6]采用针刀治疗屈指肌腱狭窄性腱鞘炎。①体位与定点：仰卧位。手掌平放于治疗台上。检查屈指肌腱腱鞘起始点，拇指为掌指关节横纹正中近缘，2～4指为掌指关节掌侧横纹中点近端1～1.5cm处，2、4指略靠掌正中，触及压痛、硬结及条索样肿胀，嘱其屈伸，有滑动的轨迹正中，记号笔标定。②操作：术野常规消毒，铺无菌单。患指伸展并固定。局麻后使用针刀刺入腱鞘，并嘱患者屈伸患指，针刀以进针点皮肤为支点，顺腱鞘方向，与患指呈相反方向反复滑动刀刃，对刃下挛缩腱鞘、滑车切割松解，患指屈伸滑利、无障碍、无异响止。压迫针眼两端鞘管，至无淤血、鞘液流出后敷料包扎，制动、术区忌水3日。术后30例患者，治愈28例，好转1例，无效1例，有效率96.7%；术后7日30例患者，治愈28例，好转1例，无效1例，有效率96.7%；术后半年30例患者，治愈28例，好转1例，无效1例，有效率96.7%。

朱科榜等[7]采用针刀疗法用于屈指肌腱狭窄性腱鞘炎治疗。指导患者将患侧掌心朝上，将病变点触及，患者在对掌关节进行伸屈的过程中，能够感受到结节出现滑动现象，在该位置采用记号笔进行标记，进行常规消毒处理，采用2%利多卡因在标记点进行麻醉，然后对病灶部位采用钩型针刀进行处理，对患侧压痛点位置与结节部位采用左手进行全面固定，右手将针刀握住，然后顺着肌腱的走向，采用垂直方式进针，刀口线与肌腱平行。等到刀尖全部进入皮下组织，将针刀进行旋转，将旋转的角度控制在90°，将腱鞘瞄准，刺入其中，将刀柄提升大约30°。将手指远端作为方向，对腱鞘进行竖向钩割，将距离控制在50～80mm。如果手指能够进行自如伸张，绞锁现象完全消失，则表示成功完成了手术。如果在完成手术之后，不能达到以上手术成功标准，则要对以上手术步骤重复操作，在完成手术之后，再次消毒伤口，同时按压刀口5分钟，用创可贴敷贴伤口共治44例患者，治愈34例，有效8例，无效2例，总有效率95.45%，3月后复发1例，复发率2.27%。

2. 针刀加手法治疗

田向东等[8]采用针刀加手法松解治疗屈指肌腱狭窄性腱鞘炎。具体方法是：①狭窄部位的确定：在患指掌骨头掌侧的压痛点或痛性结节。②针刀松解：患指掌横纹以远局部用碘酒、酒精消毒后铺无菌孔巾，1%利多卡因2ml局麻后，用直径1mm平铲式针刀在患指掌骨头掌侧中点垂直刺入皮肤，从掌腱膜滑车远侧边缘开始向近端作"省略号样"点状切割，长约0.8cm；再沿腱鞘第一环状韧带近端边缘向远侧作"省略号样"点状切割，长约0.5cm。每一切割点尽量相互连接，切割时刀刃必须与掌腱膜滑车及腱鞘第一环状韧带纤维垂直、与屈指肌腱纤维平行。针尖刀刃触及掌腱膜滑车及腱鞘环状韧带纤维时有明显阻力，切断时有突破感，切断一处后将针刀退至掌腱膜滑车及腱鞘环状韧带表面再切第二处，如此反复操作，直至掌腱膜滑车及腱鞘环状韧带全部切开，将针刀退出。③手法松解：将针刀退出后，术者左手握住患侧手掌，用一无菌纱布按压针眼，右手握住患指使其伸直，同时嘱患者用力屈曲患指相互对抗，反复进行3～5次，掌腱膜滑车及腱鞘第一环状韧带即可完全切断而松解或部分切断而延长，使狭窄的腱鞘彻底松解。术后检查患指活动自如，局部无弹响滑动感，即可确定松解成功。④术后处理：术后针眼用无菌纱布覆盖，第2日开始鼓励患者恢复患指正常屈伸活动锻炼，以免发生粘连而复发。针刀加手法松解治疗均采用1次治疗，治疗后当时局部弹响即消失，无并发症发生，6个月后随访疗效：治疗组治愈26例，好转3例，未愈1例，治愈率86.67%，总有效率96.67%。

3. 针刀加封闭治疗

王锋等[9]采用腱鞘内注射与针刀治疗屈指肌腱腱鞘炎。患者入室后手指自然伸开手掌心向上，平放于治疗台上。常规消毒铺巾，以患指掌骨头掌侧硬结节处为进针部位，将消炎镇痛液（地塞米松棕榈酸酯4mg+维生素$B_6$50mg+维生素B_{12}0.5mg+2%利多卡因3ml配成6ml）2ml注入腱鞘内，注射时病人感觉患指胀痛并向指端放射，同时末节指腹肿胀、皮肤花白，证明药物已注入屈指肌腱腱鞘，最后留0.5ml消炎镇痛液边退针边注射，到皮下注射完。待病人注射部位痛觉消失后，用4号针刀在注射点垂直皮肤进针，刀口线与屈指肌腱平行纵向切开剥离，横向推移，若有硬结应将其切开松解，退针刀至皮下，嘱病人主动屈伸患指。如仍有弹响及交锁，重复上述操作，直至患指屈伸自如，无弹响及交锁。术毕患指过度背伸压迫止血，针刀口贴苯扎氯铵贴。嘱病人虎口相对压迫止血5分钟，次日开始患指经常做屈伸锻炼。每周1次，1～2次为1个疗程。在治疗1个疗程2周后统计治疗效果，随访时间为半年。42例患者，治愈35例，好转6例，无效1例，复发2例，治愈率83.33%，有效率97.62%，复发率4.76%，无效率2.38%。

杨传美[10]采用针刀结合水针治疗屈指肌腱腱鞘炎。患者取平卧位患侧上肢外展置于操作台上，用指摸法在掌指关节掌面局部寻找小结节或明显压痛点，用记号笔作标记。常规皮肤消毒铺无菌巾及无菌孔单。水针操作方法：将2%利多卡因1ml加曲安奈德20mg以小结节近端沿手指纵轴斜向远端进针至腱鞘回抽后快速推注药物，患者感轻度酸胀感沿注射部位向手指远端放射扩散，稍微按摩注射部位2～3分钟促进药物扩散。针刀操作方法：选用汉章牌4号针刀，用消毒的针刀口与肌腱走行方向一致，进入标记结节处，深达腱鞘，沿肌腱走行方向作上下挑割，而后纵向切割腱鞘狭窄部位，松解狭窄，其松解程度以扳机征或弹响消失为准，可分1～2次从同一进针点刺入，操作间歇退针观察手指屈伸活动度，至患指伸屈恢复正常。取出针刀，活力碘消毒压迫针孔 1～2 分钟。局部无菌包扎，3 日内保持清洁无污染，以防感染。

袁黎强[11]采用针刀配合屈指肌鞘内封闭治疗屈指肌腱鞘炎。采用针刀治疗方法，患者取坐位，患病肘部伸直，掌心向上并平放于手术台面上，压痛处为进针点，用龙胆紫做标记。2%碘伏消毒后，左手按住硬节部位，右手持针刀，针体快速刺破皮肤后用力刺破肌腱，等有很强的抵抗感后再稍稍退出，向远端切割数次，待患者手指活动自如时退出针刀，伤口处贴创可贴，每周治疗 1 次，最多不超过 3 次。针刀进行肌腱松解后再予 2%利多卡因注射液 2ml 和泼尼松龙注射液 25～50mg，注入腱鞘内进行局部封闭处理，每周 1 次，最多不超过 3 次。共治 20 例患者，显效 11 例，有效 8 例，无效 1 例，总有效率 95.00%；1 次显效 13 例，2 次显效 5 例，3 次显效 1 例，1 次显效率 68.4%。

张洪贞[12]采用针刀用于屈指肌腱狭窄性腱鞘炎。对患者的患处进行消毒，再用 5ml 注射器抽取 2%利多卡因注射液 2ml 溶曲安奈德 10mg，混合均匀，即为阻滞液。将注射器迅速刺入狭窄腱鞘中，确定回抽无血后将阻滞液注入腱鞘并压迫针孔。在此基础上采取针刀闭合型手术治疗方案，7 日 1 次，治疗 2 次。结果：112 例患者，痊愈 67 例，好转 42 例，无效 3 例，总有效率 97.32%。

4. 针刀加中药外洗治疗

黄履群[13]采用针刀配合中药外洗治疗屈指肌腱狭窄性腱鞘炎。采用桂枝、紫苏叶各 15g，透骨草、鲜桑枝、川芎、生川乌各 30g，伸筋草 20g，麻黄、红花各 80g 配成 1 剂，用水煎至 1500～2000ml 后倒入盆中，再加入食醋 10ml 后将患指浸泡 30 分钟，1 日 1 次。针刀治疗：嘱患者坐位或卧位，掌心向上，在手腕处垫一个小脉枕，让患者手指自然伸开，选择压痛点作标记，常规局部消毒，用 1%的利多卡因注射液局部浸润麻醉后，严格按针刀的四步进针法进行操作，刀口线沿肌腱的走行方向，针体垂直刺入掌面，对粘连的瘢痕进行纵行剥离，对于硬结则采用切开剥离的方式，至切割阻力感消失，手指能自如伸屈为止，完成后覆盖创面并固定。并结合中药外洗，嘱患者多做患指的屈伸运动。共治 72 例患者，痊愈 46 例，显效 18 例，无效 8 例，有效 64 例（88.9%）。

5. 针刀结合超短波治疗

孙同乐[14]采用针刀联合超短波治疗屈指肌腱狭窄性腱鞘炎，患者手掌心向上放平，标记选定压痛点或者硬结。常规消毒进行局部麻醉，治疗者选用钩型针灸刀，右手持针灸刀沿肌腱走行方向进针，刀尖全部刺入皮下后将其旋转 90°，随后钝性推开皮下组织，将刀尖回正，并对准腱鞘刺入。患者可以主动屈伸患指，扳机现象消失说明手术成功。联合超短波治疗，输出量设置为微热量至温热量，20 分钟/次，1 次/日，治疗 1 周。共治 63 例患者，显效 33 例，有效 26 例，无效 4 例，总有效率 93.85%。

李智科[15]采用针刀联合超短波治疗屈指肌腱狭窄性腱鞘炎。患者手掌心向上放平，标记选定压痛点或者硬结。常规消毒进行局部麻醉，治疗者选用钩型针灸刀，右手持针灸刀沿肌腱走行方向进针，刀尖全部刺入皮下后将其旋转 90°，随后钝性推开皮下组织，将刀尖回正，并对准腱鞘刺入。患者可以主动屈伸患指，扳机现象消失说明手术成功。联合超短波治疗，输出量设置为微热量至温热量，20 分钟/次，1 次/日，治疗 1 周。共治 102 例患者，显效 57 例，好转 39 例，无效 6 例，总有效率 94.12%。

姜山等[16]采用针刀配合超短波治疗屈指肌腱狭窄性腱鞘炎。采用两点进刀松解法，术者用拇指仔细触及硬结近端，让患者轻轻屈指，硬结移动停止或受阻处为狭窄腱鞘的远端为（A 点）；患指过屈使硬结通过术者手按硬结远端，嘱患者伸指，硬结移动受阻处为狭窄腱鞘的近端（B 点），用记号笔标记并连接 2 点，线段 AB 即为狭窄腱鞘的宽度，常规消毒，铺无菌巾，1%盐酸利多卡因在 A、B 2 点局部麻醉深达腱鞘内，采用 4 号针刀在 B 点垂直刺入皮肤，刀口线与腱鞘纵轴平行深达硬结部位，然后调转针头 80～90°向 A 点推进，反复数次；联合超短波治疗输出量为微热量至温热量，每次 20 分钟，每日 1 次，连续治疗 7 次。共治 62 例患者，痊愈 57 例，显效 3 例，有效 2 例，总有效率 100%。

6. 针刀结合中药外敷治疗

廖玉长[17]采用针刀治疗屈指肌腱缩窄性腱鞘炎。采用针刀腱鞘松解治疗。手术方法：患者坐位，患手置手术台上，对屈指肌腱腱鞘按压出现明显疼痛的地方进行标记，实施消毒并铺巾，术者戴无菌手套，选择利多卡因实施局麻；左手拇指处在标记的部位，右手持刀从标记处近端采取垂直进刀，将刀柄调整到和腱鞘平行，对腱鞘进行切割，并向远端推进，随后进行左右剥离；患者术后进行局部加压包扎，叮嘱病人不要接触水，避免活动患指。观察组术后 2 周内采用中药外敷，药物包括独活、红花、草乌、皂荚和冰片等，能够起到止痛、活血、伸筋以及消炎等效果。共治 30 例患者，治愈 25 例，好转 4 例，无效 1 例，总有效率 96.6%。

7. 针刀结合医用臭氧治疗

贾忠涛[18]采用针刀联合医用臭氧治疗屈指肌腱狭窄性腱鞘炎。针刀联合医用臭氧治疗方法，患者手掌心向上放平，标记选定压痛点或者硬结。常规消毒进行局部麻醉，治疗者选用钩型针灸刀，右手持针灸刀沿肌腱走行方向进针，刀尖全部刺入皮下后将其旋转 90°，随后钝性推开皮下组织，将刀尖回正，并对准腱鞘刺入。患者可以主动屈伸患指，扳机现象消失说明手术成功。术后注入 35μg/ml 的医用臭氧 2ml，针孔处覆盖创可贴并按压止血。共治 84 例患者，显效 41 例，好转 39 例，无效 4 例，总有效率 95.24%。

陈敏等[19]采用针刀疗法联合医用臭氧治疗屈指肌腱狭窄性腱鞘炎。患肢平放于桌面或床面，掌心向上。在患指掌指关节掌侧面掌指横纹与近指横纹之间压痛最明显处多在靠近掌远横纹上（2～4 指屈指肌腱鞘炎），掌指关节横纹正中（拇指）用定点笔在肌腱腱鞘压痛最明显处做一标记，局部用碘伏消毒，铺无菌洞巾，于标记处先于皮下注射局麻药物（1%利多卡因 1ml）；接着将注射针刺入腱鞘内注射局麻药（1%利多卡因 2～3ml），此时指腹处胀痛变硬；术者左手用食、中指分压标记点两侧，右手持针，刀口线沿肌腱走行方向平行，刀体与掌面垂直进针，绝对不可偏斜刀口线，否则可能切伤或切断肌腱。快速刺入皮肤，匀速推进，直达骨面后，稍提起到达鞘状韧带处，纵行切割 3～4 刀，再做纵行疏通，横行剥离，若有条索或硬结，再行纵行切开 2～3 刀，直到屈伸无阻碍、弹响消失后出刀。于刀口处注入浓度为 30mg/L 的医用臭氧 3～5ml。术毕针孔处消毒，外敷创可贴，再嘱患者将患指屈伸至最大限度 3～5 次即可。2～3 日内保持针孔干燥，2 日后开始活动患指。一般 1 次即愈，必要时于 1 周后重复治疗 1 次。共治 60 例患者，治愈 56 例，显效 3 例，好转 1 例。

8. 特种针刀治疗

钟伟华[20]采用改良针刀配合中药外洗治疗屈指肌腱鞘炎。对照组患者采用改良小针刀治疗，将 12 号手术刀部分刀锋打磨后仅留刀尖处 2mm 刀锋备用；患者取合适的体位，根据局部痛点，寻找筋结条索及厚实感；定点后予以常规消毒铺巾，采用 1%利多卡因局部浸润麻醉；将改良针刀刀尖沿垂直靶点方向刺入，每次每穴切割剥离 2～5 次即可出针。根据患者解剖学特征分别选用平行剥离组织方向剥离、垂直剥离组织方向剥离或斜向或不定向剥离，其中平行剥离组织方向剥离法：用针刀尖锋端紧贴着欲剥离的组织做平行方向的切割动作，使横向粘连的组织纤维断离、松解；垂直剥离组织方向剥离法：用针刀尖锋端紧贴着欲剥离的组织做垂直方向的切割动作，使纵向粘连的组织纤维断离、松解；斜向或不定向剥离：用针刀尖锋端紧贴着欲剥离的组织做斜向或不定向的切割动作，使无一定规律的粘连的组织纤维断离、松解。患者采用改良针刀治疗 1 次/周，2 次间隔 1 周，4 周为 1 疗程。根据粘连的程度及粘连组织的走向确定剥离动作，剥离动作幅度不宜过大，以免划伤血管、神经等重要组织。中药外洗治疗，中药组方为大钻、宽筋藤、半枫荷、满山香、鸡血藤、海桐皮、鸟不落各 50g，1 剂/日，水煎后冷却至室温，患指浸泡 20～30 分钟/次，1 次/日，7 日为 1 疗程。患者治疗结束后随访 6 个月。共治 28 例患者，痊愈 20 例（71.43%），好转 7 例（25.00%），无效 1 例（3.57%）。

　　王颖等[21]采用钩型针刀治疗屈指肌腱狭窄性腱鞘炎。手术定点：医者用拇指指腹在患者拇指掌指关节屈侧掌指横纹处上下约 0.5cm 范围内，轻轻推揉按压，同时让患者伸屈拇指，参照狭窄腱鞘所形成的硬结，上下触摸卡压的范围，用定点笔进行标记定点。如患者手指已经强直，则在掌指横纹上下 0.5cm 范围内进行定点。消毒：用碘伏局部涂擦消毒。麻醉：用 1%利多卡因常规局部麻醉，医者左手将患指充分伸展，拿注射器，针尖与皮肤成约 30°进针，穿透腱鞘后术者可感到有突破感，嘱患者屈伸患指，针尾无摆动情况，确定针头位于腱鞘内，且未刺入肌腱，推注 1%利多卡因 2ml，推注过程中可发现阻力较小，且此时患指远端稍饱满。手术操作：术者戴无菌手套，用钩型针刀，刀口线与肌腱方向相平行，针刀与手指平面成 60°～90°夹角快速刺入皮肤对狭窄的腱鞘进行松解，穿透腱鞘后术者可感到有突破感，嘱患者屈伸患指，针刀针尾无摆动情况，确定针头位于腱鞘内，且未刺入肌腱，一边沿患指纵向向上切割松解 3～5 刀，一边嘱患者屈伸患指，直到患指伸屈自如，弹响症状消失。出针刀，外敷创可贴。嘱患者 3 日内局部保持干燥。术后可适当活动手指。共治 112 手指，优 103，良 8，可 1，优良率 99.11%。

　　万碧江等[22]采用特种针刀治疗屈指肌腱鞘炎。以拇指屈指肌腱鞘炎为例加以介绍。患者患肢掌心向上放置于治疗台上，拇指尽量伸直，在拇指掌指关节掌面压痛结节处远端用记号笔定位。常规活力碘消毒，铺无菌巾，1%利多卡因局部麻醉，术者戴无菌手套，先用斜刃针刀，刀刃向上，刀口线与拇指长轴一致，针刀体与皮肤垂直，严格按照四步进针规程从定位处进针刀。针刀通过皮肤达皮下组织即有一落空感后，将针刀体向拇指远端倾斜，直到与拇指皮肤面呈 0°角，刀下寻找环形卡压腱鞘远端后，将针刀推入腱鞘，边推边切，直到有落空感为止，将狭窄的腱鞘切开，以松解腱鞘与肌腱的粘连。然后拔出斜刃针刀，使用特种弧形针刀。刀口线与拇指屈指肌腱走行方向一致，针刀体与皮肤呈垂直，严格按照四步进针规程进针刀，针刀经拇指屈指肌腱旁边达指骨骨面后铲剥 2～3 刀，以松肌腱鞘与骨面的粘连。出刀后患者主动活动拇指，感觉不到弹响感，拇指伸指功能恢复正常，为手术成功标准。术毕嘱患者伤口 3 日不沾水，超短波理疗 1 周，每日 1 次。3 日后每日患指屈伸功能锻炼 2 次，每次 10 遍。7 日后复查。共治 39

例患者，治疗 7 日后，未愈 7 例，好转 32 例，好转率 82.05%；治疗 14 日后，未愈 1 例，好转 1 例，治愈 37 例，治愈率 94.87%；治疗 180 日后，未愈 1 例，治愈 38 例，治愈率 97.44%。

朱国文等[23]采用弯形针刀经皮松解术治疗屈指肌腱狭窄性腱鞘炎。患者取仰卧位或坐位，掌心朝上置于治疗台上，腕背垫软枕。术者以拇指仔细触摸硬结之近端，让患者轻轻屈指，硬结移动停止或受阻处为狭窄腱鞘的远端（A 点）；过屈使硬结通过，术者手按硬结之远端，嘱患者伸指，硬结移动受阻处为狭窄腱鞘的近端（B 点）。用龙胆紫标记并连接 2 点，线段 AB 即为狭窄腱鞘处，亦是需松解处。常规消毒，铺洞巾，一次性注射器抽取 1%利多卡因 2ml、曲安奈德 40mg、维生素 B_{12} 1ml，于硬结处进针，将药物注入鞘管内。用弯形针刀于 B 点刺入皮下，估计 AB 段长度，针刀在皮下探至 A 点皮下处，方向与腱鞘纵轴一致，刀尖力线垂直于皮肤直至结实感为止。术者左手用力使患指被动屈曲，右手用力固定针刀，左手再用力使患指被动伸直，其间右手可感到刀刃在腱鞘中划过时的"喳喳"感。重复上述操作 1 次，嘱患者活动指间关节，无弹响即可。退出针刀，无菌纱布压迫止血、包扎。患处忌水洗 2 日。术后 24 小时开始行患指近侧指间关节伸屈锻炼，每次伸屈 10 下，每日 2 次，连续 1 周。如遇伸屈不彻底者，再行弯形针刀经皮松解术治疗 1 次，操作方法、锻炼方法同前。共治 44 例患者，痊愈 42 例，显效 1 例，有效 1 例，无效 0 例，1 次治愈 37 例。

万碧江等[24]采用斜刃针刀治疗屈指肌腱鞘炎。患者患肢掌心向上放置于治疗台上，用甲紫做好标记，常规活力碘消毒，铺无菌巾，1%利多卡因局部麻醉，术者戴无菌手套，用左手拇指摸清楚增厚串珠状腱鞘以明确定位，将高压灭菌的斜刃针刀刀刃向上，从串珠的近端进针刀，刀口线与拇指屈指肌腱走行方向一致，针刀体与皮肤呈 90°角刺入。通过皮肤达皮下组织即有一落空感，再将针刀体与拇指皮肤面呈 0°角，刀下寻找环形卡压腱鞘近侧后，将针刀推入腱鞘，边推边切，直到有落空感为止，将狭窄的腱鞘完全松解。出刀后检查患指活动，用左手拇指扪及结节，被动或主动活动患指，感觉不到弹响感，主动活动患指功能恢复正常，为手术成功标准。术毕嘱患者伤口 3 日不沾水，超短波理疗 1 周，每日 1 次。3 日后每日患指屈伸功能锻炼 2 次，每次 10 遍。7 日后复查。治疗 7 日后 54 例患者，好转 43 例，未愈 11 例，好转率 79.62%；治疗 14 日后 54 例患者，治愈 51 例，好转 1 例，未愈 2 例，治愈率 94.44%；治疗 180 日后 54 例患者，治愈 52 例，未愈 2 例，治愈率 96.30%。

参考文献：

[1] 蒋贵东. 小针刀治疗屈指肌腱鞘炎 69 例 [J]. 中医外治杂志，2002，11（6）：28.

[2] 孙印春. 微创小针刀治疗屈指肌腱狭窄性腱鞘炎 76 例疗效观察 [J]. 疑难病杂志，2013，12（7）：548.

[3] 孙贵吉，丁瑞梅. 小针刀刺割治疗屈指肌腱狭窄性腱鞘炎 [C]. 中华医学会疼痛学分会 2008 年世界镇痛日新闻发布会暨全国微创疼痛治疗研讨会资料汇编，2008：26.

[4] 苟斌虎，牛时季. 小针刀疗法治疗Ⅱ、Ⅲ度拇指屈指肌腱狭窄性腱鞘炎的疗效观察 [J]. 新疆中医药，2016，34（1）：18-19.

[5] 张志强. 小针刀用于屈指肌腱狭窄性腱鞘炎患者的疗效分析 [J]. 临床医药文献杂志，2016，3

（36）：7175-7177.

[6] 唐流刚. 小针刀治疗屈指肌腱狭窄性腱鞘炎的疗效观察[J]. 成都中医药大学学报，2016，39（4）：26-28.

[7] 朱科榜，孙春方，黄文悟. 针刀疗法用于屈指肌腱狭窄性腱鞘炎治疗中的临床效果[J]. 内蒙古中医药，2017，（9）：94-95.

[8] 田向东，朱光宇，黄沪，等. 针刀加手法松解治疗屈指肌腱狭窄性腱鞘炎疗效观察[J]. 陕西中医，2013，34（8）：1039-1040.

[9] 王锋，张雪芹. 腱鞘内注射与小针刀治疗屈指肌腱腱鞘炎的临床观察[J]. 宁夏医科大学学报，2010，32（1）：110-112.

[10] 杨传美. 小针刀结合水针治疗屈指肌腱腱鞘炎62例的疗效观察[J]. 长江大学学报（自科版），2014，11（21）：45-48.

[11] 袁黎强. 小针刀配合屈指肌鞘内封闭治疗屈指肌腱腱鞘炎的疗效探讨[J]. 基层医学论坛，2014，18（25）：3426-3427.

[12] 张洪贞. 小针刀用于屈指肌腱狭窄性腱鞘炎的疗效评价[J]. 临床医药文献杂志，2016，3（14）：2756-2757.

[13] 黄履群. 针刀配合中药外洗治疗屈指肌腱狭窄性腱鞘炎72例报告[J]. 内蒙古中医药，2016，（3）：78-79.

[14] 孙同乐. 小针刀联合超短波治疗屈指肌腱狭窄性腱鞘炎的临床效果[J]. 临床医药文献杂志，2017，4（3）：436-437.

[15] 李智科. 针刀联合超短波治疗屈指肌腱狭窄性腱鞘炎的临床观察[J]. 临床医药文献杂志，2016，3（37）：7333.

[16] 姜山，姜鸿雪. 针刀配合超短波治疗屈指肌腱狭窄性腱鞘炎108例临床观察[J]. 世界最新医学信息文摘，2016，16（31）：140-141.

[17] 廖玉长. 小针刀治疗屈指肌腱缩窄性腱鞘炎30例临床观察[J]. 中国民族民间医药，2014，（11）：75-76.

[18] 贾忠涛. 针刀联合医用臭氧治疗屈指肌腱狭窄性腱鞘炎的临床效果[J]. 临床医药文献杂志，2016，3（37）：7334.

[19] 陈敏，左振芹，钟亚彬，等. 针刀疗法联合医用臭氧治疗屈指肌腱狭窄性腱鞘炎疗效观察[J]. 针灸临床杂志，2012，28（12）：32-34.

[20] 钟伟华. 改良小针刀配合中药外洗治疗屈指肌腱腱鞘炎56例的临床观察[J] 内蒙古中医药，2013，（19）：95-96.

[21] 王颖，张守平，孙莉莉，等. 钩型小针刀治疗屈指肌腱狭窄性腱鞘炎200例临床观察[J]. 中国实用医药，2014，9（11）：29-30.

[22] 万碧江，张天民，吴绪平，等. 特种针刀治疗屈指肌腱鞘炎临床疗效观察[C]. 全国第三届针刀治疗膝关节病学术研讨会论文汇编，2013：154-157.

[23] 朱国文，姚新苗，吕一，等. 弯形针刀经皮松解术治疗屈指肌腱狭窄性腱鞘炎的临床研究[J]. 中医正骨，2014，26（1）：31-37.

[24] 万碧江，张天民，黄伟，等. 斜刃针刀治疗屈指肌腱鞘炎临床疗效观察[J]. 针灸临床杂志，2010，26（8）：40-42.

第十五节　臀中肌损伤针刀临床研究进展

1. 针刀治疗

胡桂林[1]采用针刀治疗该病 16 例，方法：患者取侧卧位，患侧在上，腿屈曲，健侧在下，腿伸直；臀中肌部位的痛性条索或硬结和压痛点即为治疗点，用 2%利多卡因 1～2ml 作治疗点局麻，刀口线与臀中肌纤维方向一致，针体垂直于皮肤刺入，达条索、硬结内，针下稍有阻力感，患者自觉针刀下疼痛或酸胀感，有时可向大腿或小腿放散，先纵行疏通后横行剥离，针刀下有松动感即可。术毕用创可贴固定治疗点。16 例患者中，一次治愈 10 例，2 次治愈 3 例，治愈率为 81.2%，好转 2 例，总有效率为 93.75%，无效 1 例，占 6.25%。

2. 针刀结合封闭治疗

彭宏[2]等采用针刀配合封闭治疗臀中肌损伤 259 例。在针刀手术前注射 2%利多卡因 5ml、曲安奈德 25mg、维生素 B_{12}500μg、当归注射液 4ml、麝香注射液 2ml、生理盐水 10ml，达到消炎止痛后，再在臀中肌附着区选好压痛点，进行疏通剥离。共治 259 例患者，最少 1 次，最多 3 次治愈，1 年后随访复发 12 例，仍用本法治疗而愈，治愈率达 94.59%。

3. 针刀结合手法治疗

陈柯等[3]采用手法配合针刀松解术治疗臀中肌损伤。手法治疗：先沿臀中肌前外侧或后侧纤维处的痛性条索状物自上而下顺向理按 3～5 遍，然后在腰骶部行揉按法同时点压肾俞、大肠俞，以达到放松腰肌、改善循环、益肾壮腰之目的，然后双手拇指重叠，按准劳损部位及反应物，垂直肌筋方向来回弹拨，同时按压环跳，以达到拨离粘连、解除痉挛的目的，再用双掌重叠抱揉病损部位，揉拿下肢，按承扶、委中、承山等穴行放松手法，患者仰卧位，医者一手按患侧膝，一手握踝，使患者屈膝屈髋，再使髋内收内旋，小腿外展内旋，然后牵抖下肢，手法完毕。针刀松解当日除外，每日手法治疗 1 次，每次 30 分钟，7 次为 1 疗程。针刀松解术：患者取俯卧位，术者先在患侧臀中肌附丽区用拇指按压，寻找敏感压痛点或有条索、硬结改变处，以龙胆紫标记定位作为进针点，一般取 1～2 点即可，继之患处皮肤常规消毒，铺小孔巾，术者戴无菌手套，取汉章 I 型 2 号针刀，在标记处使刀口线与臀中肌走行方向平行进针刀深达骨面（针尖透达病变组织时多有硬韧难以通过之感），此时即持刀柄施以纵行切割，纵行摆动及横行摆动等复合的内手法，此时局部有酸胀或酥麻感，并可牵涉至患侧下肢。然后出针，以无菌敷料覆盖针孔，胶布固定，每周 1 次。共治 58 例患者，每位病人治疗 1～3 个疗程，平均 2 个疗程，对 58 例患者均进行 2～10 个月的随访，痊愈 40 例，占 69.0%；显效 17 例，占 29.3%；无效 1 例，占 1.7%，总有效率为 98.3%，疗效满意。

杜引平[4]采用针刀松解加外手法治疗慢性臀中肌损伤。针刀松解治疗：患者取俯卧，医者先在患侧臀中肌附着区用拇指按压，寻找敏感压痛点或有条索、硬结改变处，以龙胆紫标记定位作为进针点，一般取 1～2 点即可。继之患处皮肤常规消毒，铺小孔巾，医者戴无菌手套，取汉章 I 型 3 号针刀，在标记处使刀口线与臀中肌走行方向平行进针刀深达骨面（针尖透达病变组织时多有硬韧难以通过之感），稍提针刀 1~2mm，此时即持刀施以纵行切割，纵行摆动及横行摆动等手法，此时局部有酸胀或酥酥感，并可牵涉至患侧下肢。然后出针，按压 3 分钟，以创可贴固定。推拿手法治疗：针刀结束后随即施以推拿手法。先在病变局部，用双手拇指垂直于臀中肌及梨状肌走行方向深压弹拨分筋数下，然后再顺肌走行方向疏导理筋数下，最后揉按患臀数下作梨状肌牵拉试验 1~2 次即可。以上操作一般为 1 次，根据需要可作第 2 次或第 3 次，每次间隔时间 5~7 日。对 86 例患者均进行 2~6 个月的随访。86 例中，痊愈 78 例，占 90.7%；显效 7 例，占 8.1%；无效 1 例，占 1.2%；总有效率为 98.8%。痊愈的 78 例中，除 11 例接受了 2 次治疗外，其余 67 例均是 1 次治愈。

4. 针刀结合理疗治疗

程新胜等[5]采用针刀松解术配合理疗治疗臀中肌损伤。针刀松解术：患者取俯卧位，术者先在患侧臀中肌附着处用拇指按压，寻找敏感压痛点或有条索、硬结改变处，以龙胆紫标记定位，作为进针点，一般取 1~2 点即可。患处皮肤用碘伏按外科小手术常规消毒，铺小孔巾，术者戴无菌手套，取汉章I型 2 号针刀在标记处于刀口线与臀中肌走行方向平行进针，针刀深达骨面（针尖透达病变组织时多有坚韧难以通过之感），此时即持刀柄施以纵行切割，纵行摆动及横行摆动等复合的内手法，此时局部有酸胀或酥麻感，并可牵涉患侧下肢。然后出针，以无菌敷料覆盖针孔，2 日后可去除敷料，1 次/周。特定电磁波谱（TDP）治疗仪治疗：针刀松解术后 48 小时开始行 TDP 治疗仪照射，治疗臀中肌部位，2 次/日，30 分钟/次。每位病人治疗 1~3 次，平均 2 次，对 48 例患者均进行 2~12 个月的随访，痊愈 30 例，占 62.5%；显效 16 例，占 33.3%；无效 2 例，占 4.2%，总有效率 95.8%，疗效满意。

5. 针刀结合玻璃酸钠治疗

徐洪璋等[6]采用玻璃酸钠配合针刀治疗臀中肌慢性损伤。针刀治疗：患者取侧卧位，患侧在上，膝关节屈曲，健侧在下，健侧腿伸直。选取压痛点为治疗点，用 1%龙胆紫作皮肤标记，常规消毒。在进针刀点用 1%盐酸利多卡因 1~2ml 局部麻醉。针刀进针严格按照朱汉章教授创立的闭合性手术的进针方法（定点、定向、加压分离，刺入）操作。单纯型：压痛点均在臀中肌的起点。将刀口线方向和臀中肌纤维平行，针体和髂骨面成垂直刺入，达骨面，先纵行剥离，后横行剥离，针刀下有松感即出针。臀梨综合型：先在臀中肌本身的痛点进行针刀手术，方法同单纯型。另外，以梨状肌的压痛点为进针刀点，刀口线和梨状肌走行方向平行，针体和臀部平面垂直，达梨状肌腹，沿梨状肌纵轴，先纵行剥离，然后作切开剥离 1~2 下，出针。玻璃酸钠注射疗法：拔出针刀后，即取玻璃酸钠注射液沿针刀手术点进针，注意进针方向及进针深度与针刀初始进针方向及进针深度一致，一般有明显落空感，缓慢推入，推完后拔出，有些患者可见针口有少量积血被注射后的玻璃酸钠挤出，用无菌纱布擦拭干净，先用一小块无菌棉球覆盖，创可贴固定治疗点。每一针刀治疗点注射玻璃酸钠 2ml。共治 38 例患者中治愈 30 例，占 78.9%，显效 7 例，占 18.4%，好转 1 例，占 2.6%。优良率 97.4%，总有效率 100%。

6. 特种针刀治疗

杨永兵等[7]采用杨氏 3A+疗法"臀五针"埋线针刀治疗臀中肌损伤。治疗：体位：俯卧位或侧卧位。消毒：在术区用碘伏常规消毒，戴无菌手套。备针：助手打开 4-0#PGLA

线体，剪为 3cm 长数段，打开 7#埋线针刀（6.5cm 长），将 3cm 线段放入埋线针刀前端 1.5cm，另外 1.5cm 留在针体之外，备用。操作①髂前点左手在定点处按压，右手持针，将带有线体的针具抵住皮肤，轻轻加压后快速突破，线体完全没入皮下时，旋转针体，回提针具，将线体留在皮下，然后再略微改变方向，穿刺数下，针下有松动感后出针，按压后创可贴贴敷。②臀上点左手在定点处按压，右手持针，刃口线与人体纵轴平行，轻轻加压后快速突破，到达骨面，旋转针体，回提针具，将线体留在皮下再略微改变方向穿刺数下，然后再横摆针体，针下有松动感后出针。③臀中点同臀上点。④环跳穴左手在定点处按压，右手持针，刃口线与梨状肌的肌纤维走行平行，快速突破，针尖在梨状肌处移行，旋转针体，回提针具，将线体留在梨状肌层，再反复穿刺数下，然后再横摆针体，针下有松动感后出针。⑤大转子上点左手在定点处按压，右手持针，刃口线与肢体纵轴平行，快速突破，线体完全没入皮下时，旋转针体，回提针具，将线体留在皮下，针身向尾侧倾斜，穿刺并摆动数下，针下有松动感后出针。

参考文献：

[1] 胡桂林. 小针刀治疗臀中肌损伤 16 例临床体会 [J]. 中国乡村医药杂志，2007，14（10）：46.

[2] 彭宏，王化京，符孔龙. 小针刀配合封闭治疗臀中肌筋膜综合征 [J]. 中医正骨，2001，13（4）：54.

[3] 陈柯，程新胜，刘又文. 手法配合小针刀松解术治疗臀中肌损伤 58 例 [J]. 中国中医骨伤科杂志，2011，19（2）：38-38.

[4] 杜引平. 针刀松解加外手法治疗慢性臀中肌损伤疗效观察 [J]. 湖北中医杂志，2015，37（8）：55-56.

[5] 程新胜，王红军，高宇亮. 小针刀松解术配合理疗治疗臀中肌损伤疗效观察 [J]. 中医临床研究，2016，8（1）：51-52.

[6] 徐洪璋，陈为坚，程耿斌. 玻璃酸钠配合小针刀治疗臀中肌慢性损伤 [J]. 中外健康文摘，2010，7（21）：136-137.

[7] 杨永兵，杨才德，包金莲，等. 杨氏 3A+疗法"臀五针"埋线针刀治疗臀中肌损伤 [J]. 中国中医药现代远程教育，2016，14（14）：109-111.

第十六节　膝关节内侧副韧带损伤针刀临床研究进展

1. 针刀治疗

王智勇等[1]采用针刀治疗陈旧性膝关节内侧副韧带损伤。患者取仰卧位，患侧膝关节下方垫一枕头，使膝关节稍屈曲，在内侧副韧带处找准压痛点，常规碘酒酒精消毒，用 1%利多卡因 5ml 加曲安奈德 40mg 作局部浸润麻醉，选用 2 号一次性汉章针刀垂直进入，刀口线与韧带纵轴平行，当刀口接触骨面时再行纵行切开剥离。如不是韧带附着点处则用横行剥离，刀刃在骨面来回 2～5 下即可出针，按压出针处不出血为止，碘酒再次消毒局部后贴创可贴 1 张，休息片刻即可行走，并嘱患者 2 日内患处不沾水，注意休息。10～15 日如症状未完全消失可再加做 1 次，一般 1～2 次即可痊愈。共治 21 例患者，治愈 15 例，显效 4 例，有效 2 例，总有效率 100%。

2. 针刀结合局部封闭治疗

陈萍[2]采用针刀加局封疗法治疗膝关节内侧副韧带损伤。①患者侧卧于治疗床上，患肢在下，膝关节稍屈曲，在内侧副韧带上找准压痛点，并做好标记。②常规消毒术野皮肤，铺无菌洞巾，戴无菌手套。③在标记处予 2%利多卡因注射液 5ml，醋酸曲安奈德注射液 3ml 混合液局部封闭。④将针刀刀口线和韧带纵轴平行刺入，当刀口接触骨面时开始剥离；如在韧带附着点处，用纵行疏通剥离法，不在附着点，则用横行铲剥法，将韧带从骨面上铲下，当刀下有松动感时即出针刀，用无菌敷料压迫片刻后创可贴固定，术毕。未愈者 5～6 日后可按上述方法进行第 2 次治疗，3 次为 1 疗程。共治 128 例中，优 89 例，占 70%；良 31 例，占 24%；可 6 例，占 5%，差 2 例，占 1.6%，总有效率 98.4%。

于文博等[3]采用针刀治疗膝关节内侧副韧带损伤。患者仰卧于治疗床上，膝关节腘窝处垫一薄枕，在内侧副韧带压痛最明显处和可触及条索、粘连处入路，刀口线与下肢纵轴平行，深达骨面，做横行剥离、切开 3 下后出刀。出刀后再用装有确炎舒松-A1ml、2%利多卡因 1ml、地塞米松 5mg 的一次性注射器做局部封闭，术毕压迫止血片刻，待无出血后敷料覆盖包扎。共治 60 例患者，58 例膝关节内侧副韧带张力试验均为阴性，2 例患者仍为阳性；治愈率 68.33%，总有效率 96.67%，无效率 3.37%。

3. 针刀结合臭氧治疗

李多默等[4]采用针刀配合臭氧治疗膝关节内侧副韧带损伤。针刀配合臭氧治疗。患者仰卧并且将膝关节屈曲 60°，在膝内侧副韧带起止点和鹅足囊处找到压痛明显点分别做一标记，施术部位局部用安尔碘常规消毒 3 遍，然后铺无菌洞巾，戴无菌手套，于每个标记点皮下注射 0.5%利多卡因各 1ml。医者左手拇指、食指固定标记点周围皮肤，右手执刀，用Ⅰ型 4 号直行针刀分别松解各点，垂直皮肤刺入直达骨面，然后行纵向疏通、横向剥离，刀下有松动感后拔出针刀。治疗后分别予各点注入质量浓度为 30mg/L 的臭氧 2ml，外敷无菌输液贴，嘱患者注意休息，保持针孔干燥 2～3 日。每周治疗 1 次，3 次为 1 疗程。共治 57 例患者，痊愈 15 例，显效 33 例，有效 7 例，无效 2 例，总有效率 96.49%。

4. 针刀结合手法治疗

喻积强等[5]采用针刀治疗冬训新兵膝关节内侧副韧带损伤。患者仰卧位，膝部屈曲 90°，足平稳放于治疗床上。取膝内侧副韧带点，即韧带起止点及其分布区的压痛点，或有条索和结节的部位，可定 1～3 点；关节间隙压痛点，可定 1 点；膝内侧副韧带滑囊点，即胫骨结节内侧面压痛点，该处常有轻微肿胀，可定多点。针刀操作要点：均采用 3 号针刀。内侧副韧带各压痛点，刀口线与膝关节内侧副韧带的走行方向平行，刀体与皮面垂直，快速刺入皮肤，通过皮下脂肪组织、膝内侧副韧带达骨面，行纵行疏通、横行剥离。如刀下有水肿感的组织，则可纵行切开几刀；关节间隙压痛点，刀口线与内侧副韧带纤维走向平行与肢体纵轴平行，刀体与皮面垂直。快速刺入内侧副韧带，刀锋到达关节间隙上或下的骨面上，行纵行疏通、横行剥离，然后将刀锋移向关节间隙，进入关节腔；此时，应有明确的落空感，停止进刀。然后，可提起刀锋，并调转刀口线 90°，切开关节囊 1～2 刀。内侧副韧带滑液囊点，刀口线与肢体纵轴平行，刀体与皮面垂直，快速进入滑液囊；纵行切开 2～3 刀，再行疏通、剥离即可。如积液较多则可有明显的落空感，并可能流出积聚的滑液。针刀术后手法治疗：患者仰卧位，膝关节屈曲成 90°。医生站于患侧床旁，一手握于踝上小腿处，另一手由膝外侧向膝内侧方向推弹 1～3 下，进一步松解挛缩的膝内侧副韧带。共治 53 例患者，痊愈 41 例，好转 8 例，无效 4 例，总有效率 92.45%。

5. 针刀结合拔罐治疗

侯宇等[6]采用针刀治疗膝关节内侧副韧带损伤。患者仰卧位，膝关节屈曲 90°，患侧足部平放床上；确定损伤部位，在股骨内上髁、关节间隙及胫骨内侧髁找出明显的压痛点，并用龙胆紫笔进行标记；对压痛点进行常规皮肤消毒后铺洞巾，然后应用 2%盐酸利多卡因进行局部麻醉，每个点约 2ml，待麻醉满意后用 4 号针刀，且刀口方向与膝关节内侧副韧带损伤部位方向平行，在压痛点间隙垂直皮肤表面刺入，存在落空感时表明已进入关节腔。剥离周围组织，进行试探性的针刺，若刺中时疼痛剧烈即表明是病变部位，在此处应用针刀切割松解筋膜，同时将筋结、筋束等一并切开。退出针刀后，立即在局部拔罐 3～5 分钟左右，不需立即压迫针眼，促进局部瘀血被拔出。再次进行局部常规消毒，用无菌敷贴覆盖刀口。尽量保持刀口皮肤干燥清洁，避免接触水。共治 44 例患者，痊愈 25 例，好转 12 例，有效 6 例，无效 1 例，总有效率 97.72%。

6. 综合疗法

黄文学等[7]采用针刀配合拔罐水针治疗膝关节内侧副韧带损伤。治疗方法：在膝关节内侧副韧带上找准压痛点，用指甲掐十字做标记，局部皮肤先用 75%酒精棉消毒，再用碘伏消毒，后用 75%酒精棉脱碘，消毒后拿一次性针刀，刀口线与侧副韧带方向平行刺入，当刀口接触骨面时开始剥离，若病灶部位在韧带附着点处，用纵行疏通剥离法，若病灶部位不在韧带附着点处，用横行均剥法，将粘连在骨膜上的韧带剥离，若粘连的范围较大，又有板结的条索状物，则用通透剥离法，尽可能将条索状物切开。出针后，速用火罐拔其局部，尽出瘀血，起罐后擦拭按压局部。用曲安奈德 40mg，维生素 B_{12} 500kg，利多卡因 0.1g 从针刀口处刺入，用苍龟探穴法局封。后用创可贴外敷。按压局部，屈伸膝关节数次，以彻底松解残留的部分粘连。2 次治疗间隔 7 日，3 次为 1 疗程。共治 32 例患者，痊愈 25 例，显效 5 例，好转 2 例，总有效 32 例（100%）。

石鲲等[8]采用针刀治疗急性膝关节内侧副韧带损伤。患者仰卧位，膝关节屈曲 90°，患侧足平放于治疗床上。取股骨内上髁、胫骨内侧髁及关节间隙明显压痛点为治疗点，用龙胆紫笔标记。局部常规消毒，戴无菌手套，铺无菌洞巾，用 2%盐酸利多卡因注射液局部麻醉，按压 1 分钟，选择汉章Ⅰ型 4 号针刀，右手持针刀，左手固定膝关节，股骨内上髁、胫骨内侧髁 2 点，刀口线方向与膝关节内侧副韧带走行方向平行，垂直于皮肤快速刺入，直达骨面，行纵行疏通、横向剥离，刀下有松动感后退出针刀。关节间隙压痛点处针刀刀口线方向仍与内侧副韧带走行方向平行，垂直于皮肤快速刺入，当有落空感后停止进刀，此时已进入关节腔，稍提针刀后，行纵行疏通、横向剥离后，再调转刀口线 90°，纵行切割 2～3 刀，刀下有松动感后退出针刀。退出针刀后不需立即压迫针眼，局部立即拔罐 5 分钟，以拔出局部瘀血，拭去血液后，碘伏局部常规消毒，用无菌敷贴或创可贴贴敷刀口。治疗后可适当口服活血化瘀类药物治疗，3 日内保持治疗部位皮肤清洁，避免接触水。共治 24 例，治愈 20 例，占 83.3%，好转 4 例，占 16.7%。

上述 24 例均行定期随访，时间 1～3 个月，均无复发。

参考文献：

[1] 王智勇，陈娟. 小针刀治疗陈旧性膝关节内侧副韧带损伤 21 例疗效观察［J］. 中国疗养医学，2012，21（3）：235.

[2] 陈萍. 小针刀加局封疗法治疗膝关节内侧副韧带损伤 128 例［J］. 当代医学，2010，16（36）：53.

[3] 于文博，路爽，胡玉龙. 针刀治疗膝关节内侧副韧带损伤 60 例疗效对比观察［J］. 中国社区医师·医学专业，2012，14（31）：202–203.

[4] 李多默，向东东，丁宇，等. 针刀配合臭氧治疗膝关节内侧副韧带损伤的疗效观察［J］. 中国中医急症，2014，23（5）：929–930.

[5] 喻积强，胡军，肖永良. 针刀治疗冬训新兵膝关节内侧副韧带损伤的疗效观察［J］. 中国中医急症，2013，22（4）：634–635.

[6] 侯宇，王吏，孙玲. 针刀治疗膝关节内侧副韧带损伤的临床疗效观察［J］. 中国处方药，2017，15（8）：124–125.

[7] 黄文学，蒋超. 针刀配合拔罐水针治疗膝关节内侧副韧带损伤 32 例［J］. 中国中医急症，2012，21（6）：978.

[8] 石鲲，魏千程，燕忠生. 针刀治疗急性膝关节内侧副韧带损伤临床观察［J］. 中国中医急症，2014，23（12）：2292–2293.

第十七节　髌下脂肪垫损伤针刀临床研究进展

1. 针刀治疗

王建生等[1]采用针刀疗法治疗髌下脂肪垫炎。患者取仰卧位，屈膝 120°。定点：髌骨下缘与胫骨粗隆之间的压痛点上。局部常规消毒、铺巾，用 1%利多卡因局麻，用汉章 I 型 4 号针刀。定向：刀口方向与髌韧带纵轴平行，针刀体与髌韧带皮面垂直。针刀操作：针刀刺进皮肤，先达髌韧带，由上而下纵行切开剥离髌韧带 1～2 刀；将刀峰插入髌韧带和脂肪垫之间，在脂肪垫的正中线上，由上而下纵行切开剥离脂肪垫 2～3 刀，深度约 0.5～1cm；将刀锋提至髌韧带内侧面与脂肪垫的外面，针刀沿刀口线垂直方向倾斜与韧带平面约成 15°，在髌韧带与脂肪垫之间深入，刀锋到达髌韧带边缘，行通透剥离，抽回针刀至原位；再将针体向相反方向倾斜，与髌韧带平面成 15°，重复上述手法。出针，按压针孔止血。术毕，无菌敷料覆盖针刀口，固定。7 日为 1 疗程，1 个疗程治疗 1 次，共 1 个疗程，在治疗结束后嘱患者卧床休息，3 日内避免下地负重活动。结果：VAS 评分：36 例患者，治疗前 7.60±1.68，治疗后 3 日 3.76±1.25，治疗后 1 个月 2.22±0.56；36 例患者，治愈 15 例，好转 15 例，未愈 6 例，总显效率 83.3%，治疗后 1 个月复发率 8.3%，治疗后 3 个月复发率 11.1%，治疗后 6 个月复发率 13.9%。

温伯平等[2]采用针刀治疗髌下脂肪垫损伤。患者取仰卧位，屈膝 120°。定点：髌骨下缘与胫骨粗隆之间的压痛点上。局部常规消毒、铺巾，用 1%利多卡因局麻，用汉章 I 型 4 号针刀。定向：刀口线方向与髌韧带纵轴平行，针刀体与髌韧带皮面垂直。针刀操作：针刀刺进皮肤，通过皮下脂肪组织，达髌韧带和脂肪垫之间。先在脂肪垫的正中线上，由上而下纵行切开剥离脂肪垫 3～4 刀，深度 0.5～1cm，将刀锋提至髌韧带内侧面与脂肪垫的外面，针刀体沿刀口线垂直方向倾斜与韧带平面约成 15°，在髌韧带与脂肪垫之间深入，刀锋到达髌韧带边缘，行通透剥离，抽回针刀至原位。再将针体向相反方向倾斜，与髌韧带平面成 15°，重复上述手法。出针，按压针孔止血。术毕，无菌敷料覆盖针刀口，固定。7 日为 1 疗程，1 个疗程治疗 1 次，共 2 个疗程。35 例患者中，2例患者因个人因素不能完成试验而脱失，1 例因恐惧针刀放弃而脱失，1 例因晕针而脱失。痊愈 12 例（36.37%）；好转 19 例（57.58%）；未愈 2 例（6.06%）。有效率 93.94%。

2. 针刀改良入路治疗

严文等[3]采用改良入路针刀治疗髌下脂肪垫炎。治疗组仰卧位，屈曲膝关节，使足掌平稳放于治疗床上，在髌韧带内外侧（相当于内外膝眼处）压痛点处，用龙胆紫做标记，常规消毒、铺无菌洞巾、戴无菌手套，在压痛点上进针刀，刀口线方向与髌韧带纵轴平行刺入，针体与髌韧带冠状面平行，与水平面平行，与矢状面垂直，深度达到髌韧带后方，关节囊前方。行扇形通透剥离，出针刀，敷创可贴。共治 68 例患者，优 47 例，良 11 例，有效 7 例，无效 3 例，优良率 85%，总有效率 96%。

3. 针刀结合臭氧治疗

周世民[4]采用针刀结合臭氧治疗髌下脂肪垫劳损。患者取仰卧位，屈曲膝关节 70°～80°，使足平稳放于治疗床上，常规消毒，铺无菌洞巾、戴无菌手套，在髌骨下缘和胫骨粗隆之间的压痛点上进针，用 1%利多卡因注射液，行表皮及局部组织麻醉，5 分钟后，取汉章牌一次性 I 型 4 号针刀，严格执行定向、加压分离和刺入的针刀进针原则，使针刀与皮肤垂直，与病变部位肌肉、韧带的纤维方向一致，快速刺入皮肤，通过皮下组织、髌韧带，达髌韧带下与脂肪垫之间。分别在脂肪垫的正中线上和内外膝眼方向，由上而下纵行切开剥离脂肪垫 3～4 刀，深度约 5cm（不穿透脂肪垫），务必使髌韧带与脂肪垫组织之间充分松解后出针刀；取臭氧（浓度为 30μg/ml）10ml 于注射器内，行针刀施术处注射，术毕按压针孔处 3～5 分钟，无出血后，施术处消毒后敷以无菌辅料，仰卧位休息 30 分钟后离院，嘱患者 3～5 日内禁浴，常规口服广谱抗生素 3 日。每 10日治疗 1 次，2 次为 1 个疗程，共治疗 1 个疗程。共治 60 例患者，治愈 31 例（51.67%），显效 22 例（36.67%），好转 5 例（8.33%），无效 2 例（3.33%），总有效率 96.67%。

4. 针刀结合封闭治疗

方勇等[5]采用针刀治疗髌下脂肪垫损伤。患者仰卧膝关节屈曲，足掌平放在治疗床上。定位于疼痛较重的一侧膝眼，爪切定位，常规消毒，铺无菌洞巾，戴无菌手套，于进针点皮下注入 2%利多卡因 1ml，局麻后，用汉章牌 I 型 4 号针刀在髌骨下缘和胫骨粗隆之间的压痛点处进针刀，刀口线和髌韧带的纵轴平行刺入，针体和髌韧带平面垂直，深度达髌韧带下方约 1cm，医者手下可稍有落空感，先作纵行切开剥离，然后将刀锋提至髌韧带内面脂肪垫的上面，刀口线方向不变，将针体沿刀口线方向倾斜和髌韧带平面成 15°角，在髌韧带和脂肪垫之间沿刀口线方向摆动针体，进行疏通剥离，将髌韧带和脂肪垫的粘连剥离。然后将针体向相反方向倾斜和髌韧带平面成 15°角，重复上述疏通剥离方法，将髌韧带和脂肪垫的另一侧疏通剥离，出针，于针刀进针口处注入昆明积大制药有限公司生产曲安奈德注射液 1ml，术毕，用无菌敷料压迫针眼片刻，贴创可贴保护针眼。本治疗每周 1 次，3 次为 1 疗程。经 1 次治疗痊愈者，不再治疗，未愈者可在 1 周后再治疗 1 次，1 个部位治疗不超过 3 次。共治 56 例患者，治愈 31 例，好转 22 例，无效 3 例，总有效率 94.6%。

5. 针刀结合灸法治疗

戴朝富[6]采用针刀配合温和灸治疗髌下脂肪垫损伤。针刀治疗：患者取仰卧位，患肢伸直放松，仔细推寻压痛部位，并用龙胆紫做好标记。术者位于患者右侧，采用 I 型 4 号针刀，皮肤常规消毒，铺无菌洞巾。髌骨尖下缘压痛明显者，术者用左手指下压推顶髌骨底，令其尖部上翘。右手持针刀，刀口线与髌韧带纤维方向平行，针刀向髌骨尖刺，达骨面后，将刀刃转动 90°，使刀刃方向与髌骨内面平行。使针刀贴髌骨骨面刺入，在髌尖后粗面上切割松解，扇形摆动针体，松解髌骨粗面处脂肪垫的变性组织。若髌韧带中点压痛明显，令患者屈膝 90°～100°，助手握患肢踝关节固定，针刀刀口线与髌韧带的纤维方向一致，针体垂直于皮肤，在压痛点处进针。刺达髌韧带与脂肪垫交界处，术者手下阻力感突然减轻时，纵行疏通剥离。然后将针体向刀口线垂直的方向倾斜针体约与髌韧带平面呈 15° 角，刺入髌韧带与脂肪垫之间做通透剥离，扇形摆动，将髌韧带和脂肪垫之间的粘连分剥开来。然后将针体再向相反方向倾斜与髌韧带平面成 15° 角，重复上述方法，将髌韧带与脂肪垫的另一侧粘连剥离开来，出针，外敷创可贴。每星期治疗 1 次，2 次为 1 个疗程。温和灸治疗：取膝眼、犊鼻压痛点。采用清艾条，每次灸用 1 支，将其对折，同时点燃 2 个半支艾条熏灸。令患者取坐位，在医者指导下，手持艾条温和灸，燃端距皮肤表面 2～3cm，以温热患者能忍受为度。每次治疗 30 分钟，每日治疗 1 次，每星期治疗 5 次，10 次为 1 个疗程。共治 174 例患者，痊愈 69 例（40.1%）；显效 72 例（41.3%）；有效 28 例（16.3%）；无效 3 例（2.3%）。总有效率 97.7%。

6. 针刀结合手法治疗

田有粮等[7]采用针刀松解治疗髌下脂肪垫劳损。针刀治疗，患者取仰卧位，屈曲膝关节 70°～80°，使足平稳放于治疗床上。定点，常规消毒，铺无菌洞巾，戴无菌手套，用汉章牌 I 型 4 号针刀在髌骨下缘和胫骨粗隆之间的压痛点上进针刀，快速刺入皮肤，通过皮下组织、髌韧带，达髌韧带下与脂肪垫之间。分别在脂肪垫的正中线上和内外膝眼方向，由上而下纵行切开剥离脂肪垫 3～4 刀，深度约 5mm（不穿透脂肪垫），务必使髌韧带与脂肪垫组织之间充分松解后出针刀。用无菌敷料压迫针眼片刻，贴创可贴保护针眼，术毕进行手法操作：①膝关节伸直位，助手由髌骨上方向下推挤，医生以双手拇指压于髌韧带两侧，向内后上方深压，促使脂肪垫与髌韧带、髌尖的粘连进一步松解剥离。②被动过屈、过伸膝关节数次。③让病人自己最大限度地伸、屈膝关节数次。每周治疗 1 次，3 次为 1 疗程。共治疗 1 个疗程。共治 30 例患者，显效 15 例，有效 11 例，好转 3 例，无效 1 例，总有效率 96.67%。

刘敬林[8]采用针刀治疗髌下脂肪垫损伤。患者仰卧，膝关节屈曲，足掌平放在治疗床上。定点，常规消毒，铺无菌洞巾，戴无菌手套，用汉章牌 I 型 4 号针刀在髌骨下缘和胫骨粗隆之间的压痛点上进针刀，刀口线和髌韧带的纵轴平行刺入，针体和髌韧带平面垂直，深度达髌韧带下方（约 0.5cm，医者手下可稍有落空感），先作纵行切开剥离，然后将刀锋提至髌韧带内面脂肪垫的上面，刀口线方向不变，将针体沿刀口线方向倾斜和髌韧带平面成 15° 角，在髌韧带和脂肪垫之间沿刀口线方向摆动针体，进行通透剥离，将髌韧带和脂肪垫的粘连剥离。然后将针体向相反方向倾斜和髌韧带平面成 15° 角，重复上述通透剥离方法，将髌韧带和脂肪垫的另一侧通透剥离，出针。用无菌敷料压迫针眼片刻，贴创可贴保护针眼，术毕。然后过度屈伸膝关节，用双手拇指上下左右推髌韧带，并嘱患者做挺膝锻炼。每周治疗 1 次，3 次为 1 疗程。在本组的 50 例患者接受治疗 4 个疗程后，对患者进行开展随访工作，调查 50 例患者的治疗效果，据统计，本组的 54 个膝关节损伤在接受相关治疗后，共有 52 个膝关节的治疗效果为治愈，治愈率为 96.2%；共有 2 个膝关节的治疗效果为好转，好转率为 3.8%，本次治疗的总有效率较为理想，高达 100%。

8. 特种针刀治疗

李永新[9]采用斜圆刃针治疗髌下脂肪垫损伤。患者取仰卧位，膝下垫一软枕以利操作，膝关节呈屈曲 90° 位，选用 0.5mm×50mm 的斜圆形刃针，取内外膝眼为进针点，碘酒、酒精消毒，左手将髌骨向下推挤，使髌骨下极向上翘起并加以固定，右手持针分别自内外膝眼进针，针尖朝向髌骨下极，直达髌骨下极抵住骨面后将针回提至皮下，再朝该方向点刺 3~5 针，可听到或手感到粘连纤维断裂声。髌骨前下缘脂肪垫附着点是治疗关键点。针尖不可刺入关节腔内，伤及髌骨内面软骨面，也不能伤及脂肪垫实质及关节滑膜。每隔 2 日治疗 1 次，3 次为 1 个疗程，每名患者治疗时间均不超过 2 个疗程，治疗期间嘱患者避免过多膝关节负重活动。共治 53 例患者，治愈 43 例，占 81%；好转 9 例，占 17%；无效 1 例，占 2%；总效率为 98%。

田瑞瑞等[10]采用杨氏 3A+疗法"膝五针"埋线针刀治疗髌下脂肪垫损伤。采用杨氏 3A+疗法"膝五针"治疗。定点：血海穴：屈膝，在大腿内侧，髌底内侧端上 2 寸，当股四头肌内侧头的隆起处。即皮下为股内侧肌。梁丘穴：屈膝，在大腿前面，当髂前上棘与髌底外侧端的连线上，髌底上 2 寸。即股直肌腱与股外侧肌腱之间或股中间肌腱的外侧。内膝眼：屈膝，在髌骨与髌韧带内侧凹陷处。即髌韧带与髌内侧支持带之间、膝关节囊、翳状皱襞。外膝眼：屈膝，在髌骨与髌韧带外侧凹陷处。即髌韧带与髌外侧支持带之间、膝关节囊、翳状皱襞。阳陵泉：在小腿外侧，当腓骨头前下方凹陷处。即皮下为腓骨长肌、趾长伸肌。针刀和线体的选择：针具采用兰州大学第一医院东岗院区杨才德教授发明的埋线针刀，"膝五针"选用 6.8cm 长 7#埋线针刀；线体用 2cm 长 4-0 的 PGA 或 PGLA 线体，线体对折后将一半穿入埋线针刀内，一半留于埋线针刀外。操作方法：患者仰卧位，屈曲膝关节 70°~80°，使足平放于治疗床上，术者站于患者的膝关节的右前方，戴检查手套，用定点器定点，术区消毒，术者换戴无菌手术手套并铺无菌洞巾；术者左手拇指再次定点并按压固定皮肤，右手用 OK 持针法（拇食二指）持穿有线体的杨氏埋线针刀，右手中指及无名指指端支于操作点旁，将埋线针刀的开孔斜面及外露线体朝左手拇指，刀口线与身体纵轴平行，刀体与皮面切线位垂直。当穿刺血海穴：快速刺入皮肤，缓慢进针，直达股四头肌内侧头的隆起处，旋转针柄 180° 出针致皮下，继续进针，约为刺入深度的一半（髌骶内侧端），纵向切开 2~4 刀，然后纵行疏通，横向分离，刀下有松动感后，缓慢出针并按压针孔，观察不出血用无菌贴贴敷。穿刺梁丘穴：快速刺入皮肤，缓慢进针，直达股直肌腱与股外侧肌腱之间，旋转针柄 180° 出针致皮下，继续穿刺致股中间肌腱的外侧，纵向切开 2~4 刀，然后纵行疏通，横向分离，刀下有松动感后，缓慢出针并按压针孔，观察不出血用无菌贴贴敷。穿刺阳陵泉：快速刺入皮肤，缓慢进针，直达腓骨长肌。旋转针柄 180° 将线留致肌肉层，出针致皮下，继续进针致趾长伸肌，纵向切开 2~4 刀，然后纵行疏通，横向分离，刀下有松动感后，缓慢出针并按压针孔，观察不出血用无菌贴贴敷。穿刺内膝眼：术者左手拇指再次定点并按压固定皮肤，右手用 OK 持针法（拇食二指）持未穿线体的杨氏埋线针刀，右手中指及无名指指端支于操作点旁，将埋线针刀的开孔斜面朝左手拇指，刀口线与髌韧带纤维走向平行，针体与皮面垂直，快速刺入皮肤，皮下组织。然后，将针柄向尾端稍倾斜，刀锋指向髌尖，匀速推进达髌骨下极内侧骨面，调转刀口线 90°，与髌内侧面平行。调整刀锋到髌尖的内侧面，紧贴髌骨内侧面骨面（粗糙面），切开脂肪垫 3~5 刀，再行通透剥离，并将针体沿刀口线方向摆动，使髌韧带和脂肪垫分离，松动感明显时出刀。外膝眼：针体向反方向倾斜，重复内膝眼操作方法操作。每 2 周 1 次，2 次为 1 个疗程，治疗 1 个疗程后评价疗效。操作注意事项切开髌下脂肪垫时，不得超过 5mm，不得切透脂肪垫进入关节腔；埋线针刀穿过髌韧带时，有穿透进入软组织的感觉，有落空感；进行通透剥离时，常有组织间粘连的阻滞感，剥离后刀下有宽松感。共治 30 例患者，VAS 评分，治疗前 7.95±1.35，治疗后 1.77±1.05；显效 6 例（20.0%），有效 20 例（66.67%），无效 4 例（3.33%），总有效率 86.67%。

参考文献：

[1] 王建生，陈霞，苟斌虎，等. 小针刀疗法治疗髌下脂肪垫炎的临床研究 [J]. 新疆中医药，2015，33（3）：9–11.

[2] 温伯平，雷旭露，蒋蓉，等. 针刀治疗髌下脂肪垫损伤的临床疗效观察 [J]. 西南国防医药，2013，23（8）：836–838.

[3] 严文，魏汉卿，蔡亮. 改良入路与传统入路针刀治疗髌下脂肪垫炎的疗效比较 [J]. 中国社区医师·医学专业，2012，14（3）：86.

[4] 周世民. 小针刀结合臭氧治疗髌下脂肪垫劳损 120 例 [J]. 中国老年学杂志，2015，35（10）：2827–2828.

[5] 方勇，薛卡明. 小针刀治疗髌下脂肪垫损伤 56 例临床观察 [J]. 中国中医骨伤科杂志，2011，19（4）：48–49.

[6] 戴朝富. 针刀配合温和灸治疗髌下脂肪垫损伤 172 例 [J]. 上海针灸杂志，2011，30（1）：44–45.

[7] 田有粮，李茜，金鑫鑫，等. 针刀松解治疗髌下脂肪垫劳损临床研究 [C]. 中国甘肃兰州：中华中医药学会针刀医学分会 2013 年度学术年会论文集，2013：249–253.

[8] 刘敬林. 针刀治疗髌下脂肪垫损伤的临床疗效观察 [J]. 现代诊断与治疗，2014，25（18）：4283.

[9] 李永新. 斜圆刃针治疗髌下脂肪垫损伤 53 例疗效总结 [J]. 中医临床研究，2015，7（35）：32–33.

[10] 田瑞瑞，杨才德，宋建成，等. 杨氏 3A+疗法"膝五针"埋线针刀治疗髌下脂肪垫损伤临床观察 [J]. 中国中医药现代远程教育，2016，14（22）：107–110.

第十八节　踝关节陈旧性损伤针刀临床研究进展

1. 针刀治疗

秦民安等[1]采用针刀治疗陈旧性踝关节扭伤。让患者仰卧治疗床上，使患侧足跖屈内翻位，在外踝尖下压痛最明显处为进针点。局部注射 0.5～1ml 普鲁卡因局麻。针刀与施术部位平面垂直进针，针刀刀口线和外踝腓距前韧带平行刺入，穿过皮肤达骨面后作韧带附着点松解，觉手下松动感即出针；再从外踝尖前缘压痛点作第 2 个进针点，局麻后垂直刺入，达到踝骨面后作韧带附着点松解。然后将针刀向关节腔方向深入，遇有柔软感时作切开剥离，松解关节囊前偏外侧壁，术毕针眼用无菌纱布覆盖，适当休息 2～3 日，无需特别制动。本组患者松解一次者 18 例，2 次者 4 例，3 次者 3 例。

周朝进等[2]采用针刀整体松解术治疗踝关节陈旧性损伤。采用针刀整体松解术治疗。根据针刀医学关于疾病病理构架的网眼理论，分 3 次治疗。患者仰卧位，踝关节局部严格消毒后，用 1%利多卡因局部浸润麻醉，采用Ⅰ型 4 号直形针刀，按四步进针规程进针刀。第 1 次针刀松解趾长伸肌腱鞘和跗长伸肌腱鞘的粘连瘢痕：第 1 支针刀松解趾长伸肌腱鞘的粘连瘢痕，在踝关节平面、足背动脉外侧 1cm 处定位。刀口线与 2～5 趾长伸肌腱方向一致，针刀体与皮肤呈 90°角，从定位处刺入，针刀经皮肤、皮下组织，当刀下有阻力感时，继续进针刀 1cm，纵疏横剥 3 刀，范围 0.5cm。第 2 支针刀松解跗长伸肌腱鞘上部的粘连瘢痕，在踝关节平面、足背动脉内侧 1cm 处定位。第 3 支针刀松解跗长伸肌腱鞘下部的粘连瘢痕，在第 2 支针刀远端 2cm、足背动脉内侧 1cm 处定位。第 2～3 支针刀操作方法与第 1 支针刀相同。第 2 次针刀松解伸肌下支持带的粘连瘢痕：第 1 支针刀松解伸肌下支持带外侧上部的粘连瘢痕，在外踝尖定位。刀口线与小腿纵轴方向一致，针刀体与皮肤呈 90°角，从定位处刺入，针刀经皮肤、皮下组织，当刀下有阻力感时，提插刀法切割 3 刀，深度达骨面，然后纵疏横剥 3 刀，范围 0.5cm。第 2 支针刀松解伸肌下支持带外侧下部的粘连瘢痕，在第 1 支针刀远端 1cm 处定位。第 3 支针刀松解伸肌下支持带上束的粘连瘢痕，在内踝尖上 2cm 处定位。第 4 支针刀松解伸肌下支持带下束的粘连瘢痕，在内踝尖下 2cm 处定位。第 2～4 支针刀操作方法与第 1 支针刀相同。第 3 次针刀松解踝关节外侧副韧带的粘连瘢痕：第 1 支针刀松解外侧副韧带的起点，从外踝尖部进针刀。刀口线与下肢纵轴平行，针刀体与皮肤呈 90°角，针刀经皮肤、皮下组织，到达外踝尖骨面后，调转刀口线 90°，在骨面上向下铲剥 3 刀，范围 0.5cm；然后退针刀至皮下，针刀体分别向前、向后至外踝尖前部及后部，再调转刀口线 90°，在骨面上向下铲剥 3 刀，范围 0.5cm。第 2 支针刀松解距腓前韧带的止点，从外踝尖部前下方 2cm 处进针刀。第 3 支针刀松解跟腓韧带的止点，从外踝尖部下方 2cm 处进针刀。第 4 支针刀松解距腓后韧带的止点，从外踝尖部后下方 2cm 处进针刀。第 2～4 支针刀操作方法与第 1 支针刀相同。每次针刀术毕，拔出针刀，局部压迫止血 3 分钟后创可贴覆盖。并在助手的协助下行踝关节的对抗性牵引，使关节充分背屈、跖屈 5 次后，施关节弹压术以促使关节恢复到正常角度。每周 1 次，3 次治疗后评定疗效。共治 30 例患者，治愈 24 例，显效 3 例，有效 2 例，无效 1 例，总有效率 96.7%。

2. 针刀结合针刺治疗

杨春花[3]采用针刺配合针刀治疗陈旧性踝关节扭伤。针刺治疗：取阳陵泉、解溪、太冲、阿是穴。内踝扭伤者另取昆仑、丘墟；外踝扭伤者加取太溪、照海。留针 30 分钟。针刀：外踝扭伤者侧卧，患侧在上，充分暴露踝关节外侧面，即外踝跟腓韧带。在腓前韧带上找准压痛点，根据四步进针法，局部皮肤消毒后，将针刀刀口线和韧带纵轴平行刺入，当刀口接触骨面时开始剥离，如在韧带附着点处，用纵行剥离法，不在附着点则用横行铲剥法，将韧带从骨面上铲下，出针压迫针孔片刻。内踝扭伤者侧卧，患侧在下，充分暴露踝关节内侧面，在内踝三角韧带（包括胫距后部、胫跟部、胫舟部）上找准压痛点，根据四步进针法，局部皮肤消毒后，将针刀刀口线和韧带纵轴平行刺入，当刀口接触骨面时开始剥离，采用纵行针切、纵行摆动为主，进行松解和疏通，出针压迫针孔片刻。针刺每日 1 次，针刀每周 1 次，1 周为 1 疗程，治疗 2～3 个疗程。共治 30 例患者，临床治愈 6 例，显效 16 例，有效 7 例，无效 1 例，总有效率 96.7%。

王宋鑫等[4]采用针刀配合针刺治疗陈旧性踝关节损伤。针刀治疗，选定针刀治疗点后（压痛点为治疗点），清洁消毒踝关节皮肤，局部麻醉后，按照针刀操作规程进行操作，每周治疗 1 次，以 3 周为 1 疗程，针刀治疗间隔 1 日后采用针刺治疗。针刺方法为：患者仰卧位，常规消毒后取阿是穴、申脉、昆仑、解溪、丘墟、太溪、照海、阳陵泉。毫针直刺，平补平泻，留针 25 分钟，3 周为 1 疗程。共治 33 例患者，治愈 23 例，显效 6 例，好转 3 例，无效 1 例，总有效率 96.97%。

3. 针刀结合手法治疗

安平等[5]采用针刀合手法治疗踝关节陈旧性损伤。针刀闭合松解术：患者仰卧治疗床上，使患足跖屈内翻位。将利多卡因与生理盐水 1:1 配比在进针刀处局麻后，分别在外踝、内踝前韧带附着处及关节囊壁和内踝的距胫前韧带等部位行针刀治疗。于外踝下缘入针刀，刀口线与肌肉走行方向一致，切开关节囊，然后刺入关节间隙左右摆动刀口，剥离粘连后出针刀。从内踝下缘进针刀，方法同上。经过多个角度的剥离，充分将关节囊等处粘连分开。手法治疗：在针刀闭合松解后，助手双手握患肢膝关节下缘，医者左手托患侧足跟部，右手抓患侧足背部，拇指在足底，四指在足背，做对抗牵引，然后在牵引状态下，摇动全足，使其充分的外旋转。1～2 次后，两手配合将足外翻背屈，用"8"字绷带将足置于外翻背屈位 7～10 日。结果：96 例经随访 26 个月。优：50 例（52%），良：33 例（34%），一般：9 例（9%），差：4 例（4%），优良率 91.66%。

4. 特种针刀治疗

朱家贵[6]采用微针刀治疗陈旧性踝关节损伤。采用胡超伟发明的微针刀，①外踝损伤：在外踝周缘找寻痛性筋结点。②内踝损伤：在内踝周缘找寻痛性盘结点。找到痛性筋结点后，微针刀横断松解筋结，筋结平复后即出针。2 日治疗 1 次。60 例患者经 1～5 次治疗，有效率 100%，57 例治愈，占 95%，有效 3 例，占 5%，绝大多数治完后立马见效。不能痊愈的患者多为病程长，有骨质增生者。

参考文献：

[1] 秦民安，陈建鸿. 小针刀治疗陈旧性踝关节扭伤 25 例临床体会 [C]. 山西省针刀医学会：针刀医学论文精选，1999：213-214.

[2] 周朝进，吴绪平，张平，等. 针刀整体松解术治疗踝关节陈旧性损伤临床观察 [J]. 湖北中医药大学学报，2014，16（6）：90-92.

[3] 杨春花. 针刺配合小针刀治疗陈旧性踝关节扭伤 30 例 [J]. 浙江中医杂志，2012，47（3）：198.

[4] 王宋鑫，曾建文，王素华. 针刀配合针刺治疗陈旧性踝关节损伤 33 例 [J]. 中医外治杂志，2014，23（6）：42-43.

[5] 安平，滕居赞. 针刀合手法治疗踝关节陈旧性损伤 96 例 [J]. 广西中医药，2005，28（4）：41.

[6] 朱家贵. 微针刀治疗陈旧性踝关节损伤 60 例临床观察 [J]. 饮食保健，2016，3（23）：91.

第十九节 慢性跟腱炎针刀临床研究进展

针刀结合射频热凝术治疗 姚洁等[1]采用针刀疗法配合射频热凝术治疗顽固性老年性跟腱炎。患者取俯卧位，患足下方放置一海绵支架。常规术区消毒，铺孔巾，用 2% 利多卡因注射液稀释后行局部麻醉，选取 3 号汉章牌针刀垂直进针，刀口线与足纵轴方向一致，与跟腱走行方向平行，对准肿胀最严重或压痛最明显的部位，垂直刺达骨面后稍退针约 0.3～0.5cm，在跟腱腱周和筋膜增厚处将针刀分别从跟腱外侧、正中、内侧三个方向纵向切割筋膜数次。再横向铲剥 1 次。出针后压迫止血 3 分钟。然后采用北京北琪公司生产的 R-2000B 温控射频热凝仪及穿刺针和电极针，选用 22G/97mm/0.70mm/5mm（针号/长度/外径/工作端长度）的穿刺针，从跟腱外侧刺入直达跟骨后缘后退针约 0.3cm，打开射频热凝仪，依次选取，从 70℃、80℃、90℃逐步升温，治疗 2 个周期，每个周期约 60 秒，沿跟腱止点向周围各个方向扇形调整射频针深度，倾斜角度，再次治疗 2 周期后，拔针，创可贴覆盖针孔。术后 48 小时保持局部清洁干燥，隔 7 日复诊，若症状依然存在，再次治疗 1 次，2 次治疗无效放弃治疗。共治 108 例患者，治愈 98 例，显效 10 例，无效 2 例，治愈率为 90.7%，总有效率为 98.1%。

参考文献：

[1] 姚洁，董博，袁普卫，等. 小针刀疗法配合射频热凝术治疗顽固性老年性跟腱炎 108 例 [J]. 中国老年学杂志，2015，35（24）：7219–7220.

第二十节 跟痛症针刀临床研究进展

1. 针刀治疗

侯珺等[1]采用针刀疗法治疗足跟痛。患者俯卧，踝关节前缘垫一小枕，足跟朝上，将足垫稳，取患足跟骨结节压痛最明显处为进针点，用棉签蘸龙胆紫标记，常规消毒，铺无菌洞巾，用一次性 5ml 6 号针管，使针尖与足跟端跟底平面约成 60° 角，快速刺入皮肤，缓行进针至跟骨结节处，回抽血后，从 3 个方向注入 2% 利多卡因 2～5ml，出针后，轻揉此处几秒钟，再用朱氏 4 号或 3 号针刀，刀口线与足底纵轴垂直，针体和足底的后平面呈 60° 角，进入深度达骨刺尖部，作横行切开剥离，3～4 下即可出针。将针孔覆盖好后，医者一手使患足过度背屈，同时另一手拇指向背方向推顶足弓部象弓弦一样的跖长韧带和跖腱膜，这样做 2～3 次即可。术后创可贴固定，3 日内患足避水以防感染。共治 45 例患者中，治愈 31 例，占 68.89%；显效 6 例，占 13.33%；好转 5 例，占 11.11%；无效 3 例，占 6.67%，总有效率为 93.33%。

熊兴勇[2]采用针刀松解跖腱膜治疗跟痛症。治疗组：患者取俯卧体位，足跟朝上，踝关节前缘垫一软枕，充分暴露并平稳足跟及足底以利于操作。在足底跖腱膜部位触按

寻找，取跖腱膜紧张点、压痛点；在跟骨周围韧带和腱膜附着处压痛点取点，每次取 4～6 点作为进针点用龙胆紫作标记，术野按西医外科手术要求常规消毒，术者戴无菌手套，铺无菌巾，局部麻醉，用朱氏 4 号针刀于上述治疗点，按针刀闭合性手术的四步进针规程，刀口线与神经、血管、肌纤维方向平行，针刀垂直于皮肤进针，用针刀闭合松解，手法以横行摆动、纵向切割为主。操作要求轻巧、准确，中病即止，以免引起患者不良反应；注意控制针刀刺入的深度，以免误伤。术毕按压并贴创可贴，辅以手法对抗牵拉：用拇指压住痛点，用力弹拨，然后一手握足跟部，另一手握足趾部，被动上翘足背至最大范围反复 4～6 次。1 周治疗 1 次，连续治疗不超过 3 次。对照组：体位与治疗组相同，在跟骨周围韧带和腱膜附着处压痛点取点，其余操作均与治疗组相同。结果：治疗组近期和远期治愈好转率分别为 90.4% 和 84.6%，对照组分别为 91.2% 和 67.0%。讨论：本观察结果显示，采用针刀治疗跟痛症，松解跖腱膜紧张点及跟骨压痛点，远期疗效治愈率比单纯松解跟骨压痛点高。

李永文等[3]采用针刀整体松解术治疗跖腱膜炎跟痛。患者俯卧位，患侧踝关节前方垫小枕，足底朝上。皮肤上标记拟松解部位，洛活碘消毒，铺无菌洞巾。于标记处予 2% 利多卡因 2ml＋0.9% 氯化钠注射液 2ml 局部浸润麻醉。采用汉章 I 型 4 号针刀，首先松解跟骨结节处跖腱膜中央部。从跟骨结节前下缘进针刀，刀口线与跖腱膜方向一致，针刀体与皮肤呈 90° 角进刀后，刀柄向前与足底约呈 60°，由前向后，针刀经皮肤、皮下组织，到达跟骨结节前下缘骨面，在骨面上向前纵行切割 3～4 刀，然后调转刀口线 90°，垂直足弓长轴，横行切割 3～5 刀，范围约 0.5cm。同法松解跖腱膜内侧部。根据跖腱膜挛缩程度，选择性松解跖腱膜于第一至第五近节趾骨基底部附着处。最后一同拔出针刀，压迫止血 2～3 分钟，创可贴覆盖针眼。必要时，2 周后再行 1 次针刀治疗。一般治疗为穿宽松软底鞋或垫松软鞋垫，控制体重，行足底筋膜牵拉训练，3 个月内避免过度负重及跑跳等剧烈活动。共治 23 例患者，治疗后 6 周，治愈 2 例，好转 21 例，有效率 100%，治愈率 8.7%；治疗后 3 个月，治愈 13 例，好转 9 例，无效 1 例，有效率 95.7%，治愈率 56.5%；VAS 评分：治疗前 4.91±0.73，治疗后 6 周 2.00±0.95，治疗后 3 个月 0.65±1.03。

曹文吉等[4]采用针刀松解术治疗跟痛症。患者俯卧位，胸前及踝关节前缘各垫一软枕，足跟朝上。在跟骨结节前下缘跖腱膜中央处及其内侧缘约 2cm 处定点，常规铺巾，取 1% 利多卡因局部浸润麻醉，医者严格无菌操作，戴无菌手套，用汉章 I 型 4 号直型针刀，垂直于皮肤进针刀，使刀口线与跖腱膜走行一致。直刺达骨面后纵疏横剥 2 刀，以分离跖腱膜与跟骨结节之间的粘连，然后调转刀口线 90° 角，提插切割至刀下有松动感为宜，在跟骨骨面上向前下铲拨 2～3 刀。治疗结束后，局部压迫止血 3 分钟，用创可贴敷贴针眼。如 1 次未愈者，1 周后进行第 2 次治疗，但最多不超过 2 次。共治 30 例患者。痊愈 19 例，显效 6 例，有效 3 例，无效 2 例，总有效率 93.3%；VSA 积分：治疗前 7.03±1.23，治疗后 1.12±0.60。

王修灿等[5]采用针刀治疗跟痛症。患者俯卧于治疗床，患足背下置一垫枕托起患足，用标记笔在跟骨结节内缘定一标记点，以定点为中心，常规消毒，铺无菌洞巾，抽取盐酸利多卡因注射液（5ml：0.1g）2ml，0.9% 氯化钠注射液 3ml；将上述 2 种液体混匀，在定点处依次作皮丘麻醉，再深入肌层麻醉，逐层麻醉至跟骨结节处，30 分钟后取汉章 3 号针刀，在麻醉点处与皮肤呈 90° 进针刀，刀口线与跖腱膜方向一致，直达跟骨结节内缘骨面处，在骨面上向前下铲剥 3 刀，范围约 0.5cm，拔出针刀，针眼敷贴创可贴 1 枚，用手掌于操作部位按压 5 分钟，以防出血，术毕，嘱其针眼处 3 日内勿沾水以防感染。辅助手法：针刀术毕，嘱患者仰卧位，术者双手握足底前部，嘱患者踝关节尽量背伸，在背伸到最大位置时，术者用力将踝关节背伸 1 次，手法结束。3 次针刀为 1 个疗程。共治 100 例患者中，针刀治疗 1 次 42 例，2～3 次 58 例。

朱镜等[6]采用针刀治疗跟痛症。患者俯卧于床上，足跟朝上，足背下垫软垫以支持固定。在压痛点最明显处作标记，作为进针点。常规外科消毒，用 1%利多卡因 2ml 局部浸润麻醉。选一次性 4#针刀，针刀口线与足纵轴方向一致，垂直刺入达跟骨骨面，先纵行切割数刀摆动，再掉转刀口 90°横行切割摆动，觉针刀下松动感出针刀，压迫止血，贴创可贴，避免接触污水 3 日。每周 1 次，3 次为 1 个疗程，共 1～2 个疗程。结果：治疗前、后的 VAS 评分分别为（6.39±0.56）分和（1.06±1.27）分，治疗后 4 个月为（1.03±1.26）分，治疗后 VAS 评分均较治疗前下降。

2. 针刀配合中药熏洗

俞延军[7]采用针刀结合中药熏洗治疗跟痛症。针刀疗法：患者取俯卧位，足背垫一治疗枕，使足跟朝上。常规消毒，后于压痛最明显处用 1%利多卡因作局部麻醉后，取汉章牌 4 号针刀快速进刀，刀口线与足底纵轴线平行，针体垂直皮肤刺入，到达骨面后针与跟底呈 60°角，先纵行疏通 2～3 刀，再将刀口旋转 90°，作横行切开剥离 3～5 下即可出针，伤口覆盖创可贴。接着医者一手使患足过度背屈，同时另一手拇指向足背方向推顶足弓的跖长韧带和跖腱膜，这样做 2～3 次即可。一般治疗 1～2 次，每周 1 次。中药熏洗：行针刀治疗后 2～3 日，针口已闭合，开始用中药熏洗。取海桐皮、伸筋草、透骨草、艾叶、千年健、延胡索、宽筋藤、威灵仙、牛膝、木瓜、羌活、独活、川芎各 30g。上方水煎取液，先熏后洗，每日 2 次，每次熏洗不少于 30 分钟。1 个疗程 1 周，共用 2 个疗程。本组病例共 85 足，临床痊愈 53 足，占 62.3%；显效 14 足，占 16.5%；有效 12 足，占 14.1%；无效 6 足，占 7.1%；总有效率 92.9%。

谢作完等[8]采用针刀联合中药熏洗治疗跟痛症。采用俯卧位，足跟朝上，将足垫稳。常规消毒。在患足跟压痛点处针刀垂直刺入，刀口方向和跖长韧带垂直。快速进针达皮下，缓慢深入直达痛点。沿肌纤维方向纵行剥离 3～5 次，再垂直肌纤维方向贴骨面横行铲剥 3～5 次。觉针刀下松动感出针刀。骨刺不要求将骨刺铲平。术毕创可贴敷贴针眼，并轻压 2～3 分钟，术后 48 小时保持局部清洁干燥。48 小时后以自拟方：牛膝 20g、海桐皮 20g、当归 20g、桃仁 15g、独活 15g、木香 15g、川乌 15g、草乌 15g、千年健 15g、威灵仙 15g、透骨草 15g，加水 1500ml 浸泡，20 分钟煮沸，文火煎 15 分钟，取药液，再加白醋 150ml 于药液中，先熏洗足跟，待温度适宜后在药液中浸泡 30 分钟，每日 3 次，第 2 次原药液煮沸即可。每周 1 疗程，可治疗 3～5 个疗程。所有患者随访 3 个月～1 年，其中治愈 33 例，显效 6 例，好转 5 例，无效 3 例，治愈率 70.2%，有效率 93.60%。

吴永磊等[9]采用针刀联合二草二皮汤熏洗治疗跟痛症。针刀疗法：患者取俯卧位，足踝前缘垫一厚垫，常规消毒铺巾。用 1%利多卡因于跟骨结节前下缘和内侧缘压痛点处行局部浸润麻醉。术者左手固定患者足部使其筋膜处于紧张状态；右手持一次性汉章 3 号针刀（杭州丹顿医疗器械有限公司，产品批号：苏食药监械生产许 2001-0046 号 100501）自跟骨结节前下缘开始进针，注意保持刀口线与筋膜的方向一致，针刀与足部

皮肤约呈 90°角；经皮肤、皮下组织、脂肪垫至跟骨结节前下缘，同时将刀口线调转 90°，在骨面上向前下方铲剥 2 刀，范围不超过 0.5cm。内侧缘操作方法同上。拔出针刀，活动踝关节并挤压针孔挤出针孔内瘀血，再次消毒，无菌敷料包扎；术后第 2 日换药观察切口；术后 48 小时去除敷料。共治疗 1 次。二草二皮汤熏洗针刀治疗后 3 日，待针孔处无红肿、发热、渗出等情况发生后开始采用二草二皮汤对足跟部进行熏洗。二草二皮汤的药物组成：五加皮 20g，海桐皮 20g，伸筋草 30g，透骨草 30g，牛膝 20g，川芎 12g，红花 15g，苏木 10g，艾叶 15g，大黄 15g，芒硝 10g，甘草 3g。将上述药物用布袋装好并封口后置于装有 3000ml 水的容器中浸泡 1 小时，然后煮沸 5 分钟后小火慢煮 10 分钟。用干毛巾覆盖足跟，置于容器上方熏蒸，待水温下降后，取出药包，将足跟置于药袋上，对足跟进行按摩。每次 30 分钟，早晚各 1 次，连续熏洗 14 日。结果：1 例患者出现晕针，经对症处理后明显好转。均无感染等并发症发生。治疗结束后 1 个月，足跟部疼痛视觉模拟评分由治疗前（3.10±0.43）分降至（1.20±0.42）分；优 38 例、良 13 例、可 8 例、差 1 例。

周文明等[10]采用针刀松解配合中药熏洗治疗跟痛症。患者取俯卧位，患侧踝关节前方垫软枕，足跟朝上。常规消毒、铺巾，局麻满意后，在压痛点最明显处进针刀，刀口线与足纵轴垂直，针体与足跟底平面呈 60°～80°进刀，深达骨刺尖端或跟骨底骨膜，作一横行切开剥离 3～4 次或左右铲割后出针，将针孔覆盖好，一手使患足过度背屈。同时另一手拇指向足背推顶足弓部紧张的跖腱膜和跖长韧带，如此反复 2～3 次。创口无需缝合，创可贴外敷，3 日后针眼闭合后，即可着地行走，予足跟局部中药熏洗（中药熏洗方的药物组成：香附、赤芍、丹参、木瓜、伸筋草、防风各 30g，威灵仙、五加皮、鸡血藤各 20g，川牛膝 12g。）上方加水 3000ml，浸泡约 30 分钟，煮沸后加白醋 500ml，再煎 20 分钟后，将药液倒入盆中后患足置于上方熏蒸，待水温下降适宜后将患足浸入药液中，每日 2 次，每次熏洗不少于 30 分钟，2 周为 1 个疗程，共用 2 个疗程。共治 35 例患者，治愈 27 例，显效 4 例，有效 2 例，无效 2 例，总有效率 94.3%。

3. 针刀配合封闭治疗

针刀手术可以切断挛缩的跖长韧带和跖腱膜对骨刺处的牵拉刺激，解除韧带和腱膜的痉挛状态，减轻对周围组织末梢的刺激。局封则可消除骨刺周围软组织水肿及无菌性炎症，减轻患者痛苦，减轻针刀反应，改善局部的血液循环，增强血供。起到了针刀、封闭功效叠加的作用。

李琴等[11]采用局部封闭联合针刀微创松解术治疗跟痛症。治疗方法：患者俯卧于床上，足跟朝上，双足下垫软垫。在压痛点最明显处作好标志作为进针点。常规安尔碘消毒、铺孔巾，用 1%利多卡因 3～4ml 局部麻醉。使用汉章牌Ⅰ型针刀，第 1 支针刀松解跟骨结节前下缘压痛点（跖筋膜的中央部）。从跟骨结节前下缘进针刀，刀口线与跖腱膜方向一致，针刀体与皮肤呈 90°，针刀经皮肤、皮下组织、脂肪垫，到达跟骨结节前下缘骨面，调转刀口线 90°，在骨面上向前铲剥 2 刀，范围不超过 0.5cm。第 2 支针刀松解跟骨结节内缘压痛点，刀口线与跖腱膜方向一致，针刀与皮肤呈 90°角，针刀经皮肤、皮下组织、脂肪垫，到达跟结节内缘骨面，调转刀口线 90°，在骨面上向前下铲 2 刀，范围不超过 0.5cm，再横行切割 2～3 刀，觉针刀下松动感出针刀，再注入曲安奈德注射液 0.3ml、维生素 $B_{12}0.5～1mg$、生理盐水适量，三者总量 3～4ml 局部封闭，压迫止血，创可贴敷针眼。一般 1 次即愈，效果不显者，1 周后再治疗 1 次，最多治疗 3 次。本组 50 例经 3 个月定期随访，全部有效，其中治愈 44 例（92.00%），显效 5 例（10.00%），有效 1 例（2.00%）。

王志文[12]采用针刀加局部封闭治疗跟痛症。治疗方法：患者取俯卧位，足跟向上，踝前垫一软枕。常规术区消毒、铺单。在跟骨结节前下缘和内侧缘压痛最明显处用 1% 利多卡因局部麻醉，用汉章 I 型 4 号一次性针刀刺入，针刀与皮肤呈 90°。纵行切割及横行摆动，并用提插法、旋针法等手法进行松解，而后取出针刀。在压痛处注射 1% 利多卡因 3ml 加曲安奈德 1ml 的混合液，深达骨膜。无菌包扎针眼。每次针刀术毕，嘱患者仰卧位，医生双手握足底前部，嘱患者踝关节尽量背伸，在背伸到最大位置时，术者用力将踝关节背伸 1 次。术后针眼 3～5 日不清洗。1～2 周内尽量避免长时间行走。共治 52 例患者均随访 2 个月至 3 年，平均 11 个月。75 例跟中，治愈 45 例跟，显效 23 例跟，好转 6 例跟，无效 1 例跟。

4. 针刀配合圆木搓法

陈平等[13]采用针刀结合滚足法治疗跖筋膜炎性跟痛症。针刀治疗：针刀规格：北京华夏针刀医疗器械厂（HZ 系列针刀），执行标准 YZB/京 1189-2009。操作方法：患者仰卧，患肢屈曲，足跟置于健肢胫前部。0.5% 碘伏液消毒后。将针刀于跟骨前内侧压痛点最明显处进针，透过皮肤后，以 2 针呈 "V" 形开口与足纵轴同向、针体与足跟后面呈 60°，进针至筋膜阻挡时进行快速切割，此时针下可有切割感，即刻拔出针刀。敷一小敷贴。局部按压 1 分钟，以减少局部出血。术后不需服用抗生素及非甾体类消炎药等。6 小时后，揭除敷贴，足跟耐受状态下负重活动。48 小时内减少足跟部负重，2 日后逐步恢复日常活动。滚足法：患者坐位，足背伸，足底置于木质滚轴上方，自足趾部到足跟部来回滚动，受力以足底轻度酸胀感为度，时间以足底部透热为佳（10～15 分钟），每日早、晚各 1 次。1 周为 1 个疗程。共治 25 例患者，总有效率 100%。

5. 针刀结合埋线治疗

沈仲远[14]采用针刀结合埋线治疗跟痛症。治疗方法：在疼痛区寻找压痛点，用龙胆紫做好标志，确定针刀进针点。局部常规消毒麻醉后，针刀放在进针点，刀口线与足纵轴线垂直，避开神经血管，按照汉章针刀四步进针法进针，直达病变部位，沿刀口线作横行切割剥离 4～5 针，以松解粘连，缓解局部组织张力。出针后将预先磨平、高压消毒的 9 号或 12 号腰穿针芯及针管用无菌镊子夹取一段 2～3cm、75% 酒精浸泡消毒过的 0～2 号羊肠线，放入针头前端，后接磨平针芯。将针头快速刺入足底腱膜层，稍微提插，患者有针感时将针芯向前推进，边推针芯边退针管，把羊肠线埋入阿是穴中，用棉球按压针孔片刻，检查无出血后，贴上创可贴，以防针孔感染，嘱 3 日内保持针孔干燥。每周治疗 1 次，1～2 次为 1 个疗程。共治 208 例，治愈 185 例，显效 21 例，好转 2 例。治疗时间最短 1 周，最长 4 周。

6. 针刀结合中药内服治疗

唐日强[15]采用针刀结合中药内服治疗跟痛症。针刀治疗：以挛缩及变性跖腱膜为例，余病变软组织以压痛点为进针点。①体位：俯卧位。②体表定位：跟骨结节前下缘和内缘。③消毒：在施术部位，用活力碘消毒 2 遍，然后铺无菌洞巾，使治疗点正对洞巾中间。④麻醉：用 1% 利多卡因局部浸润麻醉，每个治疗点注药 1ml。⑤刀具：I 型 4 号

直形针刀。⑥针刀操作：a.第 1 支针刀松解跟骨结节前下缘跖腱膜的中央部：从跟骨结节下缘进针刀，刀口线与跖腱膜方向一致，针刀体与皮肤呈 90°角，针刀经皮肤、皮下组织、脂肪垫，到达跟骨结节前下缘骨面，调转刀口线 90°，在骨面上向前下铲剥 3 刀，范围 0.5cm；若探查遇结节、条索、瘢痕组织等结构，可盲视下旋转针刀行切割松解局部变性软组织（下同）。b.第 2 支针刀松解跟骨结节内缘跖腱膜的内侧部：在第 1 针刀内侧 2cm 的压痛点定位，针刀从跟骨结节内缘进针刀，刀口线与跖腱膜方向一致，针刀体与皮肤呈 90°角，针刀经皮下组织、脂肪垫，到达跟骨结节内缘骨面，调转刀口线 90°，在骨面上向前下铲剥 3 刀，范围 0.5cm。c.术毕，拔出针刀，局部压迫止血 3 分钟后用创可贴覆盖针眼。⑦针刀术后手法治疗：针刀术毕，嘱患者仰卧位，医生双手握足底前面，嘱患者踝关节尽量背屈；在背屈到最大位置时，术者用力将踝关节背屈 1 次。症状无明显改善，1 周后可再施术 1 次。中药治疗：阳虚型治以温补肾阳，填精补血，方用右归丸加减：熟地黄 24g，山药 12g，山茱萸 12g，菟丝子 12g，鹿角胶 12g，杜仲 12g，肉桂 3g，当归 9g，炮附子 6g。阴虚型治以滋补肾阴，填精补血，方用六味地黄丸加减：熟地黄 24g，山药 12g，山茱萸 12g，茯苓 9g，泽泻 9g，牡丹皮 9g。兼寒湿者加肉桂、独活、木瓜；兼湿热者加苦参、黄柏、薏苡仁；兼瘀滞者加赤芍、泽兰。头煎加水 1000ml 煎煮至 300ml 并滤汁；2 煎加水 600ml 煎煮至 300ml 并滤汁，两煎混匀，每日分 2 次温服，1 周为 1 个疗程。1 个疗程结束后如果疼痛症状不缓解或缓解不明显，可加服 1 个疗程。共治 80 例患者，治疗后 1 个月，有效 79 例，无效 1 例，有效率 98.8%；治疗后 6 个月，有效 72 例，无效 8 例，有效率 90.0%；VAS 评分，治疗前 6.72±1.18，治疗后 1 个月 0.98±0.74，治疗后 3 个月 1.73±0.92，治疗后 6 个月 1.61±0.89。

叶森等[16]采用针刀配合中药内服治疗跟痛症。患者俯卧位，患足跟朝上，踝前垫枕头，于压痛最明显处定位作标记，常规消毒，铺无菌洞巾在定好点的位置上作为进针点，用 1%利多卡因 2ml 作局麻后，再用一次性 3 号针刀沿跟骨结节前缘，在跖筋膜附着处，横铲挛缩的跖筋膜 3～4 刀，可听到铲切的咔嚓声，针刀下有明显的松动感，说明跖筋膜部分已松解或完全松解，即可出针。出针刀流出少许瘀血后外用创可贴。用伤科手法治疗，点拨法：将拇指压在跖筋膜起点，用力横向点拨 3～5 次。足背伸牵引法：用力尽量使足背伸牵引 2～3 次。舒顺法：沿跖筋膜方向舒顺按摩 3～5 次。1 次/周，连续治疗 3 次。中药治疗，治宜养血舒筋、温经止痛，内服当归鸡血藤汤，方药组成：当归 30g，白芍 30～60g，鸡血藤 15g，丹参 30g，延胡索 15g，五灵脂 10g，威灵仙 15g，制川草乌各 10g，木瓜 15g，黄芪 30g，淫羊藿 30g，川牛膝 30g，将上药加水 1000ml 文火煎至 300ml，睡前服，1 剂/日。近期疗效：60 例患者，优 24 例（40.00%），良 33 例（55.00%），差 3 例（5.00%），有效率 95.00%；远期疗效：60 例患者，优 37 例（61.67%），良 14 例（23.33%），差 9 例（15.00%），有效率 85.00%。

7. 针刀结合微波理疗治疗

谭雄等[17]采用针刀联合微波理疗治疗跟痛症。患者俯卧于治疗床上，踝关节前缘垫一软枕，足跟朝上，将足垫稳。常规消毒。在患足跟明显压痛点处针刀垂直刺入，刀口方向和跖长韧带垂直。快速进针达皮下，缓慢深入直达痛点。沿肌纤维方向纵行剥离 3～5 次，再垂直肌纤维方向贴骨面横行铲剥 3～5 次。觉针刀下松动感出针刀。在此过程中不能来回抽插或动作幅度过大，只能行小范围的剥离松解。如有骨刺可不必将骨刺过多削掉，并不要求将骨刺铲平。术毕用创可贴敷贴针眼，并轻压 2～3 分钟，术后 48 小时保持局部清洁干燥。针刀治疗之后使用天津市兰德医疗器械有限公司生产的 LD-W-99B 型微波治疗仪治疗，将微波治疗仪探头对准痛点，以靠近但不接触皮肤为度，每次 30 分钟，功率为 13W。以上治疗每 3 日 1 次，共 2 次。4～5 日复诊。治疗前及治疗后 1 周各查 1 次血常规。共治 30 例患者，治疗 1 周后，痊愈 3 例，显效 24 例，好转 3 例，总有效率 100.0%。

8. 针刀结合臭氧治疗

许俊榆[18]采用针刀配合臭氧治疗骨刺性跟痛症。针刀治疗：患者俯卧治疗床上，踝关节前置枕固定足部，足跟朝上，在压痛点明显处亦即骨刺尖部，标记后常规消毒，铺无菌孔巾，予 1%利多卡因逐层局麻后，按朱氏进针刀规程进针刀，刀口线与跖腱膜的纵轴线垂直，针体和足底呈 60°角，深度达骨面，作横行切开剥离，当有松动感时即出针刀，压迫防止出血。臭氧注射治疗：上述操作完成后，即用 5ml 一次性注射器直接抽取浓度为 40μg/ml 的臭氧气体 5ml，予以于原针刀口内骨面处浸润注射，用创可贴覆盖保护伤口 24 小时，术后即可下地活动。本组 36 例经 1 年随访，除 1 例无效外均无复发，治愈 29 例（80.56%），显效 5 例（13.8%），有效 1 例（2.78%），无效 1 例（2.78%），总有效率 97.22%。

9. 针刀结合中药汤剂浸洗治疗

谢敬群等[19]采用针刀配合海桐皮汤浸洗治疗足跟痛症。针刀治疗法：患者俯卧位，足跟向上，踝关节前方垫一枕，在跟骨跖面内侧突压痛最明显处以龙胆紫液做标记。术区碘伏常规消毒，铺无菌洞巾。用 1%利多卡因液 2～3ml 在标记点进针，逐层浸润直达跟骨面，医者左手维持足背屈绷紧腱膜以利推切，右手持 I 型 4 号直型针刀，刀口线和足纵轴平行，刀体与足远端皮肤呈 60°快速入皮肤直达骨面（此处为腱膜下滑囊，跟脂肪垫存在之处，在该处行"+"切开剥离法），纵行疏通，横行剥离后刀下有松动感，稍退针刀，横向提插切割跖腱膜，至针刀前端能顺利纵横方向活动 1cm 为止出刀。针孔创可贴覆盖并压迫 3 分钟，然后握患足背伸 2～3 次，使该韧带和腱膜的挛缩、后粘连解除，针刀治疗 1 周至 10 日 1 次，最多不过 3 次。刀口愈合后使用海桐皮汤煎后浸洗足跟部。海桐皮汤浸洗法：海桐皮汤出自《医宗金鉴》卷十八，由海桐皮、透骨草、乳香、没药、川椒、川芎、威灵仙、当归、红花、防风、白芷、甘草组成。在跟骨有骨刺时加用穿山甲 10g，重用威灵仙 60g，浸洗前药液再加白酒 2 两，趁热浸洗，2 次/日，30 分钟/次，1 周后见效。本组 46 例，经针刀和中药配合治疗症状完全消失 35 例，占 76.1%；显效 6 例，占 13%；好转 4 例，占 8.7%；无效 1 例，占 2.2%。对 1 例无效者，采用开放性手术，跟骨骨刺剔除+跟骨钻孔减压术，术后疼痛消失。

10. 针刀结合体外冲击波治疗

王少飞等[20]采用针刀配合体外冲击波治疗跟痛症。给予针刀配合体外冲击波治疗，针刀治疗结束 2 日后连续给予体外冲击波治疗 3 次，3 次为 1 疗程。针刀治疗：患者俯卧位于治疗床上，患踝关节前方垫一硬垫，稳固踝关节，常规消毒，铺巾，用 2%利多卡因 2ml 在选定压痛点局部浸润麻醉，选用汉章牌 4 号针刀垂直刺入骨刺尖端，刀口线与趾长韧带垂直，深达骨刺端或跟骨底骨膜，沿肌纤维走行方向纵行剥离 3～4 次，再横行剥离 3～4 次，觉针刀下松动感即可拔出针刀，创可贴贴敷针眼，同时嘱患者仰卧

位，医生双手环抱足底前部，嘱患者踝关节做跖屈背伸运动，在背伸至最大位置时用力将踝关节背伸 1～2 次，术后嘱患者 2 日保持局部清洁。体外冲击波治疗：采用韩国 HANIL-TM 生产的体外冲击波疼痛治疗系统（型号：SONOTHERA）治疗，治疗时以足底部疼痛点为中心周围 2cm 范围为治疗区域，根据患者病情严重性不同合理调整电压，始出电压为 3.5～5kV，冲击约 500 次时将工作电压调整到 5～7.0kV，每个压痛部位冲击 2000～2500 次，冲击频率为 80～110 次/分钟，能量密度为 0.23mJ，焦斑大小为 1.5cm²，连续治疗 3 次，3 次为 1 疗程。

11. 针刀结合中医熥药治疗

张博等[21]采用针刀配合中医熥药治疗跟痛症。

（1）针刀治疗：患者取俯卧位，足跟朝上，局部常规消毒术区，铺无菌洞巾，注入 2%盐酸利多卡因 1～3ml 进行局部麻醉。右手持 4 号针刀，垂直刺入足跟部，直达跟骨结节骨面，左手将足过度背伸，使跖长韧带和跖筋膜处于紧张状态，纵行切割 3～4 刀，再横向针刀紧贴骨面局部剥离 2～3 次后出刀；若为足跟骨刺者，应使针体与足底保持 60°刺入，剥离骨刺处的韧带和腱膜。治疗结束后，给予创可贴外敷伤口。一般 7 日/次，治疗 2 次后观察临床疗效。

（2）中医熥药治疗：每次行针刀 2 日后，刀口闭合以后给予中医熥药。方药组成：川乌 30g，草乌 30g，牛膝 20g，杜仲 20g，骨碎补 20g，桑寄生 30g，透骨草 20g，伸筋草 20g，海桐皮 20g，乳香 15g，没药 15g，桃仁 15g，红花 15g，羌活 20g，独活 20g。将药剪成指甲盖大小，加白酒搅拌均匀后静置 20 分钟，分成 2 份装入 2 个布袋并袋口缝好做成药包。蒸锅开水后将药包放入蒸锅隔水蒸热，蒸 5 分钟后取出 1 个药包凉至手背可以接受的温度放在足跟处进行热敷。大约 5 分钟后换锅内的另一个药包继续热敷。每 3～5 分钟更换 1 次，轮换热敷 1 小时。为提高热敷效果，每日热敷前再淋上少许白酒。热敷结束后把 2 个药包放在通风处晾干。每副草药可以反复使用 5 次，每日热敷 1～2 次，5 日为 1 个疗程。注意酒要用白酒，对酒精过敏的可以不加酒，直接蒸热药包。有创伤不能热敷。做完热敷一段时间后皮肤可能出现棕褐色的斑状花纹，属正常现象。但出现红肿、瘙痒等过敏反应应当停止热敷。共治 40 例患者，治愈 16 例，显效 14 例，有效 8 例，无效 2 例，总有效率 95.0%。

12. 针刀结合钻孔减压术治疗

陈家平等[22]采用针刀配合钻孔减压术治疗跟痛症。针刀治疗：患者取俯卧位，用软枕将踝关节前缘垫起，足跟朝上，结合体征选取 1～2 个痛点用标记笔标记。常规消毒、铺无菌巾及洞巾。每进针点用 1%利多卡因局部浸润麻醉，待麻醉生效后，选用汉章牌针刀以标记处为进针点垂直进针，刀口线与足纵轴方向一致，缓慢刺入直至骨后稍退针约 0.3～0.5cm，助手将患足过度背屈，使跖筋膜或跖长韧带紧张，病人有酸胀感后做纵横疏通、剥离，待刀下有松动感时迅速拔出针刀。用消毒好的棉球迅速按压针孔约 3 分钟。钻孔减压术：在跟骨外侧围绕压痛点中心选择前后上下四点作为钻孔处，根据体型确定点距，一般为 1～1.5cm，测量足跟宽度，用直径为 3.5～4cm 斯式针缓慢刺入各定点皮肤、皮下组织，直达对侧皮质（其深度为测量足底宽度的 2/3），轻轻松动并拔出斯式针，用大量生理盐水冲洗，待液体溢出停止后局部加压包扎。术后 24 小时更换敷料并保持切口清洁干燥，嘱患者抬高患肢，加强下肢功能锻炼，促进血液循环。共治

30 例患者，治愈 9 例，显效 14 例，有效 6 例，无效 1 例。

张伟等[23]采用针刀结合钻孔减压术治疗跟痛症。俯卧位，足背垫枕，在足底寻找敏感压痛点，用龙胆紫定位，常规消毒铺巾，用 1%利多卡因 2～4ml 皮下与骨膜下浸润麻醉，取 4 号针刀，刀口与足纵轴平行于标志处进针至骨面，行纵行疏通，横行铲剥 3～4 针，拔出针刀。再予足外踝尖部下 0.5～1cm 处，用骨钻孔减压针钻孔至跟骨骨髓腔，不穿过对侧骨皮质，出针，针孔有油脂状红骨髓向外溢出约 1～2ml。出针后待渗出的骨髓液溢尽，给予包扎，外贴敷料。如仍有症状 5 日后再行 1 次治疗。疗效评定；患者均随访，随访时间 3 个月～2 年。所有患者经 1 次治疗后，疼痛消失 37 例，2 次治疗后 45 例均临床症状消除。有 3 例 2 个月后症状复发，1 例 5 个月后症状复发。45 例均无并发症及不良反应发生。

13. 针刀结合中频治疗

贠明东等[24]采用针刀结合中频松解术治疗跟痛症。患者俯卧治疗床上，足跟朝上，踝关节前缘垫一软枕，常规消毒，铺无菌洞巾，于压痛明显处用 1%利多卡因 2ml 作局麻后，右手持 4 号汉章牌针刀（针刀与足底的水平面呈 60°）快速刺入，达骨刺尖部，将附着于骨刺部的韧带和腱膜割切分离 3～5 次，出针刀后，挤出少许血液后贴上创可贴即可。针刀松解后辅以手法对抗牵拉。方法：用拇指压住痛点，用力弹拨，然后一手握足跟部，另一手握足趾部，向相反方向用力使足背向上翘，进一步松解韧带，反复 4～6 次。术后 48 小时保持局部清洁干燥，1 周治疗 1 次，连续治疗 3 次。同时采用天月公司 ZM-C 中频治疗仪行物理治疗，每次 20 分钟，每日 1 次，7 日为 1 个疗程，连续治疗 2 个疗程。共治 104 例患者，近期疗效：治愈 49 例（47.1%），好转 45 例（43.3%），无效 10 例（9.6%）；远期疗效：治愈 38 例（36.5%），好转 50 例（48.1%），无效 16 例（15.4%）。

14. 针刀结合针灸治疗

陈来雄[25]采用针刺配合针刀治疗跟痛症。①针刺治疗：依次取阳陵泉、阴陵泉、三阴交、承山、昆仑、太溪、阿是穴，得气后采用平补平泻手法，留针 30 分钟，每隔 10 分钟按照针刺顺序行针 30 秒，隔日治疗一次；②针刀治疗：患者俯卧于治疗床上，足跟向上充分显露术区，在足跟骨前侧及前内侧压痛最明显处标记 1～4 个点，常规消毒并铺无菌巾和洞巾，用 5ml 注射器抽取 2%利多卡因 2ml 作局部麻醉，然后针刀垂直进针，当针体达到跟骨结节压痛处时作横向剥离纤维和腱膜，剥离 4 次出针，出针后按压 2～3 分钟，用创可贴敷贴针眼；一般治疗 1 次，必要时隔 1 周再做 1 次。共治 40 例患者，痊愈 20 例，显效 11 例，好转 9 例，总有效率 100%。

15. 针刀结合药物治疗

林斌等[26]采用针刀结合药物治疗跟痛症。

（1）体位与定点　采取俯卧位这一体位，足跟向上，在患者踝关节的前缘垫枕，采用拇指对患者病损部进行检查，以对病损部位加以明确，采用痛点检查器对治疗点加以明确，进行甲紫标记。

（2）针刀操作　按照要求进行常规的消毒和铺巾操作，采用 5 号 10cm 针头探针，以此作为导引。先往定点处注射药物，所注射的药物为 0.5～1.0ml 的 2%利多卡因，明确病变所处位置。顺着导引探针的方向，应用 4 号平刃注射针刀，刀锋对所探及的痛敏点进行垂直的刺入。考虑到患者的损伤组织是存在一定差异性的，故采用有针对性的针刀手术操作手法，在深度上体现出针对性。对跖筋膜损伤进行纵向的疏通，横向的剥离，切开硬结并进行松解；骨刺针刀术的刀锋要与刺尖保持靠近状态，进行纵向的挑拨，横向的铲剥、排切 3～4 刀；对脂肪垫损伤进行通透剥离；对滑囊损伤进行切开剥离操作。

（3）药物治疗 通过注射针刀向治疗点注射药物，所注射的药物为 8ml 的复合液，复合液中不仅包括 5ml 的 2%利多卡因，还包括 20mg 的醋酸曲安奈德、500μg 的维生素 B_{12}，每个治疗点注入复合液的量为 2.0～3.0ml。出针后完成治疗，在无菌条件下采用无菌敷料进行包扎。

（4）注意事项 保证各项操作都是在无菌条件下进行的，保证准确进行治疗点的定位，清楚地进行损伤部位的解剖，保证在病损组织内进行手术；提醒患者 3 日内不让术区沾水，不进行过度的行走等。本组患者治疗次数达到 1～3 次，平均治疗次数为 1.6 次。所有研究对象中 59 例患者的治疗效果为痊愈，11 例患者的治疗效果为显效，6 例患者的治疗效果为好转，2 例患者的治疗效果为无效，治疗总有效率为 97.4%。

16. 针刀结合神经阻滞治疗

马余鸿等[27]采用针刀结合痛点阻滞治疗跟痛症。治疗方法：患者俯卧于治疗床上，使足跟向上，在足跟跟骨前侧、前内侧压痛最明显处做标记 1～4 个点，常规消毒，铺无菌巾和洞巾，用 5ml 注射器抽取 2%利多卡因 2ml、0.9%氯化钠注射液 2ml 和曲安奈德注射液 10mg（上海通用药业股份有限公司，批准文号：国药准字 H31021291）作局部痛点阻滞，每个点注射药物 0.5ml，然后用汉章牌针刀垂直进针，深至骨面，再将针刀推至皮下在该标记点前后左右分别进针刀至骨面，刀口线与足纵轴方向一致。术毕用创可贴敷贴针眼，并轻压 2～3 分钟。必要时，1 周以后再做 1 次，1 个月后统计疗效。共治 41 例患者，治愈 19 例，显效 14 例，有效 7 例，无效 1 例，有效率 97.6%。

单文亚等[28]采用针刀联合跟内侧神经阻滞治疗跟痛症。患者仰卧于治疗台上，足踝部垫一软垫，双足稍外旋展开，足背伸使跖筋膜紧张，在足跟下寻找压痛点最明显处做标记（A 点）和内踝尖下缘与跟骨结节内侧突连线的中点后上方约 1.5cm 做标记（B 点），用碘伏消毒 3 遍后铺无菌洞巾，抽取 0.9%氯化钠注射液 3ml，盐酸利多卡因注射液（5ml，0.1g）1.5ml，复方倍他米松 0.5ml，将上述 3 种液体混匀，在 A 点垂直进针直至跟骨并朝前内侧做扇形区域阻滞，在 B 点垂直向深部刺入直达深层肌肉，稍后退回抽无血朝前下方和后下方做扇形区域阻滞，A、B2 点各注射 2.5ml，术者戴无菌手套，先左手拇指指尖按压 A 进针点的旁边，右手持 4 号汉章针刀针柄，刀口方向与足底纵轴平行，垂直刺入达跟骨骨面，稍退针有沉紧涩滞处先纵行切割 3～5 刀，再横行切割 3～5 刀，只切除足底内侧部分跖筋膜，迅速出针，压迫止血。同样持 4 号汉章针刀，刀口方向与足底纵轴线垂直，左手拇指指尖按压在进针点 B 的旁边，45° 进针穿过皮下到达浅筋膜，倾斜刀柄与内踝约成 15°，向下切割 3～4 刀，松解跟内侧神经周围肌肉，迅速出针压迫止血敷贴覆盖针孔。每周 1 次，3 周为 1 疗程。术后嘱患者休息勿过度活动及行走，同时在无负重情况下进行适度足背伸功能训练，200 次/日。治疗后所有患者均获随访，患者疼痛症状有不同程度改善，术前 VAS 评分为 8.42±1.16，治疗后 1、3、6 个月 VAS 评分分别为 3.71±0.59，2.81±0.67，2.10±0.32。35 名患者疼痛基本消除，与治疗前相比差异有统计学意义（P＜0.05）。术前 AOFAS 后足功能评分为 54.91±7.12，术后 1、3、6 个月 AOFAS 后足功能评分分别为 85.32±7.69，86.27±7.53，87.19±7.41，所有患者恢复良好，治疗前后功能评价差异有统计学意义（P＜0.05）。

17. 针刀结合激光照射治疗

宁兵[29]采用针刀配合激光照射治疗跟痛症。针刀治疗：针刀松解方法参照吴绪平等主编的《针刀临床治疗学》拟定。定点：跟骨结节前下缘和内缘压痛点。患者仰卧位，局部皮肤消毒，在跟骨结节前下缘压痛点及跟骨结节内缘压痛点定位，从跟骨结节前下缘进针刀，刀口线与跖腱膜方向一致，针刀体与皮肤呈90°角，针刀经皮肤、皮下组织、脂肪垫，到达跟骨结节前下缘骨面，调转刀口线90°，在骨面上向前下铲剥2刀，范围不超过0.5cm。术毕，针口贴创可贴，嘱患者仰卧位，医生双手握足底前部，嘱患者踝关节尽量背伸，在背伸到最大位置时，术者用力将踝关节背伸1次。术后，嘱患者口服阿莫西林，每次0.5g，每日3次，连服3日。激光照射：采用SUNDOM-3001VB型半导体激光治疗机（北京寿安山公司生产），使用其中的A型探头在病患部位最明显压痛点进行照射，激光输出功率200～400mW，用通断方式输出，通时间2秒，断时间2秒，照射部位以无感觉为佳，治疗10分钟。每日1次，连续治疗14日评定疗效。共治40例患者，痊愈26例（65.0%），显效8例（20.0%），有效6例（15.0%），总有效率100.0%。

18. 特种针刀治疗

史栋梁等[30]采用射频针刀治疗跟痛症。治疗方法：给予射频针刀（专利号：CN201520124260.X）松解术治疗：病人取仰卧位，患足跟垫高并充分显露，根据患足疼痛部位及解剖位置，标记2～3个痛点，对术区及周围进行彻底消毒，铺巾，取盐酸利多卡因注射液（5ml∶0.1g）2ml，0.9%氯化钠注射液3ml做局部浸润麻醉后，连接射频针刀仪器，取射频针刀在痛点垂直进针，达到病灶部位后通过电阻抗及高频电流、低频电流分别测出组织的结构，并测定神经的位置与远近，避开神经，横向剥离跖腱膜，并达跟骨结节内缘骨面处，在骨面腱膜附着点松解；然后再进行电刺激，调节射频参数，频率为20Hz，电压为110mV，现给予60℃射频消融180秒，重复给予3次，再给予70℃射频消融180秒，重复给予3次，术毕，操作位施压3分钟，用创可贴敷贴针眼；并保持伤口清洁干燥3日，预防感染。1周1次，3次为1疗程；并随访9个月。共治34例患者，治愈19例，显效9例，有效5例，无效1例，总有效33例（97.1%）；末次随访，治愈1例，显效9例，有效4例，无效3例，总有效31例（88.9%）。

施锋等[31]采用水针刀治疗跟痛症。患者俯卧位，暴露足跟部，医生按压患者足跟疼痛部位，寻找压痛点。确定好针刀进针点，用棉签蘸甲紫在皮肤做好标记。用5ml一次性无菌注射器抽取松解液（醋酸曲安奈德10mg，2%利多卡因1ml，注射用水1ml）备用。局部皮肤常规消毒。水针刀于进针点垂直进入，直达病灶，注意避开神经血管。回抽无血后，将注射药液通过针刀注入病变组织。注射后，将针刀进行纵向剥离，松解病变组织。如骨赘处疼痛，即在骨赘周围进行剥离，剥离2～3次即可快速出针，立即以无菌纱布压迫针孔，待针孔不出血后，以无菌敷料覆盖，用沙袋压迫10分钟，观察无异样，去除敷料，以创可贴覆盖针孔。嘱患者3日内针眼不沾水，如症状改善不明显，可1周后再次行上述治疗。所有患者均在治疗后3个月进行疗效评定。共治86例患者，优76例，良8例，可2例，优良率98%。

黄芳等[32]采用体外冲击波联合激光针刀治疗跟痛症。

（1）激光针刀组：①定点：患者俯卧位，足悬空放置于床头，患侧踝关节前方垫软枕，充分暴露患者足根部，寻找跟骨结节前下缘和内缘压痛点定位，并用记号笔做好标记。②操作方法：局部皮肤常规消毒后，铺洞巾，于进针点皮下注入 1%利多卡因 1ml 局部麻醉，医者戴手套，约 2 分钟后，采用汉章Ⅰ型针刀，刀口沿着跖腱膜方向，从跟骨结节前下缘压痛点处进刀，针刀体与皮肤呈 90°角，针刀经皮肤、皮下组织、脂肪层，到达跟骨结节前下缘骨面，调转刀口线 90°角，在骨面上向前铲剥 2～3 刀，范围不超过 0.5cm；接着松解跟骨结节内缘的压痛点，刀口线仍沿着跖腱膜方向，针刀体与皮肤呈 90°角，当刀口到达跟结节内缘骨面，调转刀口线 90°角，在骨面上向前下铲剥 2～3 刀，范围不超过 0.5cm，出刀压迫针眼片刻。③激光治疗：出刀后用无菌棉签将伤口瘀血擦拭干净，再将 SJ-L 型激光针刀从每个针刀眼处插入激光针刀刀头，激光波长 670nm，输出功率 80mW，光斑直径 1.0mm，每个治疗点留置激光针刀进行照射 15 分钟左右。④术毕：术后无菌纱布压迫针孔片刻，再用消毒棉球固定，创可贴，外敷；同时嘱患者仰卧位，医生双手握足底前部，嘱患者踝关节尽量背伸，在背伸到最大位置时，术者用力将踝关节背伸 1 次；术后 24 小时内局部不沾水，24 小时后即可去掉外敷创可贴，减少活动。若双足同时发病，则同时治疗，每周 1 次，3 次为 1 个疗程。效果不显者，1 周后再行第 2 次治疗，共治疗 3 次后结束。

（2）EWST 组：①查找痛点：采用俯卧位，治疗时患足固定在支架或枕头上，使足底和水囊尽量垂直。在跟部内外侧缘找出最明显的压痛点，一般痛点在跟部中央偏内侧，所触及的特定部位做好标记，则为治疗点。②冲击波治疗：采用 ESWO-AJ 型体外冲击波治疗机（深圳慧康医疗器械有限公司生产），治疗时以足跟部上的痛点为中心进行冲击约 700 次，再对其周围冲击约 300 次治疗。根据患者病情及患者耐受力，合理调节工作电压及冲击波剂量，工作电压为 7～10kV，冲击波频率为 70 次/分钟，能量密度为 0.18～0.25mJ/mm^2，焦斑大小为 1.5cm^2。③治疗前需要向患者讲述治疗过程中可能有轻度疼痛，要保持患肢初始治疗姿势，防止因疼痛而反射性地移动肢体，导致治疗失败，多数患者感觉受冲击部位有胀痛感，尤其是对准压痛点时最明显，若此感觉不明显，则表示冲击定位不准，需再次调整重新定位。若双足同时发病，则同时治疗，每 5～7 日治疗 1 次，连续治疗 3 次，3 次为 1 个疗程；疗效具有时间依赖性和累积效应。

（3）联合治疗组：采用上述激光针刀组及 EWST 组方法联合治疗，定位、操作、剂量、疗程、医嘱与上述激光针刀组及 EWST 组完全相同，激光针刀治疗后当日不行 EWST 治疗，合理安排时间。结果：治疗前 3 组患者 Maryland 足部功能、疼痛评分比较差异无统计学意义（P＞0.05）。治疗后 1 个月 3 组 Maryland 足部功能、疼痛评分均增加，联合治疗组增加最明显，3 者比较差异有统计学意义（P＜0.05）。治疗后 6 个月，3 组 Maryland 疼痛、功能评分相比，联合治疗组分数高于激光针刀组及 EWST 组，3 者比较差异有统计学意义（P＜0.05）。

19. 综合疗法

于西平等[33]采用局部药液注射，针刀微创联合术后手法治疗骨刺性跟痛症。穴位注射疗法：患者俯卧于治疗床上，足跟部朝上，确定足底部疼点，以甲紫标记、碘酒固定，常规消毒，戴无菌手套，铺无菌巾，以 6 号注射针在痛点处垂直进针，达跟骨时，稍退针，注入复方倍他米松注射液 40mg、2%利多卡因 50mg。针刀疗法：体位及准备步骤同前，于压痛最明显处用 1%利多卡因 2ml 局麻后，右手持 4 号针刀（针刀与足底水平面呈 60°）快速刺入，达骨尖部将附着于骨刺部的韧带和腱膜割切分离 3～5 次，出针刀后贴上创可贴即可。针刀松解后辅以手法对抗牵拉。方法：用拇指压住痛点，用力弹拨，然后一手握足跟部，另一手握足趾部，向相反方向用力使足背向上翘，进一步松解韧带，反复 4～6 次，术后 48 小时保持局部清洁干燥，1 周治疗 1 次，连续治疗 3 次。

注意事项：①穴位注射及针刀操作均应严格无菌条件；②2～5 日加强足跖屈、背伸活动，适当减少负重活动；③如 1 次未治愈，稍有余疼，则 7 日后再治疗 1 次，最多不超过 3 次。共治 280 例患者中，优 267 例（95.4%），良 8 例（2.9%），有效 3 例（1.1%），无效 2 例（0.7%），总有效率为 99.3%。

李宝庆[34]采用联用中药熏洗、局部封闭与针刀手术治疗跟骨骨刺所致跟痛症。针刀手术：让患者仰卧于治疗床上，用软垫将其脚踝骨垫起，将软垫固定好，对其足跟部进行消毒。用 3ml 浓度为 2% 的利多卡因对患者的足跟部进行局部麻醉。麻醉起效后，于患者的疼痛点处进刀，使刀体与其足底呈 90° 角，进刀的深度直达其跟骨结节。采用十字切开剥离法在患者的足跟部进行松解处理，然后拔出针刀，用无菌纱布将其创口覆盖好，术后 48 小时内使其足跟部的皮肤保持干燥。局部封闭疗法：让患者仰卧于治疗床上，用软垫将其脚踝骨垫起，将软垫固定好。用紫药水对患者足跟压痛明显的地方（多数患者的疼痛点在跟骨面正中或偏内侧的位置）进行标记。对患者的足跟部进行消毒，用 5 号针头吸取 5ml 的药液（药液由 20mg 的曲安奈德注射液+2ml 的利多卡因+1ml 的注射用 0.9% 氯化钠注射液配备而成）在患者的压痛点垂直进针，当针头到达其骨面后将全部药液注入。康复期间（进行局部封闭治疗后 3～5 日）用中药熏洗疗法对其进行治疗，具体的方法是：用跟痛汤对患者进行中药熏洗治疗。跟痛汤的药物组成是：淫羊藿、补骨脂、杜仲、牛膝、鸡血藤、伸筋草、透骨草、皂角刺各 30g，制乳香、威灵仙、千年健、紫草各 20g。将上述药材放入布袋中加水 3000ml 进行浸泡，浸泡的时间为 30 分钟。将上述药液煮沸 10 分钟，之后用干毛巾对患者的足部进行覆盖，让其将足部放在药液上进行熏蒸，待药液的温度降到患者可以接受的程度时，让其将足部浸入药液中进行泡洗，每次泡洗的时间为 25 分钟，每日治疗 2 次，连续治疗 14 日。共治 75 例患者，治愈 49 例，显效 20 例，有效 6 例，无效 1 例，总有效率 98.7%；治疗后 3 个月复发 1 例，6 个月复发 2 例，12 个月复发 2 例，24 个月复发 5 例，总复发率 13.33%。

覃正仕等[35]采用针刀结合封闭、臭氧及消肿止痛方烫疗治疗跟痛症。治疗方法：患者取俯卧位，用软枕垫高小腿，于足跟部压痛最明显处标记定位，常规消毒，铺巾，于标记点予利多卡因、0.9% 氯化钠按 1:1 比例配液并与曲安奈德联合局部封闭，封闭时深达骨面，再予 50% 的臭氧 5～10ml 局部注射，然后用一次性 3 号汉章针刀（北京卓越华友医疗器械有限公司）封闭针孔进针刀，刀口线平行跖筋膜走向，与足底后平面呈 60° 方向进针，直抵足跟骨结节处，刀尖达骨面与跖筋膜连接部后，刀口垂直于跖筋膜纵向切开，然后针柄顺刀口线方向左右 30° 斜切，再轻轻作横向剥离，刀下有松动感即可出针，压迫穿刺点 5 分钟左右，75% 酒精消毒针口，敷料覆盖，弹力绷带加压包扎，术后暂避免负重，第 2 日起用我院外治协定方消肿止痛方（两面针、威灵仙、徐长卿、当归、细辛、乳香、没药、川乌、栀子、丁公藤、苏木、大黄等药打成粉末制成，用布袋装好，每袋 150g）加入适量米双酒行足跟部烫疗，2 次/日，30 分钟/次，共烫疗 3 日。共治 36 例患者，治愈 34 例，显效 2 例，总有效率为 100%。19 例经 1 个疗程治疗后治愈；10

例经 2 个疗程治疗后治愈；5 例经 3 个疗程治疗后治愈；2 例经 3 个疗程治疗后显效；36 例患者治疗后 6～12 月随访均无复发。

梁恒晔等[36]针刀为主综合治疗跟痛症。针刀治疗：体位：患者于治疗床上取俯卧位，足背下垫一小软枕，使足底面充分暴露，放置稳固。画线找点：在患足跟骨结节处，术者先用右（或左）手拇指按压，精确确定痛点后（包括方向、深度、角度），用龙胆紫标记，以痛点为中心用龙胆紫纵横画线，线距约 0.2cm，在以痛点为中心的网线上结合 X 线片，再进一步确定压痛最明显处（即跟骨骨刺处）为进针点，用龙胆紫画"十"字确定为进针。麻醉消毒：按常规消毒手术区，取 2%利多卡因注射液 3～4ml 局部麻醉。针刀松解术操作：麻醉生效后取汉章牌 4 号针刀，刀口线与足底纵轴线平行，依上述画线找到的点，按四步进针规程垂直进针，直达跟骨结节处，调转刀口，使刀口线与足底纵轴线垂直，并向后（足跟方向）按压针刀柄，使刀柄与足跟平面约成 60°，在跟骨结节骨刺处横向铲剥 2～3 刀，将骨刺尖部少许铲平即可，针下有落空感稍退针，再向跟骨刺左右两侧各横切 2～3 刀，切断部分紧张的跖腱膜，针下有落空感时即可出针，并将患足过度背伸 3～5 次；如患者拍片无骨刺或是跟骨脂肪垫炎者，可取跟骨跖面取 2～3 个痛点，进针至如棉絮样感觉时说明已经到达跟骨下脂肪垫，行纵横疏剥 2～3 刀以充分减轻脂肪垫内的压力，再进针至跟骨骨面推铲 3～4 刀即可出针；如是跟部滑囊炎、跟腱周围炎则选取痛点后按四步规程进针，至手下有落空感或坚韧感行纵横疏剥 2～3 刀，再进针至跟骨骨面推铲 3～4 刀即可出针。局部注射：针刀出针后，抽取曲安奈德注射液 1ml 加 2%利多卡因注射液混匀，沿针孔处推至针刀松解处注入混合药液，每点约 2ml。术毕，创可贴封闭针孔。中药泡洗：针刀术后 48 小时，可用宽筋藤 50g、威灵仙 25g、肉桂 10g、丁香 10g、艾叶 15g、乳香 10g、没药 10g、川椒 15g、川乌 10g、草乌 10g、秦艽 10g、海桐皮 10g，加水、米醋、白酒各 1/3 煎汁泡洗，洗后用患足跟压滚圆木或啤酒瓶。疗程：针刀 3 次为 1 个疗程，推拿 10 次为 1 个疗程，所有病例观察 1 个疗程并评定结果。共治 91 例，优 52 例，良 25 例，好转 9 例，差 5 例，优良率达 84.6%，有效率 94.5%。

郭崇秋等[37]采用针刀松解应力点治疗跟痛症。针刀二步治疗法：松解神经卡压点：取混合液（1%利多卡因 2ml，曲安奈德 10mg，维生素 B_{12}0.5mg）于内踝尖连接跟骨结节连线的中点稍下垂直进针约 0.5cm（突破深筋膜）后便可注药，并向四周浸润约 1～2cm，再用 4 号汉章一次性针刀垂直皮肤快速进针，深达筋膜后采取雀啄式网状减压（勿过筋膜），感针刀下筋膜松弛后即可出针。松解应力点：跟下滑囊炎、跟下脂肪垫炎、跖筋膜炎，应分别在压痛部位切开滑囊，切开变性脂肪硬结和纤维隔，切开跖筋膜跟骨附着点，起到减压作用，消除过大的拉应力、压应力、张应力。跟骨内压增高型在跟骨外侧用 1%利多卡因，局部浸润麻醉至骨膜，用 4 号汉章一次性针刀垂直快速刺入直达骨面后左右旋转针刀钻开跟骨外侧皮质，进入跟骨髓腔后呈锥形摇摆扩大钻孔，在跟骨外侧面钻 2 排 6 孔，上下孔交错，孔距 1～2cm。上述方法，10 日 1 次，治疗 1～3 次，最多不超过 5 次。针刀术后，运用手法反向牵拉韧带，敲打足跟，进一步调整韧带、滑囊、脂肪垫的拉应力、压应力、张应力。嘱患者平时垫川芎粉药垫（川芎 50g，粉碎过 200 目，做成 1cm 厚药垫，垫足跟）。随访 5 个月。治疗后 1 个月后总有效率 97.0%，治疗后 5 个月后总有效率 94.4%。

胡怀军[38]采用综合疗法治疗跟痛症。

内服药物：口服加味益气丸和筋骨痛消丸（洛正制药厂生产）每次各 6g，每日 3 次，15 日为 1 个疗程。

手法治疗：①用拇指点揉腱膜足肌附着点，即压痛点，反复操作，每次治疗 3~5 分钟，每日 2 次。②用手掌根或大小鱼际推揉足跟侧面及跖面，同时按揉足底跖面筋膜、肌肉等组织，使之放松。每日 2 次，手法治疗后用中药熏蒸。

熏蒸疗法：海桐皮汤加减。①药物组成：海桐皮 30g，透骨草 30g，制乳香、没药各 20g，当归、川芎、川椒、红花、威灵仙、三棱、莪术、川乌、草乌、防风、白芷各 15g，细辛 6g。②煎熏方法：将以上药物加水 1000ml，煎煮 20 分钟，取汁。然后再加水 800ml 煎煮 20 分钟，取汁，将两次药液混合在一起，将药液倒入熏洗床中，将双足置放于熏洗孔中，上以布单覆盖，以防热气散发过快，每日 2 次，每次 30 分钟，15 日为 1 个疗程，以 2 个疗程为限。

针刀疗法：患者俯卧于检查床上，踝关节前方垫一软枕，显露术区，用亚甲蓝于压痛点最明显处涂一标记，常规皮肤消毒，铺治疗巾，无菌操作，使针刀口线与肌腱平行，针体与足底垂直进针，直抵跟骨结节处，针感达骨面后，将刀口与跖腱膜成 90° 横向切剥 3~5 下即可出针，创可贴覆盖针眼。一般治疗 1 次，最多治疗 3 次。治疗结果：本组 68 例，优 55 例，占 80.88%，良 9 例，占 13.24%，好转 3 例，占 4.41%，无效 1 例，占 1.47%，总有效率 98.53%。

彭桂芳[39]采用综合治疗跟痛症。①痛点阻滞加针刀治疗：患者俯卧位，踝关节前方垫一小枕头，足跟朝上，选择足跟压痛最明显处，并用记号在这痛点做一标记。常规消毒后，用 7 号针在痛点周围注射消炎镇痛液（1%利多卡因+曲安奈德 20mg+生理盐水）4ml 后，在进针点进针刀，可结合 X 线片，刀口线与足纵轴垂直，针体与足跟底平面呈 60°~80° 角刺入，深达骨刺尖部，作横行切开 3~4 次，稍加剥离既可出针，术后用创可贴包扎伤口。术者一手握住病人患足跟部，另一手握住足前部，用力被动背伸 3~5 次即可。1 周后可视疼痛改善情况在痛点阻滞 1 次；②中药治疗：骨质增生散由生川乌、生草乌、生白芥子、生马钱子、生南星、威灵仙、乌梅、莪术、松香组成，共研细末，1 次用 120g，白酒白醋各半，调至膏状，敷于患处，外用胶布固定，时间为 12 小时，每日 1 次，连续治疗 1 周。共治 45 例患者，治疗 1 周后疗效评定：优 38 例，良 6 例，差 1 例，优良率 97.8%。所有患者随访 1 年，疗效评定：优 23 足，良 18 足，差 4 足，优良率 91.1%。

参考文献：

[1] 侯珺，王斯晗. 小针刀疗法治疗足跟痛 45 例 [J]. 山西中医学院学报，2014，37（7）：56–62.

[2] 熊兴勇. 小针刀松解跖腱膜治疗跟痛症临床观察 [J]. 江西医药，2011，46（10）：908–909.

[3] 李永文，王小芃，冯穗，等. 小针刀整体松解术治疗跖腱膜炎跟痛症临床观察 [J]. 广西中医药大学学报，2015，18（4）：28–31.

[4] 曹文吉，杨新国，吴松，等. 针刀松解术治疗跟痛症 30 例 [J]. 湖北中医杂志，2015，37（11）：74–75.

[5] 王修灿，叶楠. 针刀治疗跟痛症 100 例 [J]. 浙江中西医结合杂志，2015，25（2）：183–184.

[6]　朱镜，陈华，彭雷，等. 针刀治疗跟痛症 35 例疗效观察 [J]. 上海医药，2016，37（6）：30–31.

[7]　俞延军. 小针刀结合中药熏洗治疗跟痛症 78 例疗效观察 [J]. 浙江中医杂志，2016，51（4）：272.

[8]　谢作完，黄有翰. 小针刀联合中药熏洗治疗跟痛症 [J]. 浙江创伤外科，2013，18（2）：169–170.

[9]　吴永磊，孟丽娟，梁爱明，等. 针刀联合二草二皮汤熏洗治疗跟痛症 [J]. 中医正骨，2016，28
　　（8）：44–46.

[10]　周文明，董晓俊. 针刀松解配合中药熏洗治疗跟痛症的疗效观察 [J]. 湖北中医杂志，2013，
　　35（3）：70–71.

[11]　李琴，任黎栋，杨冬青. 局部封闭联合针刀微创松解术治疗跟痛症 50 例 [J]. 中国中医急症，
　　2011，20（6）：976.

[12]　王志文. 小针刀加局部封闭治疗跟痛症疗效观察 [J]. 临床医药实践，2012，21（1）：70–71.

[13]　陈平，邓万溪，王海洲，等. 小针刀结合滚足法治疗跖筋膜炎性跟痛症 25 例 [J]. 浙江中医杂
　　志，2016，51（8）：605–606.

[14]　沈仲远. 小针刀结合埋线治疗跟痛症临床观察 [J]. 中国民间疗法，2012，20（12）：24–25.

[15]　唐日强. 小针刀结合中药内服治疗跟痛症 80 例 [J]. 福建中医药，2015，46（6）：44–45.

[16]　叶森，陈海燕，孙玉明. 针刀配合中药内服治疗跟痛症 [J]. 中医临川研究，2016，8（25）：
　　40–41.

[17]　谭雄，刘江华，张旭桥. 小针刀联合微波理疗治疗跟痛症 30 例临床观察 [J]. 中医药导报，2011，
　　17（7）：55–56.

[18]　许俊榆. 小针刀配合臭氧治疗骨刺性跟痛症 36 例 [J]. 中国医药指南，2011，9（9）：127–128.

[19]　谢敬群，谢炘材. 小针刀配合海桐皮汤浸洗治疗足跟痛症 46 例临床观察 [J]. 内蒙古中医药，
　　2016，（8）：91.

[20]　王少飞，姜劲挺，郑吉元. 小针刀配合体外冲击波治疗跟痛症 60 例 [J]. 中国中医骨伤科杂志，
　　2015，23（9）：53–55.

[21]　张博，娄亚兵，边朝辉，等. 小针刀配合中医燔药治疗跟痛症 40 例疗效观察 [J]. 世界中西医
　　结合杂志，2016，11（1）：104–106.

[22]　陈家平，张杰. 小针刀配合钻孔减压术治疗跟痛症的疗效观察 [J]. 安徽医药，2014，18（4）：
　　726–727.

[23]　张伟，连爱谦，陆道奎，等. 针刀结合钻孔减压术治疗跟痛症 45 例疗效分析 [J]. 颈腰痛杂志，
　　2013，34（5）：433–434.

[24]　负明东，熊娜，郭明阳，等. 小针刀松解术治疗跟痛症 104 例临床观察 [J]. 中国中医药信息
　　杂志，2010，17（7）：71–72.

[25]　陈来雄. 针刺配合小针刀治疗跟痛症 80 例临床观察 [J]. 内蒙古中医药，2015，（8）：120–121.

[26]　林斌. 针刀结合药物治疗跟痛症 78 例 [J]. 临床医药文献杂志，2017，4（22）：4244.

[27]　马余鸿，叶刚，金荣祥，等. 小针刀结合痛点阻滞治疗跟痛症临床疗效观察 [J]. 亚太传统医
　　药，2012，8（5）：179–180.

[28]　单文亚，张建福. 针刀联合跟内侧神经阻滞治疗跟痛症 35 例 [J]. 中国中医骨伤科杂志，2017，
　　25（7）：47–48.

[29]　宁兵. 针刀配合激光照射治疗跟痛症临床观察 [J]. 针灸临床杂志，2009，25（7）：19–20.

[30]　史栋梁，史桂荣，张仲博，等. 射频针刀治疗跟痛症的临床研究 [J]. 中国疼痛医学杂志，2017，

23（1）：74-76.

[31] 施锋，孙岩，张莹莹，等. 水针刀治疗跟痛症 86 例疗效观察 [J]. 临床军医杂志，2014，42
（9）：982.

[32] 黄芳，陈雄，穆敬平，等. 体外冲击波联合激光针刀治疗跟痛症的临床研究 [J]. 世界中西医
结合杂志，2014，9（4）：395-398.

[33] 于西平，李会杰，李特，等. 局部药液注射联合针刀微创治疗骨刺性跟痛症 280 例疗效观察
[J]. 临床合理用药，2012，5（10A）：2.

[34] 李宝庆. 联用中药熏洗、局部封闭与小针刀手术治疗跟骨骨刺所致跟痛症的效果观察 [J]. 当
代医药论丛，2017，15（7）：72-74.

[35] 覃正仕，黄永光，黄国勤，等. 小针刀结合封闭、臭氧及消肿止痛方烫疗治疗跟痛症 36 例[J]. 中
医药导报，2013，19（4）：108-109.

[36] 梁恒晔，王恒斌，冯前，等. 小针刀为主综合治疗跟痛症临床观察 [J]. 慢性病学杂志，2010，
12（7）：589-590.

[37] 郭崇秋，何玉钦. 针刀松解应力点治疗跟痛症 350 例[J]. 浙江中西医结合杂志，2012，22（10）：
816-817.

[38] 胡怀军. 综合疗法治疗跟痛症疗效观察 [J]. 内蒙古中医药，2015，（1）：87-88.

[39] 彭桂芳. 综合治疗跟痛症疗效观察 [J]. 中国美容医学，2012，21（12）：486.

第八章

常见运动损伤性疾病针刀术后康复保健操

"康复"这个词语来源于中世纪的拉丁语，其意是指"重新获得能力"。

20世纪90年代，国际卫生组织对康复的定义为：康复是指综合协调地应用各种措施，最大限度地恢复和发展病者、伤残者的身体、心理、社会、职业、娱乐、教育和周围环境相适应的方面的潜能。

所以，"康复"一词的含义是强调患者本身的活动能力和发展患者的潜能，说明康复的意义是强调患者的主动能力。针刀疗法发明以来。在其四大基本理论的指导下，治愈了成千上万的慢性软组织损伤和骨质增生患者，对一些局部的软组织损伤及骨质增生性疾病，比如桡骨茎突肌腱炎、跟骨骨刺等，只需使用1~2支针刀进行一次闭合性松解就能治愈。于是，有的医生就片面地认为，针刀治疗疾病就是靠针刀扎几下就行了，不需要其他辅助措施，其结果是普遍存在针刀见效快，复发率高的现象，以至于医生和患者都承认针刀治疗有效，但在短时间内就会复发。造成这种现象的原因一方面是对慢性软组织损伤的病理机制认识不足，只把疼痛点当成针刀的治疗点，不清楚慢性软组织损伤的病理结构是以点成线、以线成面的立体网络状病理构架，另一方面是不重视针刀术后的康复，忽略了人体自身的主观能动性。针刀治疗只是帮助人体进行自我调节的一种手段，是一种扶正的手段，人体弓弦力学系统的修复必须由人体自身发挥调节作用才能恢复正常的动态平衡。随着针刀医学的发展，针刀治疗的适应证不断扩大，已经从骨伤科疾病扩展到内、外、妇、儿、五官等多科疾病，在长期的运动损伤疾病的治疗实践中，发现针刀的治疗次数不再是1~2次，可能达到8~10次，针刀的治疗部位也不再是1~2刀，而是4~12刀，或者更多。这样，针刀术后人体的自我修复就需要更长的时间，因此，我们根据人体弓弦力学系统和慢性软组织损伤的病理构架理论设计了常见运动损伤疾病针刀术后康复操，帮助人体进行针刀术后的自我调节，这种方法是让患者主动参与，充分发挥人体的自主意识，将动态弓弦力学单元的锻炼和静态弓弦力学单元的锻炼两者有机地结合起来，加快针刀术后组织的修复，尽快恢复人体弓弦力学系统的力平衡。

本套康复操具有如下特点：

（1）每一式都在神情安逸、放松中练习，使患者取得事半功倍的疗效，总在喜、怒、哀、怨、恨中，何来平衡之趣。

（2）在伸肩式和跪膝式等中都安排了肌肉作静力收缩练习的时间，持续用力8秒后，然后加大用力作短促的动力收缩一次。这是根据针刀医学整体理论、网眼理论和中医推拿"寸劲"演变而来，这种方法可以将运动练习从动态弓弦力学单元的练习逐渐转变到静态弓弦力学单元的练习，从局部弓弦力学系统的练习逐渐转变到整体弓弦力学系统的练习，体现了以点成线，以线成面的整体康复理念。

（3）虽然每一式都明确了练习部位和主要运动肌群，且每式都具有调节机体的整体性和协调性的作用，但其练习量的多少需要患者根据自身的条件，量力而行，不可拘泥。

（4）很多练习者欲速愈，试图整天地练习，却忘记了欲速则不达的古训，在完成了适合自身练习量的前提下，应参加非练习的各项动作内容，甚至参加社会活动，在乐趣中培养康复的信心，我们谓之"功课以外，快乐之中"。

（一）预备式

身心放松，神态安逸，两脚并拢，周身中正，两手自然下垂，目平视前方，深呼吸3次（图8-1）。

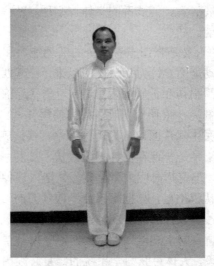

图 8-1　预备式示意图

（二）伸肩式

1. 练习原理

本式练习肩关节肩袖肌群、肩带肌及腕掌部肌群的协同运动能力。

2. 练习方法

两脚并拢，周身中正，两手体前十字交叉上举于头顶上方，翻掌心向上，肩、肘、腕及双臂用力作推举状，持续8秒，第9秒时，加大用力向上推举1次，随即放松，保持原姿势，双腕交替向上推揉36次，放下双臂，还原体侧，自然呼吸3次，重复上述动作9遍（图8-2、图8-3）。

（三）压胸式

1. 练习原理

胸椎的动态平衡和力学平衡依赖于胸背部各肌群的协调运动和胸肋关节的微小运动。本式练习增强了多裂肌、回旋肌、肋间肌、颈髂肋肌等的协调运动能力，调整了胸椎各关节的平衡关系。

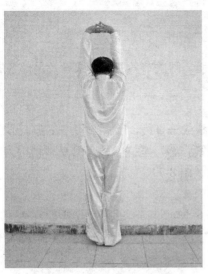

图 8-2　伸肩式示意图（1）

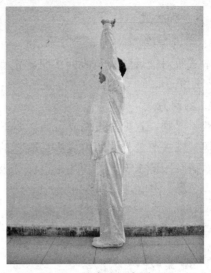

图 8-3　伸肩式示意图（2）

2. 练习方法

面墙而立，双臂向上伸直轻贴墙壁，双脚后撤一大步，全身放松，双臂向上尽力伸展，胸部尽力压贴墙壁。反复进行 36 次。中立位停止，自然呼吸（图 8-4）。

（四）搓腰式

1. 练习原理

本式练习操锻炼腰背肌群、上肢肌和下肢肌各肌群的协调能力。通过腰部运动，培补身体元气，提高生命原动力。

2. 练习方法

两手从体侧向后上升，中指相接，抚于腰部向下搓动，至尾骨尖轻揉 3 次，双手上升，搓回腰部，连续 9 次还原放松，自然呼吸（图 8-5、图 8-6）。

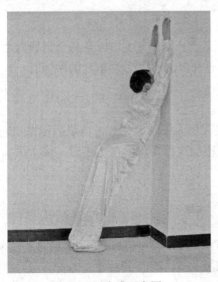

图 8-4　压胸式示意图

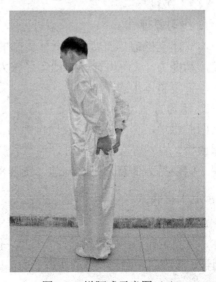

图 8-5　搓腰式示意图（1）

（五）跪膝式

1. 练习原理

本式练习锻炼膝关节股四头肌各止点、髌腱、膝关节各肌群、跟腱及足部各肌腱的协同运动能力。

2. 练习方法

双手叉腰，双脚并步站立，保持躯干和大腿成一直线，膝关节慢慢下跪，体会膝关节髌腱、膝关节内外侧肌群及脚后跟腱的牵拉紧张感，坚持 8 秒，第 9 秒稍用力下跪，牵拉髌腱及跟腱 1 次，并步还原，深呼吸 3 次（图 8-7）。

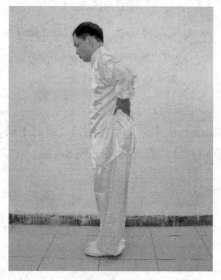
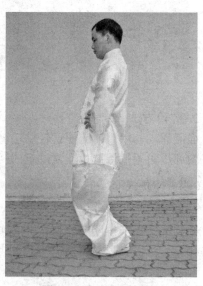

图 8-6　搓腰式示意图（2）　　　　　　　图 8-7　跪膝式示意图

（六）象行式

1. 练习原理

本式康复操锻炼腰背肌、脊柱周围的韧带及上下关节突关节以及与全身所有肌群的协调运动能力，从而将脊柱的动态弓弦力学单元和静态弓弦力学单元的锻炼有机地结合起来，恢复整体生理平衡。

2. 练习方法

四肢触地，全身放松，颈项自然向前伸展，仿大象向前爬行，前进后退共 20 步，还原放松，自然呼吸。练习时，手掌和脚掌放松触地行走，向前迈步时，位于后面的那条腿一定要努力伸直，脚掌向前（图 8-8）。

（七）推腹式

1. 练习原理

本式练习操对内脏进行挤压和按摩，使内脏均接受了有序的被动运动，同时，锻炼了腰背肌群、多裂肌、回旋肌等的协调能力，提高内脏和肢体的协同运动能力。

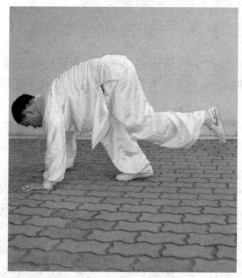

图 8-8　象行式示意图

2. 练习方法

平躺于练习毯上，两手从体侧上升，掌心相叠置于胸部，肩、肘、腕放松，相叠的双手沿体前正中线轻推至耻骨联合部，稍停，轻压，然后，相叠的双手稍离腹部皮肤寸许，沿体前正中线返回胸部，双手沿体前正中线再轻推至耻骨联合部，稍停，轻压，如此反复 50 次，还原放松，自然呼吸 3 次。同理，继续沿两侧锁骨中线各轻推50 次，然后再回到体前正中线轻推 50 次，还原放松，自然呼吸 3 次（图 8-9、图 8-10）。

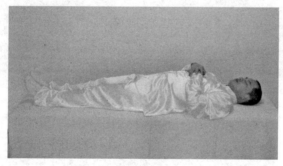

图 8-9　推腹式示意图（1）

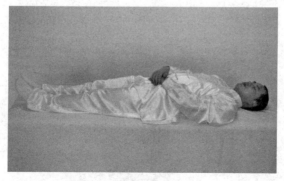

图 8-10　推腹式示意图（2）

（八）推掌式

1. 练习原理

本式练习操通过呼吸运动的力量传递，让内脏和脊柱周围的韧带及上下关节突关节产生有序运动，锻炼脊柱静态弓弦力学系统和内脏的协同运动能力。

2. 练习方法

平躺于练习毯上，两手掌心相叠置于腹部，全身放松，自然呼吸，认真体会吸气时腹肌对双手掌的推动和气流对腰部的撑胀感，默数 300 次（图 8-11）。

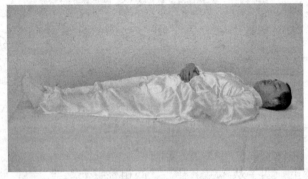

图 8-11　推掌式示意图